KB234451

보건의료행정론

Health &
Medical
Management
and Policy

실무해설 119

보건의료행정론

정용엽 지음

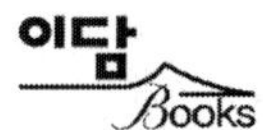
이담 Books

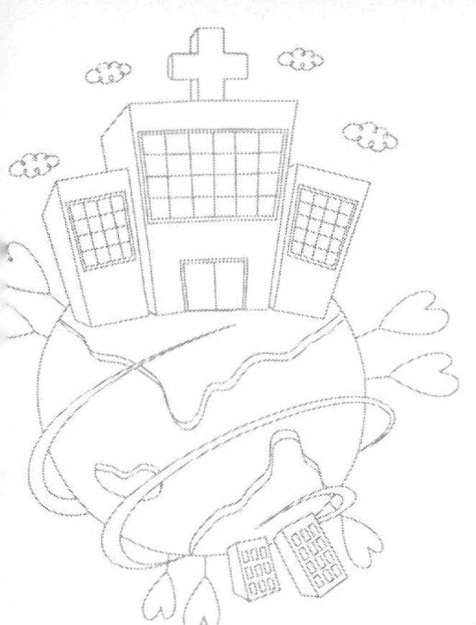

머 리 말

한국표준질병사인분류(KCD-6)에 따르면 질병의 종류는 21,320개라고 하며, 앞으로 지구온난화나 생활환경 변화로 인해 새로운 질병이 생겨날 가능성도 높다. 일생에서 이 많은 질병 가운데 하나라도 겪어보지 않은 사람은 드물겠지만 만일 있다면 천운을 타고났다고 봐야 한다. 이러다보니 오늘날에는 '건강'이 현대인의 화두가 됐고 매일매일 건강을 생각하고 챙기는 소위 건강생활 또는 의료생활이 일상화됐다. 또한 병원치료 중심에서 질병예방·건강증진과 웰니스를 추구하는 health3.0 시대로 발전해가고, IT기술을 활용하여 언제 어디서나 실시간으로 건강관리서비스와 의료서비스를 받는 유헬스케어나 원격진료라는 새로운 의료형태도 영역이 넓어지고 있다.

이러한 보건의료서비스의 중추적 역할을 담당하고 있는 병원(hospital)은 의사·치과의사·한의사를 중심으로 간호사·약사·영양사·의료기사·의무기록사·병원행정가 등 많게는 60~70개 직종(직업)의 병원종사자가 함께 일하는 곳이다. 필자도 그중 한 사람으로, '세계최초 양·한방 협진 대학병원'으로 명성이 높은 경희의료원에서 병원행정가로 종사한 지 올해 27년이 됐다. 병원행정을 하면서 발견한 흥미로운 점이 하나 있는데, 병원운영자(병원종사자) 입장에서 행하는 진료행위나 병원경영은 철저히 보건의료 관련 법제도에 근거해서 이루어지는 것이며 또 병원이용자(환자) 입장에서 병원이용이나 의료생활을 하는 것도 마찬가지라는 것이다. 그렇지만 보건의료법제는 행정규칙(고시·훈령·지침)과 자치법규(조례)를 제외한 법령(法令)만 해도 330여개로 방대할 뿐 아니라 법조항으로 나열돼 있어 어렵게 느껴진다.

그런데 일반적으로 국가행정에서 어떤 정책이 입안되어 하나의 제도(행정)로서 시행되기 위해서는 최종적으로 관련 법령의 개정·제정이 있어야 한다. 다시 말하자면 정책이 법령을 통해 제도화되고 행정으로 집행되는 것이다. 따라서 어떤 분야의 정책이나 제도(행정)를 이해하기 위해서는 관련 법령을 검토해보면 되는데, 보건의료분야에서도 관련 법제도를 알기 쉽게 풀어서 설명한 해설서 같은 책이 있다면 병원종사자나 병원이용자 입장에서 모두 유용하겠다는 생각을 했다. 그러던 중 '대중적 글쓰기' 기회가 생겨 2008년 7월부터 2012년 1월까지 약 3년 6개월간 인터넷신문 데일리메디(dailymedi.com)에 '정용엽의 의료와 법률'이라는 제하의 칼럼을 119회 연재하게 됐고, 그 바람에 어쭙잖게 보건의료평론가를 참칭하는 실수도 범했다. 이 책은 그 글들을 수정 보완하여 한 권으로 엮은 것이다.

소중한 신문지면과 출간까지 흔쾌히 허락해주신 안순범 대표님과 난해한 주제의 글을 흥미롭게 읽고 격려해주신 칼럼애독자 여러분께 진심으로 감사드린다. 그리고 중국어학자·교육자로서 멀고도 험난하지만 자신과 타인을 조금이나마 행복하게 해줄 수 있는 '학문의 올레길'을 뚜벅뚜벅 걸어가고 있는 아내 정명숙 교수에게 용기와 격려를 보내는 의미에서 이 책을 바친다.

2013년 1월
서울 창동 東霞齋에서 저자 씀

제1장 │ 국가 보건의료정책 / 13

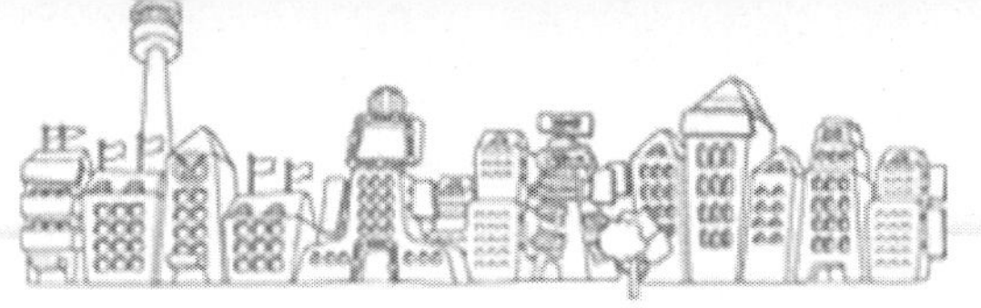

제3장 | 의료분쟁과 의료소송 / 119

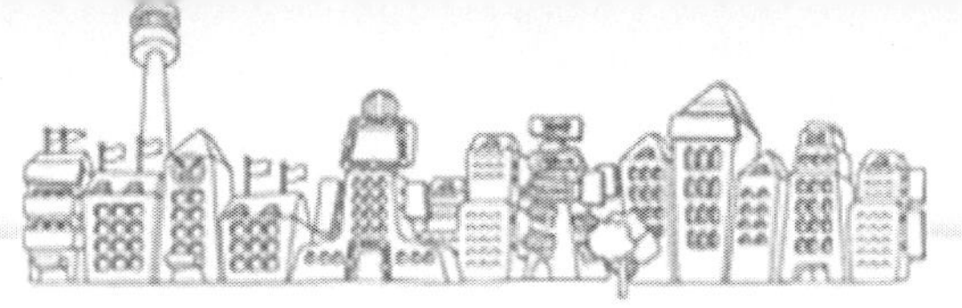

제4장 특수한 의료책임 / 177

제5장 | 환자개인정보와 유헬스케어 / 219

제6장 | 의료관광(글로벌 헬스케어) / 255

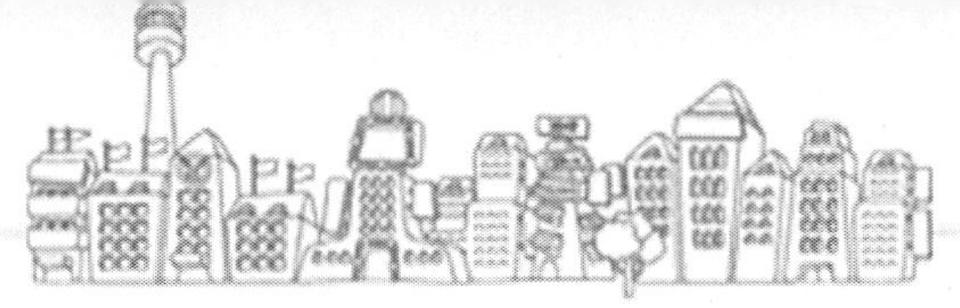

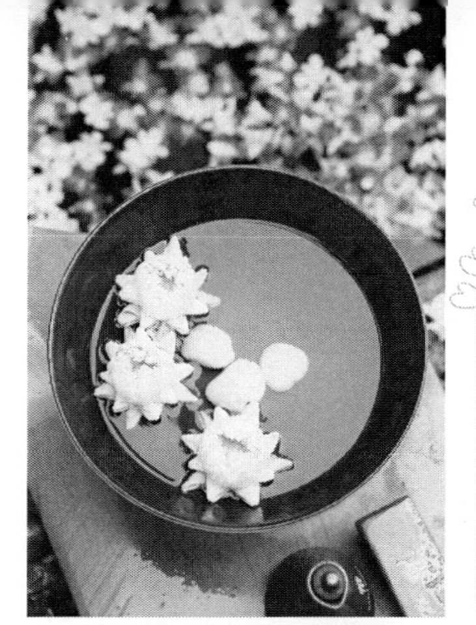
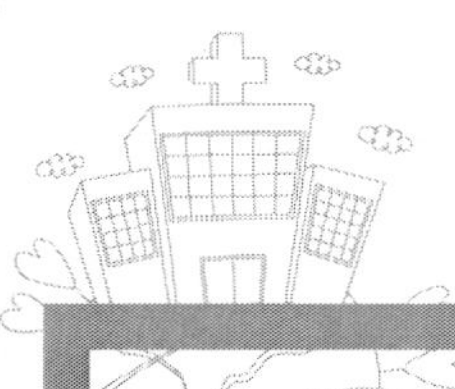
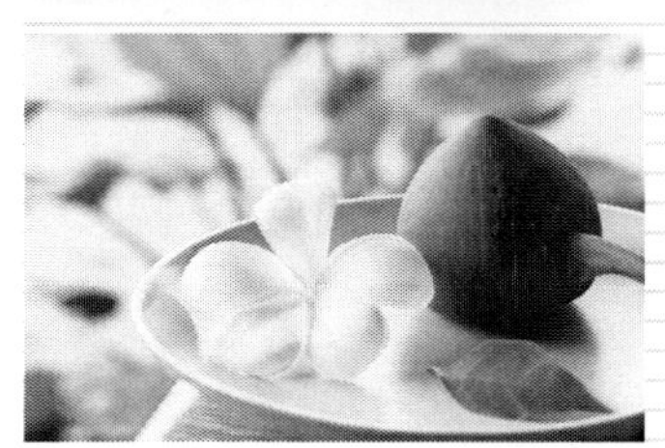

제 1 장
국가 보건의료정책

001 보건의료법체계(1)

통계청 한국표준직업분류에 따르면 우리나라의 직업 수는 11,537개인데 그중 법의 규제를 가장 많이 받는 직업군(群) 내지 산업을 꼽으라면 의료업 내지 병원산업이라고 할 수 있다. 필자가 조사한 바로는 관련 법규가 약 200개에 이른다.

그리고 의료업(의료기관)에 종사하는 사람은 크게 의료인과 병원종사자로 나눌 수 있는데, 구체적으로 보면 의사·치과의사·한의사·간호사·조산사를 지칭하는 의료법상 의료인 5개 직종과 약사·한약사·의료기사(방사선사·임상병리사·물리치료사·치과위생사·의무기록사·임상영양사 등)와 병원행정직원 등 기타 병원종사자로 분류된다. 또한 하나의 의료기관(병원)을 운영하는 데 필요한 종사자의 직업(직종) 수를 따져보면 병원 규모에 따라 차이가 있으나 대략 60~70개에 이를 정도로 다양하고 많은데, 이는 다른 산업과 비교되는 병원산업만의 특징이라고 할 수 있다.

의료업에 대해 이처럼 법적 규율이 엄격한 이유는 의료업, 즉 의료기관(병원산업)의 주된 서비스(상품)인 의료서비스(medical service or health service)가 사람의 신체와 생명을 대상으로 침습적(侵襲的) 행위를 하는 '의료행위(medical practice)'이기 때문이다. 판례에 의하면, 여기서 말하는 의료행위란 "의학적 전문지식을 기초로 하는 경험과 기능으로 의료기술을 시행하여 행하는 질병의 예방 또는 치료행위와 의료인이 아니하면 보건위생상 위해가 생길 우려가 있는 행위"를 의미한다.[1]

이와 같이 의료행위가 신체를 침습하는 행위라는 까닭으로 인해 의료업 또는 병원산업을 운영하기 위해서는 의료행위를 규율하는 보건의료 관계법규를 알아야 할 필요가 있는 것이다. 구체적으로 보건의료 관계법규는 의료기관 설립의 법적 근거, 병원행정 및 의료경영의 준거, 사람의 신체와 생명을 대상으로 하는 전문가로서 활동하기 위한 기본지식, 보건의료전문가로서 보건의료제도 개선 및 발전에 기여할 수 있는 제도지식(모든 보건의료정책은 보건의료 관계법규에 따라 제도화되며 최종적으로는 법규정에 의거하여 집행됨), 부권적 의료시대에서 의료소비자 주권시대로 변화함에 따른 자기보호장치(의료분쟁 예방 등)로서의 기능과 역할을 한다.

---

1) 대법원 2000.2.25 선고 99도4542 판결.

보건의료 관계법규를 종합한 보건의료법체계는 보건의료소비자(국민)의 기본권을 규정한 조항,2) 보건의료공급자(의료인)의 기본권을 규정한 조항,3) 보건의료소비자와 공급자에 모두 해당되는 기본권을 규정한 조항4)을 담고 있는 헌법(憲法)을 최상위법으로 하여 출발한다. 그리고 이러한 헌법상 보건에 관한 권리를 구체화한 것이 바로 의료민법·의료형법·보건의료기본법을 비롯한 보건의료 관계법규들이며 보건의료법체계는 크게 5가지로 구분할 수 있다.

⑴ 국가의료체계를 관리하는 보건의료 관계법규로는 의료법(1962.3.10)(1951.9.25. 국민의료법을 개칭), 약사법(1953.12.18), 시체해부 및 보전에 관한 법률(1962.2.9), 혈액관리법(1970.8.7), 의료기사 등에 관한 법률(1973.2.16), 응급의료에 관한 법률(1994.1.7), 보건의료기본법(2000.1.12) 등이 있다.

⑵ 국가공공보건의료행정을 다루는 보건의료 관계법규로는 보건소법(1951.9.25), 마약류관리에 관한 법률(2000.1.12), 공공보건의료에 관한 법률(2000.1.12), 지역보건법 등이 있다.

⑶ 특정 인구집단 건강관리를 다루는 보건의료 관계법규로는 모자보건법(1973.1.15), 국민건강증진법(1995.1.5) 등이 있다.

⑷ 관리대상 질병을 관리하는 보건의료 관계법규로는 전염병예방법(1954.2.2), 결핵예방법(1967.1.16), 후천성면역결핍증 예방법(1987.11.28) 등이 있다.

⑸ 보건의료재원 조달을 다루는 보건의료 관계법규로는 국민건강보험법(1999.2.8)(1963.11.29 의료보험법을 개칭), 의료급여법(2001.5.24)(1977.12.31 의료보호법을 개칭), 국민건강보험재정건전화특별법(2002.1.19, 2006.12.31까지 한시법) 등이 있다.

한편, 의료업을 운영하던 중 보건의료 관계법규를 위반하는 경우 그 제재조치로는 민사상책임 이외에 의료법·형법 등 실정법상 형사처벌(징역형·벌금형·과태료부과)과 의료법상 행정처분(시설장비사용금지·시정명령·개설허가취소·의료기관폐쇄·면허취소·면허자격정지·과징금처분)이 있다. 여기서 형사처벌과 행정처분은 그 존재이유와 처벌대상, 불이익의 성질 등이 다르기 때문에 이중처벌이 아니라는 것이 통설적 견해이다.

---

2) 헌법 제36조 제3항(보건권), 제10조(인간의 존엄과 가치, 행복추구권, 자기결정권), 제35조(환경권), 제21조(알권리), 제17조(사생활의 비밀과 자유), 헌법재판소 1996.10.31 선고 94헌기7 결정(생명권).
3) 헌법 제15조(직업의 자유), 제23조(재산권), 제21조(결사의 자유)
4) 헌법 제11조(평등권).

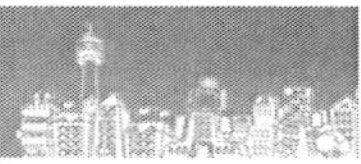

　이와 같은 보건의료법 체계는 의료기관(병원) 또는 의료인 및 병원종사자의 업무규범으로서의 기능을 하게 되는데, 그 주요내용을 분류해보면 다음과 같다.

　첫째, 의료기관의 개설과 관련된 사항을 규정하고 있다. 법규에 따르면, 설립주체별 의료기관의 종류로는 국공립병원, 공공병원, 특수법인병원, 학교법인병원, 사단법인병원, 재단법인병원, 사회복지법인병원, 의료법인병원, 개인병원,5) 회사법인병원6) 등 10가지 종류가 있다. 또 시설기준별 의료기관의 종류로는 상급종합병원, 종합병원, 병원, 치과병원, 한방병원, 요양병원(노인전문병원·정신병원·장애인재활의료시설 포함), 전문병원, 의원, 치과의원, 한의원,7) 보건소, 보건의료원(병원급 보건소), 보건지소,8) 보건진료소,9) 전문요양기관, 전문의수련병원10) 등 17가지 종류가 있다.

　그리고 의료기관 설립 시 행정절차를 보면, 의원급은 관할 보건소에 개설신고를 하고 병원급 이상은 관할 시·도지사에게 개설허가신청을 한다.11) 또한 개설신고나 개설허가가 완료되면 지역의사회 신고, 관할세무소 사업자등록 신고, 국민건강보험공단 신고(건강보험강제지정제), 근로기준법상 관할 노동사무소 신고를 해야 하며, 이때 의료기관 명칭 및 진료과목의 표시방법도 의료법 규정을 준수해야 한다.

　둘째, 의료기관에서 진료하는 환자의 종류와 진료비수가에 관한 내용을 규정하고 있다. 법규에 따르면, 환자의 종류는 건강보험환자(국민건강보험법), 의료급여환자(의료급여법), 산재보험환자(산업재해보상보험법), 자동차보험환자(교통환자)(자동차손해배상보장법)로 구분되고, 각 환자종류별로 각각의 법률에 따라 규율되고 적용 진료수가(진료비)도 각각 다르다.

　셋째, 의료인 또는 의료기관의 권리와 의무에 관한 내용을 규정하고 있다. 구체적으로 의료인(의료기관)의 권리로는 병원운영의 근간이 되는 수입과 관련하여 의료보수(진료비)청구권12)과 그 밖에 의료행위독점권, 의료기술보호권, 의료기재압류금지권, 의료기구우선공급권이 규정되어 있다.13) 또 의료인(의료기관)의 의무로는 진료거부금

---

5) 이상 의료법 제33조.
6) 이상 의료법 제35조.
7) 이상 의료법 제3조.
8) 이상 지역보건법 제7조·제8조·제10조.
9) 이상 농어촌 등 보건의료를 위한 특별조치법 제15조.
10) 이상 국민건강보험법.
11) 의료법 제33조, 의료법 시행규칙 제25조·제27조·제33조.
12) 국민건강보험법 제43조.

지, 응급환자처치의무, 진료기록부 작성·보존의무, 처방전 작성·교부의무, 진단서 등 작성·교부의무, 요양방법 지도의무, 의료인의 실태·취업상황 보고의무, 태아성감별행위 금지, 환자의 비밀누설금지 및 개인정보 보호의무[14]와 그 밖에 변사체·범죄관련·감염·에이즈감염·결핵환자의 진단 시 신고·보고·통보의무 등이 있다.[15]

넷째, 의료기관의 운영 또는 진료수입과 관련된 내용을 규정하고 있다. 법규에 따르면, 신의료기술의 개발 및 평가에 관한 기준과 절차, 영리목적으로 환자를 소개·알선·유인 및 그 사주행위 금지, 환자의 진료의사 선택권(선택진료제도), 의료광고의 허용범위와 절차, 의료기관의 부대사업 범위 등이 규정되어 있다.[16]

이처럼 의료기관(병원)의 개설단계와 진료행위를 비롯한 운영(영업)단계, 그리고 폐업단계에 이르기까지 모든 기준과 절차가 보건의료법체계 내에서 규율되어지고 그 준거가 된다.

---

13) 의료법 제27조·제12조·제13조·제14조.
14) 의료법 제15조·제22조·제23조·제18조·제17조·제24조·제25조, 제20조·제19조.
15) 의료법 제26조, 시체해부 및 보존에 관한 법률 제11조, 감염병의 예방 및 관리에 관한 법률 제11조, 후천성면역결핍증 예방법 제5조, 결핵예방법 제20조.
16) 의료법 제53조·제54조, 신의료기술평가에 관한 규칙, 의료법 제27조·제46조·제56조·제49조.

　　보건복지부는 6월 12일 '2010년 응급의료기관 평과결과'를 발표했다. 국민들이 응급상황에서 신속하고 적절한 응급의료를 받을 수 있도록 하기 위해서 제정된 법률이 응급의료에 관한 법률이며,[17] 이 법 제17조에 의거하여 응급의료기관을 평가하고 그 결과를 발표하고 있다.[18]

　　법 제2조에 따르면, 응급환자의 발생부터 생명의 위험에서 회복되거나 심신상의 중대한 위해가 제거되기까지의 과정에서 응급환자를 위해 행해지는 상담·구조·이송·응급처치 및 진료 등의 조치를 '응급의료'라고 하고 응급의료기관을 중앙응급의료센터, 권역응급의료센터, 전문응급의료센터, 지역응급의료센터 및 지역응급의료기관으로 분류하고 있다. 다시 말하자면, 응급의료기관은 발병 후 처치에 돌입하는 시간까지 분초를 다투는 뇌혈관질환, 급성심근경색, 중증외상 등 3대 중증응급질환을 다루는 중요한 의료분야로 3차 사회안전망과 관련이 있다.

　　사회안전망(Social Safety Net)이란 실업·질병·노령·빈곤 등 사회적 위험으로부터 국민을 보호하기 위한 제도적 장치를 말하는데, 일반적으로 1차 사회안전망은 사회보험, 2차 사회안전망은 공공부조와 사회서비스, 3차 사회안전망은 위기상황에 대한 긴급지원 및 구호제도로 구분하여 시행되고 있다. 이 가운데 3차 사회안전망에서 말하는 '위기상황'은 개인별 능력차가 아닌 사회구조의 급격한 변화로 나타나는 경제불황이나 대량실업 등 '국가적 재난상황'을 말하는 것으로 이것은 '안전한 사회' 내지 '안전한 국가'와도 밀접한 관련이 있다. 여기서 '안전한 나라'를 만들기 위해서 반드시 필요한 지원체제로 지목하는 것 가운데 하나가 국가응급의료망이나 국가응급의료체계(National Emergency Medical Service System)이다.

　　국가응급의료체계란 의학적인 측면에서 응급의료를 병원 밖으로 확대하는 것이고 국가적인 차원에서 본다면 '국민의 건강 및 안전'을 담보하는 사회안전보장 및 복지정책의 한 부분이다. 우리나라에서 발생하는 크고 작은 재난들을 열거하지 않더라도 대형사고와 재해를 당할 때마다 국민 모두가 아쉬워하고 전문가들도 지적하는 것이

---

17) 법률 제10219호(2010.3.31 타 법 개정).

18) 응급의료에 관한 법률 제17조(응급의료기관 등에 대한 평가) ① 보건복지부장관은 응급의료기관 등에 대하여 평가를 실시할 수 있다. ② 보건복지부장관은 제1항의 규정에 의한 응급의료기관 등에 대한 평가의 결과에 따라 응급의료기관 등에 대하여 행정적·재정적 지원을 할 수 있다. ③ 제1항의 규정에 의한 응급의료기관 등의 평가방법 및 평가주기 등에 관하여 필요한 사항은 보건복지부령으로 정한다.

지만, 국가응급의료체계를 강화하기 위해서는 그것을 담당하는 인프라의 확충이 우선되어야 한다.

국가응급의료체계를 구성하는 3대 축인 1339응급의료정보센터, 119구급대 및 현장응급구조팀, 이송병원에 대해서는 각각의 시설장비 및 인력상의 인프라가 강화되어야 한다. 국가응급의료체계와 관련하여 몇 가지 제언을 덧붙이고자 한다.

첫째, 국민 누구든지 언제 어디서든 응급상황에 처할 수가 있고 재난상황도 끊임없이 발생한다는 점과 이 일을 '안전한 나라' 내지 '안전한 사회'와 연결시켜 생각해본다면, 국가응급의료체계는 국가의 사회간접자본(SOC)의 하나로 인식되어야 할 것이다. 수십 년간 해마다 재난이 발생하여 놀라고 안타까워하면서도 아직까지 안심할 만한 수준으로 국가응급의료체계가 구축되지 못하고 있는 것은 이러한 인식이 없어서가 아닐까 생각된다.

둘째, 최초단계에서 현장 응급상황을 처리하는 119구급대에 대해 시설장비 및 인력을 현재보다 최소 2배 이상 확충하는 것이 필요하다. 특히 정보통신망을 활용한 119구급차량과 이송병원 간 원격응급진료시스템의 구축은 외국의 현황 및 정보통신시대에 발맞추기 위해서라도 반드시 따라가야 하는 사업이다.

셋째, 이송병원(권역·전문·지역응급의료센터, 지역응급의료기관)에 대한 과감한 제도적·물적 지원이 필요하다. 우리나라 응급실(센터)은 수가구조로 인해 시설장비·인력 등의 투여원가 대비 70% 안팎이라는 낮은 원가보전율을 보이고 있기 때문에 응급환자가 많을수록 경영상 손해를 보는 구조라고 할 수 있다. 이 같은 구조를 개선하기 위해서는 법률상 규정되어 있는 응급/비응급 환자 구분에 대한 재검토, 원가보전에 도달하는 응급의료 특별수가제의 실시, 응급의료전문인력(교수, 전문의, 전공의, 전문간호사 등) 확충에 대한 인건비보상지원제 실시 등을 고려할 필요가 있다.

　　2000년 7월 의약분업이 시행된 후 10여 년이 흐른 금년에 들어와서 학계와 의약계를 비롯하여 국민들 사이에서도 그 공과와 제도개선 문제를 놓고 의견이 분분하다.

　　의약분업제도의 원래 취지와 시행 당시의 슬로건은 "진료는 의사에게, 약은 약사에게" 즉 "처방전은 의사가 하고 조제는 약사가 한다"라는 것으로 의사와 약사 사이에 직능 간 분업형태를 말하는 것이었다. 좀 더 자세하게 말하자면, 의사가 환자를 치료하는 수단으로 의약품을 사용하게 하려고 하는 경우 환자의 증상을 진단하여 가장 적합하게 처방전을 교부한 다음에 약사가 이 처방전에 따라 의약품을 조제·판매해서 투약하도록 하는 것이다. 1240년 독일 황제 프리드리히 2세의 의약법이 효시로 알려진 의약분업제도의 본래 목적은 의사(치과의사)와 약사 사이에 환자치료를 위한 역할을 분담토록 해서 처방 및 조제내용을 서로 점검·협력함으로써 불필요하거나 잘못된 투약을 방지하고 무분별한 의약품의 오남용을 예방하는 데 있다.

　　의약분업제도에 따르면, 병원의 입원환자는 당연히 병원 내부에 있는 약국에서 조제·투약이 가능하도록 하는 것이 상식상 맞는 말이기 때문에 그렇게 시행하였고 외래환자의 경우에도 병원 내 약국에서 직접 조제·투약받을 수 있는 예외범위를 정해 놓고 있기는 하다. 그런데 외래환자에 대해서는 병원내부 약국에서 조제·투약을 받을 수 없고 반드시 병원외부에 있는 약국에 처방전을 제시하고 조제·투약을 받을 수 있도록 한 것이 당시 가장 큰 쟁점이었고 그렇게 시행되어 오고 있다.

　　이러한 의약분업제도는 약사법 제23조(의약품조제)에 근거한다. 즉 약사법 제23조 제3항은 "의사 또는 치과의사는 전문의약품과 일반의약품을 처방할 수 있고, 약사는 의사 또는 치과의사의 처방전에 따라 전문의약품과 일반의약품을 조제하여야 한다"라고 하여 의사의 처방권 및 약사의 조제권을 의약분업제도의 근간으로 규정하고 있다.

　　다만 아래 가운데 어느 하나에 해당하면 약사는 의사 또는 치과의사의 처방전 없이 조제할 수 있다.[19]

　　① 의료기관이 없는 지역에서 조제하는 경우

　　② 재해가 발생하여 사실상 의료기관이 없게 되어 재해 구호를 위하여 조제하는 경우

　　③ 감염병이 집단으로 발생하거나 발생할 우려가 있다고 보건복지부장관이 인정하

---

19) 약사법 제23조 제3항 단서.

여 경구용 감염병 예방접종약을 판매하는 경우

④ 사회봉사 활동을 위하여 조제하는 경우

그리고 약사 또는 한약사가 아니면 의약품을 조제할 수 없으나 의사 또는 치과의사는 아래 가운데 어느 하나에 해당하는 경우 자신이 직접 조제할 수 있다.[20]

① 약국이 없는 지역에서 조제하는 경우

② 재해가 발생하여 사실상 약국이 없게 되어 재해 구호를 위하여 조제하는 경우

③ 응급환자 및 정신분열증 또는 조울증 등으로 자신 또는 타인을 해칠 우려가 있는 정신질환자에 대하여 조제하는 경우

④ 입원환자, 감염병의 예방 및 관리에 관한 법률에 따른 제1군 감염병환자 및 사회복지사업법에 따른 사회복지시설에 입소한 자에 대하여 조제하는 경우(사회복지시설에서 숙식을 하지 아니하는 자인 경우에는 해당 시설을 이용하는 동안에 조제하는 경우만 해당한다)

⑤ 주사제를 주사하는 경우

⑥ 감염병 예방접종약·진단용 의약품 등 보건복지부령으로 정하는 의약품을 투여하는 경우

⑦ 지역보건법에 따른 보건소 및 보건지소의 의사·치과의사가 그 업무(보건소와 보건복지부장관이 지정하는 보건지소의 지역주민에 대한 외래진료 업무는 제외한다)로서 환자에 대하여 조제하는 경우

⑧ 국가유공자 등 예우 및 지원에 관한 법령에 따른 상이등급 1급부터 3급까지에 해당하는 자, 5·18민주유공자 예우에 관한 법률에 따른 5·18민주화운동 부상자 중 장해등급 1급부터 4급까지에 해당하는 자, 고엽제 후유의증 환자 지원 등에 관한 법령에 따른 고도장애인, 장애인복지 관련 법령에 따른 1급·2급 장애인 및 이에 준하는 장애인, 파킨슨병 환자 또는 한센병 환자에 대하여 조제하는 경우

⑨ 장기이식을 받은 자에 대하여 이에 관련된 치료를 하거나 후천성면역결핍증 환자에 대하여 해당 질병을 치료하기 위하여 조제하는 경우

⑩ 병역의무를 수행 중인 군인·전투경찰순경·교정시설 경비교도와 형의 집행 및 수용자의 처우에 관한 법률 및 군에서의 형의 집행 및 군수용자의 처우에 관한 법률에 따른 교정시설, 보호소년 등의 처우에 관한 법률에 따른 보호소년 수용시설 및 출입국관리법에 따른 외국인 보호시설에 수용 중인 자에 대하여 조제하는 경우

⑪ 결핵예방법에 따라 결핵치료세를 투여하는 경우(보건소·보건지소 및 대한결핵

---

20) 약사법 제23조 제4항.

협회 부속의원만 해당한다)

⑫ 사회봉사 활동을 위하여 조제하는 경우

⑬ 국가안전보장에 관련된 정보 및 보안을 위하여 처방전을 공개할 수 없는 경우

⑭ 그 밖에 대통령령으로 정하는 경우

이와 같이 현재 의약분업제도는 "진료는 병(의)원에서, 약은 원외약국에서"라는 원칙하에 병(의)원과 원외약국 간의 기관 간 분업형태로 운영되고 있으며, 이에 따라 병원의 외래환자용 약국은 폐쇄되어 외래환자들은 병원진료를 받은 후 처방전을 가지고 병원 외부의 약국에 가서 의약품을 조제·투약받고 있는 실정이다. 이에 지난 2011년 6월 20일 대한병원협회는 병협회관에서 "국민에게 약국선택권을 줘야 한다"고 주장하면서 원내약국의 조제허용을 위한 대국민서명운동선포식을 시작으로 전국 병원을 중심으로 환자와 환자가족에게 서명운동을 진행하고 있다.

현재 의사가 처방하고 약사가 조제하는 의약분업제도의 본래의 취지는 맞게 운영되고 있다. 그런데 외래환자의 경우 병원에서 진료를 받고 처방전을 받아서 병원인근의 약국(이른바 문전약국)이나 동네약국으로 가서 약을 투약받아야 하는 불편은 있는 것 같다. 외래환자가 처방전을 가지고 병원 내부 약국이든지 병원 외부 약국이든지 어느 곳이든 갈 수 있도록 환자에게 약국선택권을 100% 주자는 것이 이번 병원협회 서명운동의 취지라고 하는 데 그 결과가 주목된다.

　지난 2011년 6월 15일 중앙약사심의위원회 산하 의약품분류소위원회(위원: 의료계 4명, 약계 4명, 공익대표 4명, 총 12명)에서 박카스·가스명수액·안티푸라민 등 일반 의약품 44개 품목을 의약외품으로 전환하여 슈퍼마켓·편의점 판매를 허용하는 방침을 결정함에 따라 빠르면 오는 8월부터 시행될 것으로 전망된다. 이러한 결정을 전후로 의료계와 약계, 그리고 정부와 제약업계 등 관련 이해당사자 간에 2000년 의약분업 이후 최대의 갈등이 빚어지고 있는 모습이다.

　현재 약품은 의사처방이 반드시 필요한 전문의약품(고혈압약·당뇨병약 등 시장규모 약 11조), 의사처방 없이 약사가 약국에서 판매할 수 있는 일반의약품(해열진통제·파스·소화제 등 시장규모 약 2조 5천 억), 인체에 작용이 약하거나 직접 작용하지 않는 물품인 의약외품(붕대·소독약·저함량비타민 등 시장규모 약 1조)으로 분류된다. 일반의약품은 약국에서만 판매할 수 있고 의약외품은 아무 곳에서나 판매할 수 있도록 되어 있는데, 의약외품 지정은 약사법 개정 없이 장관고시로 가능하기 때문에 이번에 44개 품목을 변경 지정고시한다는 것이다.

　그런데 그간 심야나 공휴일 등의 국민생활 불편을 해소하기 위해 요구됐던 감기약·해열진통제 등은 중추신경계에 작용하는 등 인체에 약리적 영향을 주기 때문에 의약외품으로 전환이 불가능하고 이번 변경 지정에는 제외됐다.

　이에 따라 보건복지부는 현재 '전문의약품-일반의약품'의 2분류체계와 '의약외품'으로 분류된 의약품 분류체계를 '전문의약품(처방약)-일반의약품(약국 판매 일반약)-자유판매의약품(약국 외 판매 일반약)'의 3분류체계와 '의약외품'으로 분류하게끔 '자유판매의약품'을 신설하는 방향으로 약사법을 개정하겠다는 방침을 밝히고 있어 파장이 커지고 있다.

　자유판매의약품이란 약국 외 판매가 가능한 일반의약품을 말하는 것으로 약사법상 의약품 분류체계를 신설하는 법 개정을 해야 하고, 또 이에 따라 일반의약품 중 자유판매의약품의 대상품목과 판매장소 등을 구체적으로 결정해야 하는 절차를 밟아야 한다. 일반의약품의 약국 외 판매 확대를 놓고 약계에서는 오남용에 따른 약화사고 가능성을 지적하는 반면, 이미 소비자들이 경험으로 약효와 부작용에 대해 어느 정도 알고 있는 가정상비약을 대상으로 하기 때문에 우려할 필요가 없다는 주장을 펼치기도 한다.

　한편 약사법에서 말하는 약사(藥事)란 의약품·의약외품의 제조·조제·감정·보관·

수입·판매와 그 밖의 약학기술에 관련된 사항을 말하는데, 이 법에서 의약품, 전문의약품, 일반의약품, 의약외품에 대해 아래와 같이 정의하고 있다.

⑴ 의약품이란 ㉮ 대한약전에 실린 물품 중 의약외품이 아닌 것, ㉯ 사람이나 동물의 질병을 진단·치료·경감·처치 또는 예방할 목적으로 사용하는 물품 중 기구·기계 또는 장치가 아닌 것, ㉰ 사람이나 동물의 구조와 기능에 약리학적 영향을 줄 목적으로 사용하는 물품 중 기구·기계 또는 장치가 아닌 것 가운데 어느 하나에 해당하는 것을 말한다.[21]

⑵ 일반의약품이란 ㉮ 오용·남용될 우려가 적고 의사나 치과의사의 처방 없이 사용하더라도 안전성 및 유효성을 기대할 수 있는 의약품, ㉯ 질병 치료를 위하여 의사나 치과의사의 전문지식이 없어도 사용할 수 있는 의약품, ㉰ 의약품의 제형(劑型)과 약리작용상 인체에 미치는 부작용이 비교적 적은 의약품 가운데 어느 하나에 해당하는 것으로서 보건복지부장관이 정하여 고시하는 기준에 해당하는 의약품을 말한다.[22]

⑶ 전문의약품이란 일반의약품이 아닌 의약품을 말한다.[23]

⑷ 의약외품(醫藥外品)이란 ㉮ 사람이나 동물의 질병을 치료·경감·처치 또는 예방할 목적으로 사용되는 섬유·고무제품 또는 이와 유사한 것, ㉯ 인체에 대한 작용이 약하거나 인체에 직접 작용하지 아니하며 기구 또는 기계가 아닌 것과 이와 유사한 것, ㉰ 감염병 예방을 위하여 살균·살충 및 이와 유사한 용도로 사용되는 제제 가운데 어느 하나에 해당하는 것으로서 보건복지부장관이 지정하는 것을 말한다.[24]

약사법 제40조 제1항에 따르면 '의약품'은 약국개설자가 아니면 이를 판매하거나 판매할 목적으로 취득할 수 없다. 또 약사법 제50조에서는 ① 약국개설자 및 의약품판매업자는 그 약국 또는 점포 이외의 장소에서 의약품을 판매해서는 안 되며, ② 약국개설자는 의사 또는 치과의사의 처방전에 따라 조제하는 경우 외에는 전문의약품을 판매해서는 안 되고, 의사 또는 치과의사의 처방전이 없이 일반의약품은 판매할 수 있도록 규정하고 있다.

이와 같은 약사(藥事) 관련 업무에 대해 보건복지부장관 및 식품의약품안전청장의 자문에 응하게 하기 위하여 보건복지부에 중앙약사심의위원회를 두도록 규정하고 있는데,[25] 위원회는 위원장(보건복지부차관)과 부위원장(식품의약품안전청차장 외 1명)

---

21) 약사법 제2조(정의) 제4호.
22) 약사법 제2조(정의) 제9호.
23) 약사법 제2조(정의) 제10호.
24) 약사법 제2조(정의) 제7호.
25) 약사법 제18조(중앙약사심의위원회).

을 포함한 100명 이내의 위원으로 구성된다.[26] 위원회는 대한약전의 제정·개정에 관한 사항, 의약품 및 의약외품의 기준에 관한 사항, 의약품 등의 안전성·유효성에 대한 조사·연구 및 평가에 관한 사항, 의약품 부작용 피해구제에 관한 사항, 일반의약품과 전문의약품의 분류에 관한 사항, 그 밖에 보건복지부장관·식품의약품안전청장이 심의에 부치는 사항에 대해 심의하는 기능을 수행한다.[27]

---

26) 약사법 시행령 제14조(중앙약사심의위원회의 구성).
27) 약사법 시행령 제13조(중앙약사심의위원회의 기능).

　최근 사상 처음으로 의사와 약사 390명이 동시에 면허정지 행정처분이 내려졌다는 기사가 일제히 언론에 보도되어 놀라게 했다. 내용인즉 보건복지부가 "3백만 원 이상 리베이트를 받은 의·약사 390명에게 2개월간 면허정지처분을 내리고 나머지 2,017명에 대해서는 엄중 경고하는 한편 9명에 대해서는 별도로 형사처벌을 추진 중"이라고 2011년 8월 4일 밝힌 것이다. 이번에 보건복지부가 면허정지 행정처분을 내린 리베이트금액의 가이드라인(300만 원 이상)에 대해서는 과거에 290만 원을 받은 의료인에 대한 면허정지처분을 취소한 대법원판례와 직무와 관련하여 금품을 수수할 경우 국민권익위원회가 고발하는 기준을 감안했다고 밝히고 있다.[28]

　이러한 조치는 의약품이나 의료기기의 판매촉진을 목적으로 금전, 물품, 편익, 노무, 향응 등 경제적 이익(리베이트: rebate)을 준 사람은 물론 받은 사람도 형사처벌 및 행정처분을 한다는 이른바 리베이트 쌍벌제 관련 법령(의료법, 약사법, 의료기기법)이 2010년 5월 27일 자로 개정되고 2010년 11월 28일부터 시행됨에 따른 것이다.

　과거 사회 각 분야에서 불공정한 리베이트 관행에 대해서는 형법상 뇌물죄나 업무상배임죄, 공정거래법 위반 등으로 제한적이나마 법률적 규율을 해왔는데, 이것이 의료 관련 분야에 국한시켜 적용하고자 만든 것이 의료관계법상 쌍벌제규정이라고 볼 수 있다. 물론 이러한 쌍벌제규정에 대해 실효성(實效性)에 의문이 있고 위헌의 소지가 있다는 주장을 제기하는 견해도 있다. 또 의료관계법상에는 '리베이트' 또는 '쌍벌제'라는 용어 대신 '부당한 경제적 이익 등'이라는 용어를 사용하고 있다.

　이 제도의 처벌대상이 되는 행위주체는 두 가지로 정하고 있다. '부당한 경제적 이익'을 제공한 자(제공자)는 의약품품목허가자·의약품품목신고자·의약품수입자·의약품도매상·의료기기제조업자·의료기기수입업자·의료기기판매업자·의료기기임대업자이며, 제공받은 자(수수자)는 의료인·의료기관개설자·의료기관종사자·약사·한약사이다.[29]

　그리고 처벌되는 행위대상은 "의약품의 채택·처방유도 등 판매촉진을 목적으로 제공되는 금전, 물품, 편익, 노무, 향응, 그 밖의 경제적 이익(이하 '경제적 이익 등'이

---

28) 동아일보 2011.8.5일 자 참조.

29) 의료법 제23조의2(부당한 경제적 이익 등의 취득금지) 제1항 및 제2항. 약사법 제47조(의약품 등의 판매질서) 제2항 및 제3항. 의료기기법 제12조(제조업자의 의무) 제3항. 의료기기법 제17조(판매업자 등의 준수사항) 제2항.

라 한다)” 또는 “의료기기의 채택·사용유도 등 판매촉진 또는 임대촉진을 목적으로 제공되는 경제적 이익 등”을 받는 경우를 말한다. 판매촉진 등을 목적으로 한 경제적 이익이라면 그 형태를 불문하고 모두 해당된다.[30] 다만 견본품 제공, 학술대회 지원, 임상시험 지원, 제품설명회, 대금결제조건에 따른 비용할인, 시판 후 조사 등의 행위(이하 ‘견본품 제공 등의 행위’라 한다)로서 보건복지부령으로 정하는 범위 안의 경제적 이익 등인 경우에는 처벌되지 않도록 하였다.[31]

이러한 쌍벌제규정을 위반하는 경우(의료법 제23조의2, 약사법 제47조 제2항 및 제3항) 그 당사자는 2년 이하의 징역이나 3천만 원 이하의 벌금에 처하며 이때 취득한 경제적 이익 등은 몰수하고 몰수할 수 없을 때에는 그 가액을 추징한다.[32] 이와 함께 의료관계행정처분규칙(보건복지부령) 별표(행정처분기준) 2-가-35에 따라 “전공의 선발 등 직무와 관련하여 금품을 수수하는 행위”에 해당하여 의사 등에게 자격정지 2개월의 행정처분을 동시에 내릴 수 있다.[33]

또한 약국개설자·의약품판매업자·의료기기제조업자나 판매업자 등에게는 허가취소와 업무정지를 명할 수 있으며[34] 약사·한약사에게는 1년 이내의 자격정지를 명할 수 있다.[35]

---

30) 상동.
31) 의료법 시행규칙 제16조의2(경제적 이익 등의 범위) 별표2의3.
32) 의료법 제88조의2(벌칙), 약사법 제94조의2(벌칙).
33) 보건복지부는 쌍벌제 시행 이후 이 행정처분을 2개월에서 1년으로 강화했다.
34) 약사법 제76조(허가취소와 업무정지 등) 제1항 5의2호, 의료기기법 제32조(허가 등의 취소와 업무의 정지) 제1항 4의4호.
35) 약사법 제79조(약사·한약사 면허의 취소 등) 제3항 제2호.

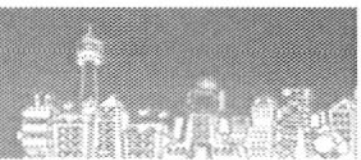

　지난 2004년부터 시행되어 오던 의료기관평가제가 2011년 1월 24일부터 시행되는 의료법 개정으로 의료기관인증제로 변경됐다.36) 의료법 제58조에 따르면, 보건복지부가 주관하는 의료기관인증제의 목적은 병원급 의료기관의 의료 질과 환자안전의 수준을 향상시키는 데 있으며 이를 위해 인증전담기관으로 의료기관평가인증원을 신설하였다.37) 이에 따라 2010년 11월부터 서울대병원 등 인증신청병원에 대한 현지조사 및 평가를 마친 후 2011년 1월 27일 처음으로 8개 병원이 의료기관인증을 받았으며, 또 금년 1월에는 경희대병원 등이 현지조사를 마치고 평가가 진행 중에 있다(2012년 4월 20일 현재 100개 병원 인증완료).

　의료기관인증제가 종전의 의료기관평가제와 다른 점은 크게 3가지를 꼽을 수 있다.

　첫째, 조사기준 측면에서 기존 JCI 등 국제인증과 같이 환자안전을 포함한 국제수준(ISQua)의 인증기준을 적용하고 있다는 점이다. 의료법 제58조의3 제1항에 따르면, 인증기준에는 환자의 권리와 안전, 의료기관의 의료서비스 질 향상 활동, 의료서비스의 제공과정 및 성과, 의료기관의 조직·인력관리 및 운영, 환자만족도를 포함하는 총 4개 영역, 13개 장, 41개 범주, 83개 기준, 404개 조사항목으로 구성되어 있다.

　둘째, 조사방법 측면에서 추적조사방법(Tracer Methodology: 개별환자 추적조사＋시스템 추적조사)을 활용하여 조사의 신뢰성을 확보하고 있다는 점이다. 개별환자 추적조사에서는 내원환자를 무작위로 선택하여 의무기록을 확인하면서 치료 및 진료경로를 관찰 검토하는 것이며, 시스템 추적조사에서는 의료기관의 질 관리 및 감염·약물·시설 등의 환자안전 관리에 대해 평가 검토하는 것이다.

　셋째, 결과활용 측면에서 인증등급을 상급종합병원(3차병원)이나 전문병원 지정요건에 포함시키는 등 행정적·재정적 지원에 활용할 수 있도록 했다는 점이다. 의료법 제58조의3 제3항·제4항과 제58조의7에 따르면, 인증등급은 인증(유효기간 4년), 조건부인증(유효기간 1년), 불인증으로 구분되고 인증결과는 홈페이지 등을 통해 공표된다. 또 의료법 제58조의6에 따르면, 인증을 받은 의료기관은 전문적이고 객관적인 조사와 평가를 통해 의료의 질과 환자의 안전에 있어 적정 수준을 달성했다는 의미로 보건복지부장관 명의의 인증서를 교부받고 인증마크를 사용할 수 있게 된다.

---

36) 의료법 제58조~제58조의9. 의료법 시행령 제29조~제31조의4. 의료법 시행규칙 제62조~제64조(미개정).

37) 의료기관평가인증원 홈페이지 www.koiha.or.kr 참조.

　이와 같은 의료기관인증제가 제대로 정착되어 의료발전과 국민건강증진에 기여할 수 있게 하기 위해서는 평가시스템의 공정한 운영과 평가결과에 따른 실효성 있는 병원지원정책이 뒷받침되어야 할 것이다.

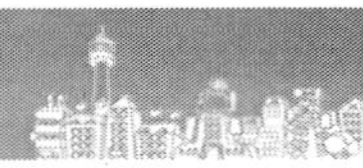

　간혹 대학병원에서는 환자와 보호자들이 원무수납창구로 찾아와 "왜 우리 동네 병원보다 진료비를 비싸게 받느냐"고 직원들을 다그치거나 항의하는 광경을 볼 수 있다. 사연인즉 이런 경우다. 평소 서울 강남의 집 근처에 있는 Y 의원에 다니던 A 씨는 한두 번 입원한 적도 있었다. 어느 날 하복부에 통증이 심하고 소화불량이 잦자 원장의 의뢰로 Z 대학병원으로 가서 입원을 했다. 사흘째 되던 날 진료비 중간계산서를 받아본 A 씨는 평소와 같이 소변검사와 혈액검사 등 몇 가지 검사만 했다고 생각했는데 Y 의원보다 진료비가 몇 십만 원이나 많이 나온 것 같아 깜짝 놀랐던 것이다.

　이러한 사례는 의료기관(병원)의 종류가 여러 가지 있고 의료전달체계 및 의료기관 종별에 따라 동일한 진료행위라고 하더라도 진료비가 가산된다는 의료제도를 잘 이해하지 못한 데서 비롯된 오해라고 할 수 있다. 물론 건강에 관심이 많은 요즘 시대에 대다수 국민은 이 정도 의료생활상식을 숙지하고 있을 것이지만, 병원 입장에서는 관련 법규에 근거해서 의료기관을 개설하고 진료비를 받는다는 것을 국민에게 적극적으로 알릴 필요가 있다고 하겠다.

　통계에 따르면 2011년 기준으로 우리나라 의료기관 수(약국 21,089개 제외)는 61,894개이다. 의료기관 종류별로는 종합전문요양기관 44개, 종합병원 275개, 병원 2,369개(요양병원 포함), 의원 27,851개, 치과병원 199개, 치과의원 15,059개, 한방병원 184개, 한의원 12,405개, 조산원 40개, 보건기관(보건의료원·보건소·보건지소·보건진료소) 3,468개이다.[38] 이 통계에 나오는 의료기관의 종류별 명칭은 의료법상 의료기관의 종류와 약간 다르다. 또 우리나라 의료기관은 1989년 의료전달체계 도입에 따라 1차, 2차, 3차 의료기관이라는 3가지 종류로 나누어져 있는데 이는 법률상의 구분이 아니다. 결국 이 두 가지 기준에 따라 의료기관의 종류별로 환자에게 부과하는 진료비에 차등을 두고 있는 것이 우리나라 의료제도인 것이다.

　먼저 의료법 제3조 등에서는[39] 의료기관의 종류를 종합병원·병원·치과병원·한방병원·요양병원·의원·치과의원·한의원·조산원 등 9가지로 나누고 그 개념과 시설 및 인력기준을 아래와 같이 규정하고 있다. 그리고 의료기관의 종류별 표준업무는

---

38) 국민건강보험공단(www.nhic.or.kr /), 건강보험심사평가원(www.hira.or.kr /) 홈페이지 참조.
39) 의료법 제3조 제2항·제3항, 제34조 별표3(의료기관 종류별 시설기준), 제38조 별표5(의료인정원).

보건복지부장관고시로 정하도록 규정하고 있다.[40]

① 종합병원: 의사·치과의사가 100병상 이상 입원시설을 갖추고 주로 입원환자를 치료하는 의료기관. 300병상 이상인 경우에는 9개 전문진료과목, 그 미만인 경우에는 7개 전문진료과목과 해당 전문의를 배치해야 함[41]

② 병원·치과병원·한방병원: 의사·치과의사·한의사가 30병상 이상 입원시설을 갖추고(치과병원 예외) 주로 입원환자를 치료하는 의료기관[42]

③ 요양병원: 의사·한의사가 30병상 이상 입원시설을 갖추고 주로 장기요양이 필요한 입원환자를 치료하는 의료기관[43]

④ 의원·치과의원·한의원: 의사·치과의사·한의사가 주로 외래환자를 치료하는 의료기관(해석상 의원·한의원은 29병상 이하 입원시설을 둘 수 있음)[44]

⑤ 조산원: 조산사가 조산(助産)에 지장이 없는 시설을 갖추고 조산과 임부·해산부·산욕부·신생아를 대상으로 보건 및 양호지도를 하는 의료기관[45]

그 밖에 보건기관으로는 지역보건법 제7조 등[46]에서 국가 및 지방자치단체가 운영하는 보건소·보건지소·보건의료원의 설치근거와 시설·인력 및 업무를 규정하고 있으며, 농어촌 등 보건의료를 위한 특별조치법 제15조 등[47]에서는 농어촌과 같은 보건의료취약지역의 주민에게 보건의료를 제공하기 위한 보건진료소의 설치근거 및 의료행위의 범위에 관해 규정하고 있다. 보건소는 전염병예방·모자보건·노인보건·공중보건·지역주민건강진단 등의 지역보건의료사업을 하는 곳으로 보건소가 의료법 제3조 제4항에 따른 병원의 요건을 갖춘 때에 보건의료원이라는 명칭을 사용할 수 있다.

다음으로 의료전달체계에 따른 '1차, 2차, 3차 의료기관'이라는 개념은 의료제도 내지 의료행정상 명칭일 뿐 법률상 용어는 아니며 의료법에서 규정하는 의료기관의 종류 가운데 하나도 아니다. 또 상식적으로 3차 의료기관은 3차 의료를 제공한다고 생각되는데 '1차, 2차, 3차 의료'의 개념에 관한 규정도 없고 1차, 2차, 3차 의료기관이 어떤 의료를 제공하는 의료기관인지 명시적으로 규정된 법규도 없다.

---

40) 의료법 제3조 제8항.
41) 의료법 제3조 제3항 제1~3호.
42) 의료법 제3조 제4항.
43) 의료법 제3조 제5항.
44) 의료법 제3조 제6항.
45) 의료법 제3조 제7항.
46) 지역보건법 제7조·제10조·제8조.
47) 농어촌 등 보건의료를 위한 특별조치법 제15조·제19조.

이는 의료전달체계 도입 당시 의원·보건기관은 1차, 병원·종합병원은 2차, 선정기준에 부합하는 500병상 이상 종합병원 또는 대학병원은 3차 진료단계라고 해서 진료단계를 설정한 것에서 비롯된 개념이다. 이때 각 단계별로 1차, 2차, 3차 의료기관(치과·한방은 1차, 2차로 구분)이라고 지칭한 것은 의료기관의 종류를 주로 병원규모에 따라 기능별로 분류한 것이며, 환자가 먼저 1차, 2차 의료기관에서 진료를 받고 3차 의료기관으로 전원하기 위해서는 진료의뢰서를 지참해야 건강보험 적용을 받을 수 있도록 한 것이다(응급실·가정의학과 등 예외). 이와 관련해서 건강보험요양급여 기준에서는 '1단계, 2단계 요양급여'라는 용어를 사용하고 있다.

그런데 의료전달체계상 3차 의료기관(500병상 이상)은 의료법상 종합병원(100병상 이상)보다 높은 단계의 의료기관이며, 이는 앞의 심평원 통계에 나오는 종합전문요양기관(2012년 현재 44개)을 의미한다고 해석되고 있다. 이것은 의료법상 의료기관 종류에는 없는 새로운 명칭인데, 그 법적 근거를 찾아보면 국민건강보험법 제40조와 국민건강보험법 시행규칙 제8조 등[48]을 들 수 있다. 여기에는 '3차 의료기관'이라는 용어를 쓰지 않지만, 의뢰된 환자의 진료와 시설·인력·장비·환자구성상태·의료서비스수준·교육연구기능 등 3차 의료기관이 담당해야 할 정도로 상태가 중하고 난이도가 높은 상병(傷病)의 진료 등을 종합전문요양기관(또는 전문요양기관)의 인정기준에 포함시키고 있으므로 그렇게 해석하는 것이다.

한편 1977년 시행된 의료보험제도(현재의 국민건강보험제도) 시행 당시 전문의든 아니든 의원에 근무하든 종합병원에 근무하든 의사의 시술은 똑같다는 논리를 기반으로 의료보험수가기준이 제정되었다. 이때 병원규모가 클수록 인건비·시설비·관리운영비 등이 상대적으로 더 지출되는 현실을 감안하여 의료기관 종류별로 기술행위료에 가산율을 적용해주는 요양기관종별가산제라는 제도를 고안했다.[49]

이에 따라 현재 종합전문요양기관(종합전문요양기관 안에 설치된 치과대학부속병원과 특수전문병원)은 30%, 종합병원(치과대학부속병원, 한방 6개 과가 설치된 30병상 이상 한의과대학부속병원)은 25%, 병원(치과병원, 요양병원)은 20%, 의원(치과의원, 한의원, 보건의료원)은 15%의 가산율을 적용해서 진료비를 받을 수 있도록 되어 있다.

이상과 같이 모든 병원은 의료법과 국민건강보험법 등 관련 법규에 근거해서 그 종류별로 개설되어 진료를 행하고 정해진 진료비를 받고 있는 것이다. 환자 본인에게 병원선택권을 주고 "진료비가 왜 이리 많아요?"라는 의문도 해소하는 차원에서 예컨

---

48) 국민건강보험법 제40조 제2항·제3항, 국민건강보험법 시행규칙 제8조 별표2(종합전문요양기관 또는 전문요양기관의 인정기준), 국민건강보험 요양급여의 기준에 관한 규칙 제2조.
49) 국민건강보험법 제40조 제3항.

대 병원 정문이나 각종 병원서식에 'O차 의료기관, OO% 진료비 가산됨'이라는 식의
표시를 하도록 하는 것도 좋은 방안이 아닐까 생각한다.

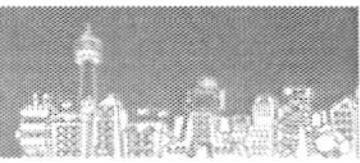

최근 국민건강보험공단이 2010년 상반기(1~6월) 전산점검 실시결과 의료기관이 건강보험요양급여비용을 부당 청구한 건수는 62만여 건이고 환수결정 금액은 60여억 원에 이르는 것으로 국회 보건복지위원회 발표자료에서 나타났다.[50] 여기에서 나타난 부당청구의 유형으로는 만성질환 초·재진 진찰료 부당청구, 수진자 사망일 이후 진료, 요양기관 휴·폐업일 이후 진료, 건강검진 후 진찰료 부당청구, 중복청구 등이 있다.

보건복지부는 이러한 건강보험 부당청구가 적발되는 경우 형사처벌을 의뢰하거나 행정처분을 내리도록 조치하고 있다. 이 경우 형사처벌은 사기죄와 허위진료기록부작성죄에 해당할 소지가 있으며, 행정처분은 자격정지·면허취소나 업무정지·요양기관 지정취소 등이 내려질 수 있다. 그 밖의 조치로는 '건강보험요양급여 부당이득징수제도'가 있는데, 이는 국민건강보험법 제52조에 따라 국민건강보험공단으로부터 그 급여 또는 급여비용에 상당하는 금액의 전부 또는 일부, 즉 부당이득 금액을 환수당하게 된다.[51]

이와 관련하여 국민건강보험법 시행규칙 제43조의4, 제43조의5에서 '건강보험 부당청구 신고포상제도'를 시행하고 있다.[52] 2004년부터 운영된 신고제는 지금까지 5차에 걸쳐 공익신고 189건에 대해 중앙포상심의위원회에서 의결한 후 포상금 7억여 원을 지급한 바 있다.[53]

건강보험 부당청구와 관련된 또 다른 한 가지 제도로는 국민건강보험법 제85조의3에 따라 2008년부터 시행된 '건강보험 부당청구 요양기관 명단공표제도'가 있는데, 2010.11.15일 법 시행 후 처음으로 13개 요양기관의 명단이 공표됐다.[54][55]

법에 따르면 명단공표 대상 요양기관은 ① 거짓으로 청구한 금액이 1,500만 원 이상인 경우, ② 요양급여비용 총액 중 거짓으로 청구한 금액의 비율이 100분의 20 이상인 경우이며, 공표 여부는 건강보험공표심의위원회의 심의를 거친 후 결정된다. 또 공표내용은 위반행위, 처분내용, 해당 요양기관의 명칭·주소 및 대표자 성명, 그 밖

---

50) 헬스코리아뉴스, 2010.10.18일 자.
51) 국민건강보험법 제52조(부당이득의 징수).
52) 건강보험법 시행규칙 제43조의4(부당청구요양기관에 대한 신고), 제43조의5(포상금의 지급 신청 및 지급기준 등).
53) 파이낸셜뉴스, 2010.9.1일 자.
54) 뉴스타운, 2010.11.16일 자.
55) 국민건강보험법 제85조의3(위반사실의 공표), 국민건강보험법 시행령 제62조의2(공표사항), 제62조의3(건강보험공표심의위원회의 구성·운영 등), 제62조의4(공표절차 및 방법 등).

에 다른 요양기관과의 구별에 필요한 사항이다. 그리고 공표방법은 보건복지부, 공단, 심사평가원, 관할 특별시·광역시·도·특별자치도와 시·군·자치구 및 보건소의 홈페이지에 6개월 동안 공고하되 게시판 등에 공고하거나 신문·방송에도 추가 공고할 수 있다.

　최근 의료기관 간 경쟁이 치열해지고 2007년 의료법 개정으로 의료광고 확대 허용 및 사전심의업무 위탁제 실시 등에 따라 의료광고를 이용한 공격적인 병원마케팅을 하는 경향이 나타나고 있다. 그러나 타 업종의 제품광고 등에 비한다면 아직도 의료업에 대한 의료광고는 제한적이라고 할 수 있는데 그 까닭은 의료광고가 국민건강에 미치는 영향이 타 업종보다 매우 크다고 판단하기 때문이라고 생각한다.

　의료광고란 의료인·의료기관이 의료서비스에 관한 사항, 의료인, 의료기관에 관한 사항을 신문, 잡지 등의 매체를 이용하여 소비자에게 널리 알리거나 제시하는 것을 말한다. 다만 의료기기와 의약품의 광고는 의료광고에 해당하지 않으며, 또 공익적 광고, 의료인 영입 안내, 의료기관 개설예정 안내 등과 같이 유인적 요소가 없는 경우에는 의료광고로 보지 않는다.[56]

　의료광고제도는 종래 의료법에 광고 가능 항목을 한정해놓고 그것만 광고를 할 수 있도록 하는 포지티브 정책에 따랐으나, 2005년 헌법재판소결정[57] 이후 광고금지 항목을 정해놓고 그 이외에는 원칙적으로 광고를 할 수 있도록 하는 네거티브 정책으로 변경됐다.

　현행 의료법 제56조와 의료법 시행령 제23조에서는 금지되는 의료광고의 범위를 아래와 같이 나열하고 있다.[58]

　① 의료법 제53조에 따른 평가를 받지 아니한 신의료기술에 관한 광고

　② 특정 진료방법이 반드시 치료효과가 있다고 표현하거나 환자의 치료경험담이나 6개월 이하의 임상경력을 광고하여 소비자를 현혹할 우려가 있는 내용의 광고

　③ 다른 의료기관·의료인의 기능 또는 진료방법과 비교하여 우수하거나 효과가 있다는 내용의 광고

　④ 다른 의료법인·의료기관 또는 의료인을 비방할 목적으로 불리한 내용을 광고하는 것

　⑤ 수술 장면 등 직접적인 시술행위를 노출하는 내용이나 환부 등의 동영상·사진으로 혐오감을 일으키는 내용의 광고

　⑥ 환자의 안전에 심각한 위해를 끼칠 우려가 있는 부작용 등 중요한 정보를 누락하는 광고

　⑦ 객관적으로 인정되지 아니하거나 근거가 없는 내용을 포함하는 광고

---

56) 보건복지부 의료광고심의기준.
57) 헌법재판소 2005.10.27 선고 2003헌가3 결정.
58) 의료법 제56조 제2항. 의료법 시행령 제23조 제1항.

⑧ 신문·방송·잡지 등을 이용하여 기사 또는 전문가의견 형태로 표현되거나 특정 의료기관·의료인의 연락처·약도 등의 정보를 함께 싣는 광고

⑨ 의료법 제57조에 따른 심의를 받지 아니하거나 심의받은 내용과 다른 내용의 광고

⑩ 의료법 제27조 제3항에 따라 외국인환자를 유치하기 위한 국내광고

⑪ 그 밖에 국민건강에 중대한 위해를 발생케 할 우려가 있는 내용의 광고

⑫ 거짓이나 과장된 내용의 의료광고[59]

광고방법에 대한 제한조항으로는 방송법 제2조 제1호에 따른 방송[60]의 방법으로 하는 광고와 그 밖에 국민의 보건과 건전한 의료경쟁의 질서를 유지하기 위하여 제한할 필요가 있는 경우로서 대통령령으로 정하는 방법으로 광고를 할 수 없도록 제한하고 있다.[61] 또 의료기관 또는 의료인이 운영하는 인터넷 홈페이지에 의료광고를 하는 경우에 대해서는 보건복지부장관이 금지하는 의료광고의 세부적인 기준을 정하여 고시함으로써 금지할 수 있도록 되어 있다.[62]

의료법 제57조 및 의료법 시행령 제24조에서는 의료광고를 하려면 보건복지부장관의 심의를 받도록 하고 그 심의업무를 의료인단체(대한의사협회, 대한치과의사협회, 대한한의사협회)에 위탁하고 있다. 심의대상이 되는 광고매체로는 신문, 인터넷신문, 잡지 등 정기간행물, 옥외광고물(현수막·벽보·전단)로 규정하고 있다.

그리고 의료법 시행령에서는 심의절차와 심의위원회 구성방법(10～20인) 등을 규정하고 있다. 의료광고심의위원회는 심의신청이 있는 날로부터 30일 이내에 심의결과를 통보해줘야 하고, 심의결과에 이의가 있으면 15일 이내에 재심청구를 하고 심의위원회는 재심청구가 있은 날로부터 30일 이내에 재심결과를 통보해줘야 한다.[63] 위의 절차에 따라 의료광고 심의를 받은 내용을 광고하려면 그 심의내용을 광고지면에 표시하여야 한다.[64]

한편 의료기관·의료인이 제56조나 제57조의 의료광고규정을 위반하는 경우에는 시정명령(제63조), 개설허가취소(제64조), 자격정지(제66조), 1년 이하 징역이나 500만원 이하 벌금(제89조)에 해당하는 책임을 진다.

---

59) 의료법 제56조 제3항.
60) 방송법 제2조 제1호: 텔레비전방송·라디오방송·데이터방송·이동멀티미디어방송.
61) 의료법 제56조 제3항·제4항.
62) 의료법 시행령 제23조 제2항.
63) 의료법 시행령 제25～28조.
64) 의료법 시행령 제27조.

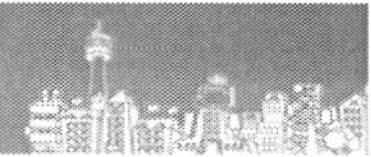

　　2011년 8월 17일 보건의료미래위원회에서 논의된 '연구중심병원 육성계획안'에 따르면, 정부는 2012~2023년까지 12년간 연구중심병원 육성사업에 약 2조 4,000억(정부 9,796억, 민간 1조 4,170억)을 투입할 계획이라고 알려졌다.

　　이 사업에는 초기 3년간 13개 병원 52개 유닛(unit)을 순차적으로 선정하여 9년간 연구중심병원에 지원하는 것으로 되어 있다. 다만 기존 선도형 연구중심병원과 같이 한 연구항목에 몇 억 원씩 지원하는 방식이 아니라 해당 병원이 연구중심병원으로 전환하는 데 소요되는 인력·시설을 보강하는 데 필요한 자금을 지원해주는 방식이라고 한다. 또 선도형 연구중심병원은 연구책임자 중심으로 과제를 정하는 데 비해 연구중심병원은 개인이 아닌 병원 전체에서 연구가 활성화되도록 시스템을 만드는 것이라고 한다.

　　연구중심병원 육성방안은 진료를 통해 축적된 임상지식을 기반으로 첨단 의료기술을 개발·사업화하고 이를 토대로 보건의료산업을 선도해나갈 수 있도록 세계 수준의 연구중심병원을 지정해서 지원하는 제도를 말한다. 이 사업은 몇 해 전 교육과학기술부가 미래 국가발전의 핵심분야 연구를 촉진하는 차원에서 시작된 대학의 WCU(World Class University: 세계 수준의 연구중심대학)에 대비되는 제도라고 할 수 있을 것이다.

　　이번의 연구중심병원 육성방안은 선도형 연구중심병원의 연장선상에 있는 사업이라고 볼 수 있다. 기존의 '선도형 연구중심병원 사업'은 보건복지부에서 2006년부터 시행한 과제로 5년간 225억 원을 투자해 연구중심병원을 육성하는 것으로 2006년 2개(서울대병원 세포치료제, 서울아산병원 항암제), 2008년 1개(세브란스병원 뇌·심혈관질), 2009년 2개(삼성서울병원 난치암 정복 바이오신약, 서울성모병원 면역질환)가 지정된 바 있다.

　　보건복지부는 지정된 연구중심병원에 대한 종합적인 지원을 통해 해당 병원이 '기초연구-중개·임상연구-실용화연구'를 체계적·종합적으로 추진할 수 있는 HT R&D 인프라 기능을 발휘할 수 있도록 하고, 이를 위해 연구자의 복수소속제도 관련 규제완화와 세제 및 경비지원 관련 법령정비 등을 추진해나갈 계획이라고 밝히고 있다. 최근 주목받고 있는 HT(Health technology)산업이 연 7.2%의 지속적인 고성장이 예상되고 있을 뿐 아니라 인구고령화나 신종감염병 발생 등으로 의료비 급증이나 새로운 HT기술 확보에 대응하는 차세대 성장동력산업으로 적합한 HT산업을 육성하기 위해서는 연구중심병원 육성이 필수적이라는 것이다.

이에 대해 일부에서는 병원이 본연의 임무인 진료보다 연구에 치중함으로써 환자의 진료권을 위협할 수 있고 병원의 수익채널을 다양화함으로써 의료를 산업화의 도구로 삼게 된다는 논리로 비판을 하는 견해도 있다. 그런데 세계적으로는 미국의 하버드의대나 텍사스휴스턴메디컬센터, 영국의 임페리얼대학병원, 일본의 와세다대학병원 등이 연구중심병원으로 성공한 케이스로 알려져 있다.

이와 같은 연구중심병원 육성과 관련된 법률로 보건의료기술 진흥법이 있는데, 이 법률개정안이 지난 2011년 6월 29일 국회 본회의를 통과하고 정부로 이송돼 8월 4일 공포되어 6개월의 경과기관을 거친 후 시행될 예정이다.65)

법률개정 이유로는 첫째, 병원이 진료뿐 아니라 연구개발에서도 중요한 역할을 수행할 수 있도록 병원의 연구역량을 강화하여 병원 중심의 산·학·연 협력연구를 활성화함으로써 기초연구 성과의 임상적용을 촉진할 필요가 있다. 둘째, 진료 중심에서 탈피한 연구중심병원에 대한 지원을 법제화함으로써 이를 통해 병원이 연구와 진료가 균형된 체제로 스스로 전환할 수 있는 여건을 만들고 보건의료산업을 경제의 새로운 성장동력으로 육성할 필요가 있다는 것을 제시하고 있다.

이하에서는 보건의료기술 진흥법 개정법률에서 연구중심병원 육성방안이 어떻게 그려져 있는지 그 내용을 주요 쟁점별로 살펴보기로 한다.

---

65) 법률 제10996호.

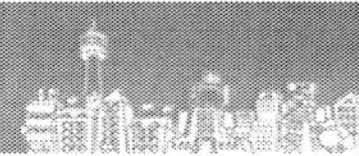

　연구중심병원의 육성 및 활성화를 한층 강화한 보건의료기술 진흥법 개정법률은 제1장 총칙, 제2장 보건의료기술 진흥시책, 제3장 연구중심병원의 육성, 제4장 한국보건의료연구원, 제5장 벌칙 총 30조와 부칙 3조로 구성되어 있다. 개정법률은 2011년 8월 4일 공포되어 6개월 경과기간을 거친 후 2012년 2월 5일부터 시행되는데, 가장 핵심이 되는 개정조항은 신설된 제2장 제15조부터 제18조까지 4개 조항이라고 할 수 있다.

　먼저 제2조의 용어정의를 보면 이 법에서 말하는 '보건의료기술'의 개념은 의학・치의학・한의학뿐 아니라 의약품・의료기기・식품・화장품과 나아가 건강유지상품이나 서비스 등 매우 폭넓게 정의하고 있다. 즉 보건의료기술이란 ① 의과학・치의학・한의학・의료공학・의료정보학 등에 관련되는 기술, ② 의약품・의료기기・식품・화장품・한약 등의 개발 및 성능향상에 관련되는 기술, ③ 그 밖에 인체의 건강과 생명의 유지・증진에 필요한 상품 및 서비스와 관련되는 보건・의료 관련 기술을 말한다. 또 '보건신기술'이란 국내에서 최초로 이루어진 기술개발의 성과나 기존 기술의 개량에 따른 새로운 보건의료기술로서 보건복지부장관이 인증한 것을 말한다.

　제4조에서는 보건복지부장관은 보건의료기술을 개발・촉진하기 위해 5년마다 보건의료기술발전중장기계획을 수립하도록 하고, 제6조에서 중장기계획 수립 등 보건의료기술에 관한 중요사항을 심의하기 위하여 장관 소속의 보건의료기술정책심의위원회를 설치하도록 하고 있다.

　제5조에서는 보건의료기술 연구개발사업으로 연도별・분야별 연구과제를 선정하고 다음의 기관이나 단체와 협약을 맺어 연구하게 할 수 있도록 하였다. 즉 ① 국・공립 연구기관, ② 특정연구기관육성법의 적용을 받는 연구기관, ③ 고등교육법 제2조에 따른 학교, ④ 대통령령으로 정하는 기준에 해당하는 기업부설연구소, ⑤ 민법이나 다른 법률에 따라 설립된 법인인 연구기관, ⑥ 그 밖에 대통령령으로 정하는 보건의료기술분야의 연구기관 또는 단체 등과 협약을 맺을 수 있다.

　여기서 말하는 '대통령령으로 정하는 기준에 해당하는 기업부설연구소'란 기초연구진흥 및 기술개발지원에 관한 법률 시행령 제16조 제1항에 따른 기업부설연구소 중 보건의료기술분야의 연구전담인력을 상시 확보하고 있는 기업부설연구소를 말한다. 그리고 '그 밖에 대통령령으로 정하는 보건의료기술분야의 연구기관 또는 단체'란 보건의료기술분야에서 3년 이상의 연구경력을 가진 자를 2명 이상 포함하는 연구전담

요원 5명 이상을 상시 확보하고 독립된 연구시설을 갖춘 연구기관 또는 단체로서 보건복지부장관이 인정하는 연구기관 또는 단체를 말한다.

제7조에서는 한국보건산업진흥원이나 보건의료분야의 기관·단체를 정부(보건복지부)의 연구개발사업에 관한 업무를 수행하는 전문기관으로 지정할 수 있도록 하였다. 기관의 명칭을 전문적인 영역에서 연구기관을 지원하는 의미를 갖도록 '연구개발사업 관리기관'에서 '연구개발사업 전문기관'으로 변경하였다.

　　지정된 연구개발사업전문기관은 보건의료신기술을 개발하고 정부는 이를 육성 및 산업화하고 보급하는 데 필요한 각종 지원을 하게 된다. 보건신기술이란 국내에서 최초로 이루어진 기술개발의 성과나 기존 기술의 개량에 따른 새로운 보건의료기술로서 보건복지부장관이 인증한 것을 말한다.[66] 보건신기술 인증신청이 있는 경우 보건복지부장관은 이를 심사·평가하여 인증서(인증기간 3년)를 발급하는 한편, 그 보건신기술의 제품화를 촉진하기 위해 자금 등의 지원을 할 수 있도록 하였다.[67]

　　보건의료기술 진흥법 시행령에 따르면 인증대상이 되는 보건신기술은 다음 3가지이다. 즉 ① 이론으로 정립된 기술을 시작품(試作品) 등으로 제작하여 시험 또는 운영(실증화시험)하여 정량적 평가지표를 확보한 개발완료기술로서 향후 2년 이내에 상용화가 가능한 기술, ② 실증화시험을 통해 정량적 평가지표를 확보한 개발완료기술로서 향후 기존 제품의 성능을 현저히 개선시킬 수 있는 기술, ③ 제품의 생산성이나 품질을 향후 현저히 향상시킬 수 있는 공정기술이어야 한다.[68]

　　또한 이렇게 인증대상이 되는 보건신기술은 다음 4가지 인증기준에 따라 심사·평가를 통과하여야 보건신기술로 인증을 받게 된다. 즉 ① 국내에서 개발된 독창적인 신기술로서 선진국 수준보다 우수하거나 동등하고 상용화가 가능한 기술일 것, ② 기술적·경제적 파급효과가 커서 국가기술력 향상과 대외경쟁력 강화에 이바지할 수 있는 기술일 것, ③ 제품의 품질 및 안정성 면에서 개발목표로 제시한 제품의 성능을 유지할 수 있는 품질경영체계를 갖추고 있을 것, ④ 보건신기술 인증에 따른 지원의 효과 및 필요성이 있어야 한다.[69]

　　인증을 받은 보건신기술을 이용하여 제조한 제품이나 그 제품의 포장·용기 및 홍보물 등에 보건신기술 인증표시를 사용할 수 있다.[70] 특히 정부는 인증을 받은 보건신기술에 대해 자금지원 등 다음 4가지 측면에서 지원을 하는데, 이 부분은 연구개발사업전문기관과 제품화 기업에 긍정적인 유인책이 될 수 있을 것으로 보인다.[71]

　　첫째, 보건복지부장관은 보건신기술 인증을 받은 자 또는 이를 이용하여 제품을

---

66) 보건의료기술 진흥법 제2조 제7호.
67) 보건의료기술 진흥법 제8조 제2항, 제3항.
68) 보건의료기술 진흥법 시행령 제18조 제1항.
69) 보건의료기술 진흥법 시행령 제18조 제2항.
70) 보건의료기술 진흥법 시행령 제19조.
71) 보건의료기술 진흥법 시행령 제20조.

제조하는 자에게 연구개발사업을 추진하기 위한 기술개발자금을 우선적으로 지원할 수 있다.

둘째, 보건복지부장관은 각종 기금관리 기관장에게 보건신기술 인증을 받은 자 또는 이를 이용하여 제품을 제조하는 자에게 해당 기금 등을 지원해 주도록 요청할 수 있다. 여기서 말하는 각종 기금이란 과학기술기본법에 따른 과학기술진흥기금, 중소기업진흥에 관한 법률에 따른 중소기업창업 및 진흥기금, 한국산업은행법 또는 중소기업은행법에 따른 기술개발자금, 여신전문금융법에 따른 신기술사업자금 또는 기술신용보증기금법에 따른 기술신용보증기금의 기술신용보증, 발명진흥법에 따른 발명장려보조금, 그 밖에 기술개발을 지원하기 위하여 정부가 조성한 특별자금을 지칭한다.

셋째, 보건복지부장관은 국가기관 또는 지방자치단체, 공기업, 준정부기관 및 기타 공공기관, 국가·지자체로부터 출연금·보조금 등의 재정지원을 받는 자에게 보건신기술을 이용하여 제조한 제품의 우선 구매를 요청할 수 있다.

넷째, 보건복지부장관은 보건신기술 인증을 받은 자 또는 이를 이용하여 제품을 제조하는 자에게 기술지도 및 국내외 품질인증 획득, 해외 기술정보의 알선·제공 또는 보유 기술정보의 무상제공, 연구시설·장비의 이용 등의 지원을 할 수 있다.

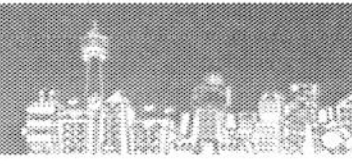

　보건의료기술 진흥법 개정법률의 핵심은 연구중심병원 육성과 관련된 조항(제3장 제15~18조, 제30조)을 신설한 것인데, 이들 신설조항은 2012년 2월 5일 시행된다.

　보건복지부장관은 기초연구와 임상연구의 유기적인 협력체계를 구축하고 연구개발의 생산성을 극대화하기 위해 종합병원·상급종합병원·전문병원·치과병원·한방병원 중에서 연구역량이 뛰어난 병원을 연구중심병원으로 지정할 수 있다.[72] 연구중심병원으로 지정받기 위해서는 두 가지 요건을 갖추고 평가를 통과해야 한다.[73] 첫째는 병원의 연구조직, 연구인력, 연구시설 및 장비 등 연구기반 인프라가 보건복지부령으로 정하는 기준에 해당되어야 하고, 둘째는 최근 3년간 병원의 연구실적 등이 보건복지부령으로 정하는 기준에 해당되어야 한다. 위의 '보건복지부령으로 정하는 기준'은 보건의료기술 진흥법 시행규칙에서 정하도록 되어 있으나 아직 그 세부기준이 정해지지 않았다.

　이렇게 연구중심병원으로 지정된 의료기관에 대해 보건복지부장관은 3년 단위로 평가를 실시한 후 재지정 또는 지정취소의 조치를 할 수 있다.[74] 그리고 이 법에 따라 연구중심병원으로 지정받지 않은 의료기관은 '연구중심병원' 또는 이와 유사한 명칭을 사용할 수 없으며,[75] 이를 위반하는 경우 300만 원 이하의 과태료에 처해진다.[76]

　연구중심병원으로 지정된 의료기관(장)은 두 가지 책무를 수행해야 한다. 하나는 보건의료기술을 개발 및 촉진하기 위해 3년마다 해당 의료기관의 연구개발사업 발전계획을 수립하고 이를 시행해야 하는 것이며, 두 번째로는 해당 의료기관에 소속된 연구인력 등이 연구를 수행하는 데 있어 불편함이 없도록 적극 지원해야 하는 것이다.[77]

　한편 정부는 연구중심병원으로 지정된 의료기관에 대해 보건의료기술의 개발 및 촉진을 위해 필요한 인력과 예산 등을 지원할 수 있다.[78] 서두에서 언급한 바와 같이 '연구중심병원 육성계획안'에서 정부가 2012~2023년까지 12년간 연구중심병원 육성사업에 약 2조 4,000억(정부 9,796억, 민간 1조 4,170억)을 투입할 계획이라고 하

---

72) 법 제15조(연구중심병원의 지정 등) 제1항.
73) 법 제15조 제2항.
74) 법 제15조 제4항.
75) 법 제18조(유사명칭 사용금지).
76) 법 제30조(과태료).
77) 법 제16조(연구중심병원의 책무).
78) 법 제17조(연구중심병원의 지원).

는 것이 바로 이 조항에 근거한 정부지원정책인 것이다.

그런데 법 제17조(연구중심병원의 지원)의 입법과정에서 '건강보험재정 등을 통한 지원' 조항이 당초 손숙미의원대표발의안(의안번호 9114) 제29조 제1~4항에 포함되어 있었다. 즉 연구중심병원에서 개발한 신의료기술·의약품·의료기기 등을 임상연구 대상자에게 사용하는 경우 3년간 한시적으로 요양급여 대상에서 제외한다거나, 임상연구 대상자에게 사용하는 대조군에 대해 보험급여를 인정할 수 있도록 한다는 조항이 그것이다. 그러나 보건복지위원회 심사과정에서 연구중심병원에서의 임상연구 지원의 필요성과 건강보험재정 부담을 균형 있게 고려하여 요양급여 대상의 포함 여부와 그 범위를 신중히 검토해야 한다는 의견이 제기되었고, 보건복지위원회 대안에서는 최종적으로 삭제됐다.

이와 관련하여 첨단의료복합단지 지정 및 지원에 관한 특별법(제22조)에서는 첨단의료복합단지 내 의료기관에서 의료연구개발을 위한 의약품·의료기기·의료기술을 임상연구 대상자에게 사용하는 경우 요양급여를 인정하는 입법례가 있는바,[79] 연구중심병원의 활성화 차원에서는 아쉬운 점이 있다.

---

79) 첨단의료복합단지 지정 및 지원에 관한 특별법 제22조(국민건강보험법에 관한 특례) ① 국민건강보험법 제39조에도 불구하고 첨단의료복합단지 안에 있는 보건복지부장관이 지정하는 의료기관에서 의료연구개발을 위한 의약품, 의료기기 및 의료기술을 임상연구 대상자에게 사용하는 경우는 이를 요양급여로 본다. ② 제1항에 따른 요양급여의 대상, 방법, 절차, 범위, 상한 등 요양급여의 기준은 보건복지부령으로 정한다.

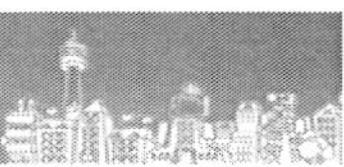

　한 대형마트의 '피자'에서 촉발된 이른바 '통큰 치킨', '착한 치킨' 이슈가 세간의 관심거리다. 상품의 가격을 아주 낮게 책정한 데서 촉발된 것으로 우리 사회의 대다수를 차지하는 서민의 먹거리에 관한 일인지라 이슈가 되는 게 당연하다. 그런데 어떤 상품의 가격이 싸다고 해서 무조건 좋은 상품이라고 볼 수 있는지, 또 이들 상품이 궁극적으로 사회와 사람들에게 유익을 주는 것인지는 좀 더 따져봐야 알 수 있다. 요즘 이와 비슷한 이슈가 의료분야에서도 발생하고 있어 염려스럽다.

　최근 건강보험정책심의위원회(건정심)의 결정에 따라 CT, MRI, PET 영상검사수가를 2011년 5월 1일부터 각각 14.7%, 29.7%, 16.2% 인하한다는 내용의 보건복지부장관 고시가 발표됐다. 이에 대해 의료계가 반발하는 가운데 병원협회와 57개 병원이 4월 20일 급기야 이 고시에 대한 효력정지가처분신청 및 무효행정소송을 집단소송 형태로 제기하는 상황이 벌어졌다. 영상검사건수가 급증하고 비급여비율도 높기 때문에 수가를 낮춰 연간 1,291억 원의 건강보험재정을 절감하고 환자부담도 줄여주자는 정부의 취지를 이해할 수도 있을 것이다. 그러나 이러한 상황을 보면서 아쉬운 점이 있다.

　첫째, 수가인하 결정 및 발표과정에서 정부와 의료계 사이에 보다 충분한 소통이 있었다면 좋았을 것이다. 우리나라 의료수가는 요양급여별 상대가치점수를 기초로 하는 수가계약제를 채택하고 있다. 만일 영상검사수가 인하를 위한 상대가치점수 검토작업 시 비급여율 조사와 장비운용원가 계산을 위한 조사대상 병원 수를 더 넓혔거나 의협·병협·영상의학회 등 이해당사자나 전문가단체의 현장의견을 좀 더 반영했다면 문제가 복잡해지지 않았을 것 같다. 기름값 등 생활물가를 인하할 때 정부와 기업 사이에서 얼마나 치열하고 힘겨운 협의를 거치는지 보았기에 말이다.

　둘째, 현대의학의 흐름과 기본적인 병원경영원리를 적절히 고려했다면 더 나은 정책방향을 이끌어낼 수 있었을 것이다. 문진·시진·촉진에서부터 X-레이 발명으로 획기적인 진단방법을 찾아낸 의료진은 오늘날 의료장비와 생명과학기술을 활용한 최첨단 진단기술을 총동원하여 복잡 다양한 질병을 찾아내고 질병 완치에 도전하고 있다. 뿐만 아니라 병원은 본질적으로 고급인력이나 첨단장비를 많이 투입해야 하는 산업으로, 예컨대 종합병원급은 100원 수입에 2원 안팎 이익을 남기는 '고비용 저이익' 구조의 소위 사회공헌사업에 가깝다. 이번 수가인하율은 중소병원급에는 15~40억 원, 종합병원급에는 연간 25~100억 원, 병원 전체로는 3,000억 원까지 경영손실을 입게 될 것으로 추정한다. 이러한 사정들을 감안해본다면, 영상수가의 무조건적인 인하보다는 법이 인정하는 의사의 의료기술보호권과 의료행위재량권을 믿어주고 영상 장비의 적합한 사용을 유도해나가는 것이 질병치료 및 국민건강증진을 위한 올바른 정책방향이 아닐까?

먹거리를 사람의 생명에 대비하는 것이 약간 불경스럽긴 하지만, '통큰 치킨'이나 '착한 치킨'의 핵심인 '낮은 가격'을 의료분야에도 그대로 적용해서 낮은 진료비를 추구하는 '통큰 진료'나 '착한 진료'만을 지향하는 것은 무리가 있고 부작용도 따른다. MRI 장비도 구형제품과 신형제품 또는 장비가격에 따라 해상도와 영상 등 성능에 차이가 있는데 장비가격과 성능을 고려하지 않고 모든 장비에 대해 일률적으로 영상수가를 내려버린다면 어느 병원이 최신 장비를 도입해서 진료에 활용하려고 하겠는가?

몇 달 전 삼호주얼리호 석 선장을 에어앰뷸런스에 태워 국내병원으로 이송하고 첨단 의료장비를 갖춘 응급실과 수술실에서 생명을 회복시켜나가는 '위대한' 치료과정을 생생히 지켜보았기에 더욱 그러한 생각이 든다. 의료진은 늘 '위대한 진료'를 꿈꾼다. 사람들도 '위대한 진료'를 원한다.

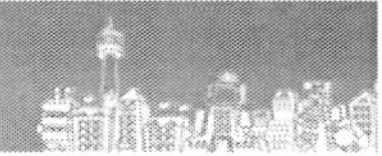

　2011년 새해 벽두부터 지난해 건강보험 재정적자가 1조 3천억을 기록했다는 안타까운 기사를 접했지만, 다른 한편으로 보건복지부가 장관 신년사를 통해 '기여보비'의 자세를 견지하면서 보건복지정책의 패러다임을 바꾸고 미래를 앞당기겠다는 의지를 밝혀 기대되기도 한다. 기여보비(寄與補裨)란 3·1독립선언문에 나오는 용어인데, 그 뜻은 '이바지하여 돕고 부족함을 보태어 준다'는 것으로 어려운 이웃에게 나누어주고 사회 전체를 보듬는 자세라고 할 수 있기에 보건복지정책의 화두로 적합하다고 하겠다.

　2011년 한 해 동안 이 기여보비의 의미와 상통하는 보건의료정책들을 대략적으로 살펴보면 다음과 같다.

　첫째, 종전의 의료기관평가제가 의료기관인증제로 전환된다. 이를 위해 의료기관평가인증원이 설립됐다. 병원급 의료기관은 자율신청을 원칙으로 하되 요양병원·정신병원·노인전문병원은 의무신청대상이다. 전문병원으로 지정을 받거나 상급종합병원으로 인정을 받으려면 의료기관평가인증을 받고 인증서를 제출해야 한다.

　둘째, 종합병원 이상 의료기관에 다인실 기준병상이 늘어난다. 현행 50%인 다인실(6인실) 병상 확보비율이 70%로 조정된다. 각 병원마다 다인실 숫자가 늘어나는 것은 의료소비자인 환자들에게는 좋은 일이지만 의료기관을 운영하는 입장에서는 경영상 애로를 많이 안겨주는 일이기도 하다. 이와 관련하여 '국민건강보험 요양급여의 기준에 관한 규칙' 개정안이 국무총리실 규제분과위원회 심사를 통과했다.

　셋째, 선택진료의사 지정기준이 강화된다. 종전에 전문의인 대학병원 조교수는 곧바로 선택진료의사가 될 수 있었으나 전문의 취득 후 7년이 지나야 되도록 변경된다. 또 상급종합병원과 종합병원은 필수진료과목에 대해 매 진료일마다 비선택진료의사를 1명 이상 두도록 바뀐다.

　넷째, 본격적으로 전문병원시대가 열릴 전망이다. 9개 진료과목(산부인과, 소아청소년과, 신경외과, 신경과, 안과, 외과, 이비인후과, 재활의학과, 정형외과)과 질환별 전문병원(관절, 뇌혈관, 대장항문, 수지접합, 심장, 알코올, 유방, 척추, 화상, 중풍)이다. 또 한방의 경우 3개 분야(중풍, 척추질환, 한방부인과)이며, 이들 전문병원으로 지정받으려면 보건복지부의 평가를 통과해야 한다.

　다섯째, 보험급여항목 확대 등 보장성이 강화된다. 간암치료제(넥사바정), 다발성골수종 치료제(벨케이드), 양성자치료, 세기변조방사선 치료, 폐계면활성제, 폐암냉동제거술, 전립선암3세대형냉동제거술, 신장암고주파열치료술, 신종양냉동제거술, 골다공증

치료제, 출산지원비, 발달장애정밀진단비 및 재활치료바우처사업 등이다.

여섯째, 보건복지부가 1월 말 발표할 예정이라고 밝히고 있는 1차 의료 활성화 및 2차, 3차 의료기관을 포함한 전체 의료기관의 기능재정립에 관한 방향도 관심이 집중된다. 이 문제는 의료전달체계에 관한 것인데, 보건복지부는 지난해부터 건강정책심의위원회(건정심) 제도개선소위원회를 가동해오고 있다.

일곱째, 20여 년간 끌어오던 의료분쟁조정법이 지난해 연말 국회 보건복지위원회를 통과했으나 언제 법제사법위원회와 본회의를 통과하고 시행되는가, 또 이 법에 따라 의료분쟁조정중재원이 어떤 모습으로 탄생해서 의료분쟁의 조정 및 의료사고를 예방하는 기능을 할 수 있을 것인가 하는 것도 눈여겨볼 만한 사안이다.

여덟째, 지난해 5월 건강관리서비스법(안)이 발의된 후 보건복지부가 추진해오던 건강관리서비스제도가 어떤 모습으로 언제 시행될 것인가도 국민건강관리와 관련하여 보건의료분야의 큰 변화로 주목된다.

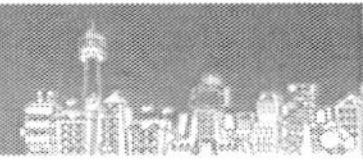

　교육과학기술부 자료에 따르면, 2009년 한 해 동안 대학에서 발표한 논문 중 의·약학분야 논문실적은 10,477편이고 이 가운데 국제전문학술지 게재논문은 5,358편이라고 한다.[80] 국제전문학술지 게재논문 수만 놓고 보면 이 정도 수준이라면 2008년 기준으로 세계 14위 정도 된다고 하니 우리나라의 의·약학 연구수준이 대단히 높은 편이라고 할 수 있다.

　그런데 의학연구논문의 계량적인 숫자가 의료기술의 수준이나 의료서비스의 질과 비례한다고 단정 지어 말할 수는 없을 것이다. 그러나 어느 정도는 비례한다고 볼 수는 있을 것이며, 단순하게 본다면 특정분야에서 여러 연구자가 많은 논문을 발표하고 있다는 것은 그만큼 그 분야가 활발하게 연구되고 발전해나가고 있다는 반증이 아닐까 생각된다.

　이러한 관점에서 최근 경희대학교가 지난 20년간 침(針) 연구분야의 국제학술지 논문출간 수에서 세계 1위를 차지했다는 언론보도를 접했다. 이는 대한민국 의과학계의 쾌거로 볼 수 있다. 이 같은 기록은 중국 북경대 한지성 교수와 대만 중국의약대학 호위샨 교수팀이 금년 초에 발행될 국제학술지『Neuroscience and Biobehavioral Reviews (Impact factor 10.141)』에서 「Global trends and performances of acupuncture research (침 연구의 세계적 동향과 업적)」라는 논문을 통해 분석한 것이라고 한다.[81]

　이 연구에서는 1999년부터 2009년까지 20년간 발표된 SCI급 침 연구 관련논문 6,004편을 분석하여 랭킹 10위를 발표하고 있는데, 그 결과 경희대학교(대한민국)가 149편으로 하버드대학교와 북경대학교를 제치고 1위를 차지한 것이다. 그다음으로 2위 푸단대학교(중국, 132편), 3위 하버드대학교(미국, 98편), 4위 북경대학교(중국, 88편), 5위 엑서터대학교(영국, 66편), 6위 중국의약대학교(대만, 64편) 순으로 이어졌다.

　앞서 언급한 것처럼 학술논문과 의료수준이 어느 정도 비례한다는 전제하에서 본다면, 경희대학교의 침 연구 관련논문이 이처럼 많은 것은 경희대한방병원의 한의학 임상진료수준을 가늠해볼 수 있는 척도가 될 수 있을 것이다.

　실제로 경희대학교는 4년제 한의학과에 이어 1964년 국내 최초로 6년제 한의과대학을 설립하고 1971년부터 한의과대학 부속 한방병원을 설립하여 전통의학인 한의학 분야의 교육·연구·진료에 매진하면서 수많은 경험과 업적을 축적해왔다. 또 최근에

---

80) 교육과학기술부, 2009년도 대학 연구활동 실태조사, 2009.12.
81) 한의신문, 2010.12.17일 자, 오헬스뉴스, 2011.1.5일 자.

이르러서는 경희대한방병원 부설 한약물연구소가 젤리형 보약, 캡슐형 변비약, 사탕형 기관지염치료제, 가글형, 피부팩 등 전통 한약의 과학적인 검증과 함께 복용하기 편리하게 현대화시킨 신제형 한약제를 25종 이상 개발하여 임상에 적용하고 있다.[82] 이와 같은 오랫동안 각고의 노력이 바로 국제논문 세계 1위라는 결과물로 나타난 것이다. 침(針) 연구 국제논문이 한방 의료수준과 결코 무관하지는 않을 것으로 본다.

---

82) 중앙일보 2010.3.15~9.16일 자, 기획시리즈 <한약 이렇게 달라졌다>.

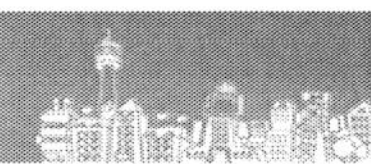

2011년 1월 19일 열린 제24차 국가경쟁력강화위원회 회의에서 보건의료분야 규제완화 방안을 포함하여 486건의 규제를 완화하겠다고 발표했다.[83] 위원회에 따르면, 이와 같은 규제완화의 목적은 시행령·시행규칙 등 하위법령의 정비를 통한 제도개선으로 경제를 활성화시켜 5% 경제성장을 달성하고 그 밖에 친서민 국민불편 해소와 인허가 등 규제개선, 사회적 약자보호에 있다고 한다.

이날 발표된 규제완화계획 중 보건복지부를 소관부처로 하는 보건의료 및 복지 관련 과제는 총 68개 과제로 타 부처에 비해 많은 편이었다. 이 가운데 특히 눈에 띠는 보건의료분야 과제로는 ① 의료인의 복수의료기관 개설허용, ② 응급환자이송업 허가기준 완화, ③ 의료기관 응급의료시설기준 완화, ④ 일반약의 편의점 판매 가능, ⑤ 한의사의 보건소장 임용 가능, ⑥ 치과기공소 개설 시 지도치과의사 지정제 폐지, ⑦ 의료법인의 부대사업범위 확대, ⑧ 정신의료기관의 시설기준 개선 등이 있다.

여기서 1인의 의료인에게 복수의료기관 개설을 허용하는 것은 이른바 네트워크(프랜차이즈) 병원과 의료기관 개설의 자본유입 또는 영리법인병원, 나아가 일반인의 의료기관 개설허용 문제 등과 관련이 있어 논란이 된다. 또한 이 문제는 기획재정부가 추진하고 있는 변호사, 회계사, 의사 등 전문자격사 시장선진화 방안과도 관계가 있다. 현행 의료법 제33조 제8항에 따르면 의사, 치과의사, 한의사 등의 의료인은 하나의 의료기관만 개설할 수 있다. 다만 그 예외로 2개 이상의 의료인 면허를 가진 사람은 의원급 의료기관에 한해 하나의 장소에서 면허 종별에 따른 의료기관을 함께 개설할 수 있도록 허용하고 있으며, 원격의료의 경우에는 의료기관 밖에 있는 환자를 진료할 수 있도록 허용하고 있다.[84]

그리고 일반약의 약국 외 편의점 판매를 허용하는 문제는 서민생활과 밀접하게 관련하여 국민들의 관심을 끌고 있는 사항이다. 최근 기획재정부가 "의사 처방이 없어도 되는 약에 한해 슈퍼에서도 자유롭게 구입할 수 있도록 한다면 일자리도 창출하고 가격도 인하할 수 있다"고 하면서 허용을 추진하고 있는 데 반해, 약국과 약사단체에서는 일반의약품의 오남용 위험성 등을 이유로 반대하고 있다.

이와 같은 보건의료분야의 규제완화 내지 규제개혁의 원칙과 방향에 대해서는 다음과 같은 사항을 고려하여야 한다.[85]

---

83) 국가경쟁력강화위원회 제24차 회의자료(2011.1.19일 자).
84) 의료법 제33조 제8항 단서, 의료법 제34조 제1항.

　의료서비스부문에서 살펴보면, 보험측면에서는 재원조달의 다양성과 재원확보가 필요
하고 공급측면에서는 의료공급구조의 다양화를 통한 환자의 선택권 확대와 의료서비스
의 질과 효율 증진이 필수적이다. 또한 산업측면에서는 인프라 확충과 기술투자를 통해
국제경쟁력을 높이고 고부가가치를 창출하는 의료산업을 만드는 방향으로 규제완화가
이루어져야 한다. 의약품부문에서 살펴보면, 의약품 관리지원체계 강화와 세계시장 진출
을 위한 인프라 구축, 성장 가능 제품분야에 대한 집중적인 지원과 유통 투명성 제고
및 소비자보호 강화에 초점을 맞추는 방향으로 규제완화가 이루어져야 할 것이다.

---

85) 정기택·정용엽·이은규 외 3인, 규제개혁 종합연구(의료서비스 및 의약품부문), 경희대의
　　료산업연구원, 2007.9.30(의뢰기관: 전국경제인연합·한국경제연구원) 참조.

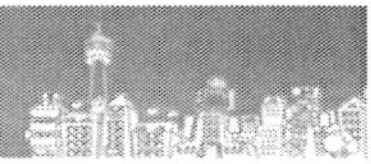

　지난 2010년 5월 17일 국회 변웅전 의원의 대표발의로 건강관리서비스법안이 제출된 이후 보건복지부와 의료계, 민간단체 등에서 성명서 발표와 공청회 개최 등의 방법으로 이 제도의 도입 여부에 대한 찬반논쟁이 뜨겁다. 법안의 제안이유를 보면 건강관리서비스 제도의 도입취지를 알 수 있다.[86] 즉 인구고령화에 따른 질병구조의 변화와 국민의 건강증진 욕구 증가로 인해 질병의 사전예방 및 조기진단의 중요성이 커지면서 건강관리서비스에 대한 수요가 늘어나고 있으나 이를 충족시켜 줄 수 있는 서비스 공급자나 시장이 아직 형성되지 못하고 있어 그 법률적 근거를 마련하기 위해서 법안을 제안한다고 하고 있다.

　이에 보건복지부는 7월 2일 제1차 건강관리서비스 활성화 포럼을 개최하고 포럼을 정례화하여 이 건강관리서비스 제도의 성공적인 도입방안을 논의하고 각계의 의견을 수렴하는 절차에 나섰다.

　법안 제2조에 따르면 건강관리서비스란 건강의 유지·증진과 질병의 사전예방·악화방지 등을 목적으로 위해한 생활습관을 개선하고 올바른 건강관리를 유도하는 상담·교육·훈련·실천 프로그램 작성 및 이와 관련하여 제공되는 부가적 서비스를 말한다. 즉 개인별로 혈압·혈당·콜레스테롤·비만도 등을 점검하여 정기적인 심층면담과 함께 운동·식사관리 및 금연·절주 프로그램 등의 올바른 라이프스타일을 제시함으로써 고혈압·당뇨·심뇌혈관질환 등의 만성질환을 예방하고자 하는 개인별 맞춤형 건강관리서비스를 말하는 것이다.

　또 법안 제5조와 제6조를 보면 건강관리서비스의 제공체계를 다음과 같이 정하고 있다. 먼저 의료기관에서 건강위험도 평가(국가검진, 민간검진 등)를 실시하고, 그 결과에 따라 질환군(疾患群: 의료기관을 통한 진료가 필요한 자), 건강주의군(健康注意群: 생활습관 등을 개선하지 않을 경우 건강상태가 나빠지거나 질환군으로 이동할 가능성이 있어 건강에 대한 체계적인 관리가 필요한 자), 건강군(健康群: 건강이 양호한 자) 등 3가지로 분류한다.

　이 가운데 건강주의군은 건강관리서비스 기관을 곧바로 이용할 수 있고, 질환군은 의료기관의 의뢰서 발급으로 건강관리서비스 기관을 이용하며 건강군은 필요한 경우 곧바로 건강관리서비스 기관을 이용할 수 있도록 정하고 있다. 여기서 건강위험도 평

---

86) 건강관리서비스법안 변웅전 의원 대표발의안(2010.5.17).

가는 모든 영역에서 건강상태를 평가하는 것이 아니고 만성질환과 관련된 특정항목(복부둘레, 혈압, 중성지방, 콜레스테롤 등)만을 측정 평가하는 것이며, 질환위험 해당 항목이 한 가지 이상 나오면 질환군이 될 수 있고 건강위험 해당 항목이 한 가지 이상 나오면 건강주의군으로 분류하는 방식으로 분류기준 등은 전문가 자문을 거쳐 추후 고시로 규정한다는 것이다.

보건복지부는 이 제도의 기대효과로 질환자는 질병악화를 예방하기 위해, 그리고 일반인은 일상적인 자기건강관리를 위해 쉽게 전문가의 도움을 받을 수 있으며, 장기적으로는 국민의 건강수준을 높이고 국민의료비 부담도 완화할 수 있을 것으로 내다보고 있다.[87]

---

87) 보건복지부 보도자료, 2010.6.30일 자.

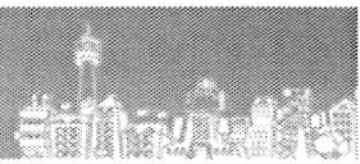

법안 제5조에서는 각 건강측정항목을 실시할 수 있는 시설·장비를 갖춘 의료기관에서 건강측정을 받은 후 그 결과에 따라 건강관리서비스 기관을 이용할 수 있도록 하였다. 그런데 건강관리서비스 제도의 가장 큰 쟁점은 건강관리서비스를 제공하는 주체를 어떤 기관 또는 어떤 전문인력이 할 것인가와 건강관리서비스의 내용적 범위를 어디까지로 할 것인가 하는 점이다.

첫째, 법안의 쟁점사항 중 하나인 건강관리서비스의 제공주체에 관해 법안 제9조에서는 건강관리서비스 기관 개설허가제를 채택하고 있는데, 즉 건강관리서비스를 제공하고자 하는 자는 시설·장비·인력을 갖추어 시장·군수·구청장의 허가를 받도록 정하고 있다. 이는 제도 시행 초기에 품질관리와 유사기관 난립방지를 위해 법정시설과 인력을 충족하는 기관에 대해 개설허가를 하겠다는 취지로 보인다. 여기에는 새로운 건강관리서비스 기관 이외에 종전의 의료기관도 건강관리서비스 기관이 될 수 있도록 하되 의료서비스가 제공되는 시설·공간과 분리해서 운영되도록 하위법령에서 상세하게 규정할 전망이다.

법안 제10조에서는 건강관리서비스 기관 개설허가를 제한하는 사유를 4가지 들고 있다. 허가기준에 맞지 않는 경우, 허가가 취소된 후 6개월이 경과하기 전에 같은 자가 다시 허가신청을 한 경우, 허가를 받으려는 자가 파산선고 후 복권되지 않았거나 의료법 제8조 각호에 따른 결격사유에 해당하는 경우에는 허가를 하지 못하도록 규정하고 있다.

또한 법안 제8조에서는 건강관리서비스 기관에서 건강관리서비스를 제공할 수 있는 인적 요원에 대해서 정하고 있다. 의료법에 따른 의사·한의사 및 간호사, 국민영양관리법에 따른 영양사로서 건강관리서비스 제공에 필요한 교육을 이수한 자와 그 밖에 건강증진 및 질병예방 등에 관한 전문적인 지식을 가진 자로 일정한 자격과 경력을 소지한 자가 건강관리서비스를 제공할 수 있도록 규정하고 있다.

둘째, 건강관리서비스의 내용적 범위에 대해서는 법안 제7조에서 제공할 수 있는 서비스 6가지와 제공할 수 없는 서비스 4가지를 정하고 있다. 제공할 수 있는 건강관리서비스는 건강위험도 평가결과 및 건강상태에 관한 상담, 생활습관 개선 등을 위한 교육, 영양·운동 등에 관한 지원·지도 및 훈련, 건강에 관한 정보 제공, 건강상태의 지속적 점검 및 관찰, 그 밖에 건강의 유지·증진과 생활습관 개선 등을 위해 필요한 서비스로 규정하고 있다. 이러한 건강관리서비스는 전자적 장비 및 정보통신기술을 활용하여 제공될 수 있도록 하고 있는데, 이는 이른바 유헬스케어(u-헬스)나

원격진료 등의 방법을 활용한 건강상태 모니터링 등으로 건강관리서비스를 제공할 수 있다는 의미이다.

그리고 제공할 수 없는 건강관리서비스는 개별의료기관의 서비스에 대한 구체적·직접적인 정보 제공, 자의적 평가기준에 따라 의료기관의 등급을 매겨 알리는 서비스, 건강관리서비스 제공과 직접적인 관련이 없는 상품의 판매 및 홍보, 그 밖에 생활습관 개선 및 건강위험요인 관리와 무관한 서비스로 규정하고 있다.

한편 법안 제21조에서는 건강관리서비스 기관 또는 요원이 거짓이나 과장된 내용의 광고를 하지 못하도록 금지하고 있다.

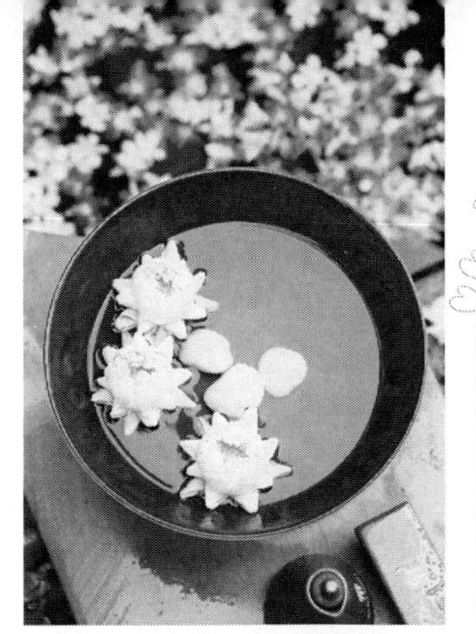
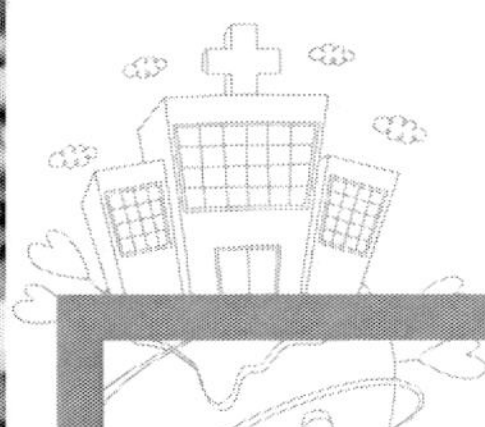

제 2 장

의료인과 의료행위

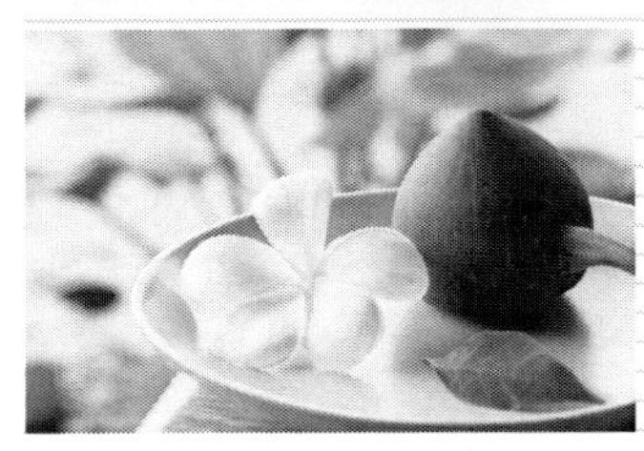

021 진료접수와 의료계약

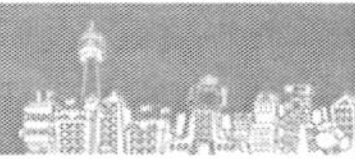

환자와 의사(병원)의 관계는 어디서부터 시작된다고 봐야 하는가? 일반상식적인 관점에서 보면 환자가 병원건물의 출입문을 들어서는 순간이라고 하거나 환자가 외래진료실에서 의사를 처음 만나는 순간이라고 생각할 수 있다.

그러나 법률적으로는 의료서비스(의료행위)를 받기 원하는 환자가 의사(병원)에게 진료신청을 하고 의사(병원)가 그 진료신청을 접수하는 순간이 공식적인 관계를 맺는 시점이다. 법률용어를 사용하면, 여기서 환자의 '진료신청'은 청약에 해당하고 의사(병원)의 '진료신청접수'는 승낙에 해당하여 청약과 승낙에 의한 일종의 계약이 성립한다고 볼 수 있다. 이 계약을 학술적으로는 '의료계약'이라고 칭한다. 의료계약이라는 용어는 실정법규에는 등장하지 않지만, 환자와 의사(병원)의 법적 관계는 여기서부터 시작되고 이후에 발생하는 모든 법률적 문제는 이에 따라 규율되는 것이다.

그런데 병원의 업무관행을 유심히 살펴보면 이 의료계약에는 몇 가지 특징이 있다는 것을 발견할 수 있다. 첫 번째로, 진료신청과 접수는 환자와 의사 사이에 이루어지지 않고 대개 외래원무창구에서 이루어지고 있다. 두 번째로, 흔히 집을 사고팔 때 작성하는 매매계약서와 같이 '의료계약서'라는 명칭을 가진 공식적인 문서가 작성되지 않고 그러한 양식이 비치되어 있지도 않다. 그렇다면 언제 의료계약이 체결되었다고 봐야 하는지 궁금하다.

대부분 병원에서는 외래진료의 경우, 초진환자는 초진진료신청서를 작성해서 제출하거나 재진환자는 병록번호(진찰권카드)를 제시하는 때에 진료청약이 이루어지며, 외래원무창구에서 이를 접수하고 진찰료를 수납한 후 외래접수증 / 진료비계산서(보통 1매로 구성)를 교부한 때에 진료승낙이 이루어져 이때 의료계약이 성립되었다고 본다. 말하자면 외래접수증 / 진료비계산서가 의료계약서인 셈이다. 또 입원진료의 경우에는 별도로 작성하는 입원약정서가 의료계약서에 해당한다.

그런데 외래접수증 / 진료비계산서 상에는 환자성명·병록번호·진료과목·의사성명·진찰료납부금액 정도만 기재되어 있을 뿐, 구체적으로 어떤 질병을 어떤 방법으로 얼마만큼 치료한다는 식의 내용이 기재되어 있지는 않다. 따라서 보통의 계약에서와는 달리 계약의 내용이 특정되거나 확정되어 있지 않다는 것이 의료계약의 세 번째 특징이다. 이는 의료계약의 실체, 즉 법적 성질과 계약내용 및 그에 따라 발생하는 법적 효과와 관련되는 문제이다.

먼저 의료계약(medical contract)이란 의사와 환자 사이에 질병예방 및 치료·건강 진단·미용성형·불임시술·병실사용 등 의료행위 일체의 목적(넓은 의미의 의료계약) 또는 진찰·치료라는 순수한 진료행위만을 목적(좁은 의미의 의료계약=진료계약)으로 체결되는 사법상의 계약을 말한다. 의료계약의 일반적인 법적 성질은 무상의 특약이 없는 한 당사자 서로에게 대가성 있는 급부의무, 즉 의사의 진료의무와 환자의 진료비 지급의무가 발생하는 유상계약·쌍무계약, 계약문서의 작성을 성립요건으로 하지 않는 불요식계약, 진료신청과 접수라는 당사자 간 합의만 있으면 성립되는 낙성계약이다.

그런데 우리나라 민법 제3편 제2장에서는 각종 전형적인 계약유형 14종을 규정하고 있으나 의료계약에 대해서는 언급이 없으므로 의료계약이 어떤 계약유형에 해당하는지는 학설과 판례에 맡기고 있다. 두 가지 경우로 나누어 정리할 수 있다.

첫째, 예컨대 질병이 완치되지 않으면 치료비를 지급하지 않겠다는 것과 같이 환자와 의사 사이에 특약이 있는 경우에는 의사가 질병완치라는 일의 완성을 목적으로 하는 진료채무(결과채무)를 부담하는 도급계약이 체결되었다고 본다.[1] 둘째, 질병완치라는 특약이 없는 경우에는 의사는 환자가 희망하는 질병치유라는 결과를 향하여 선량한 관리자의 주의의무를 기울여 현대의학의 지식과 기술을 다해 적절한 진료를 실시해야 하는 진료채무(수단채무)를 부담하는 위임계약이 체결되었다고 본다.[2] 대부분의 경우에는 서면으로 '질병완치'라는 특약을 하는 경우는 없겠으나, 미국판례상 그러한 특약의 종류로 인정되는 것으로는 특정한 결과를 약속한 의료계약, 특정한 절차(치료법)를 약속한 의료계약, 특정한 의사가 진료를 하겠다고 약속한 의료계약이 있다.

이러한 의료계약이 성립하면 그 법적 효과로써 기본적으로 의사(병원)와 환자는 각각 진료의무[3]와 진료비지급의무[4]를 부담한다. 그 밖에 의사(병원)는 주의의무,[5] 설명의무,[6] 진료기록부작성 및 보존의무,[7] 비밀유지의무[8] 등을 부담하고 의료기술보호

---

1) 민법 제664~674조.
2) 민법 제680~692조.
3) 의료법 제15조, 응급의료에 관한 법률 제6조.
4) 국민건강보험법 제39조 이하.
5) 민법 제681조.
6) 민법 제683조.
7) 의료법 제22조·제23조, 의료법 시행규칙 제18조, 제18조의2.
8) 의료법 제19조, 제23조 제3항, 제18조 제3항. 형법 제317조 제1항. 후천성면역결핍증 예방법 제7조.

권,[9] 의료기자재압류금지권,[10] 의료기구우선공급권,[11] 의료행위재량권, 의료보수청구권[12] 등을 가지며, 환자는 진료협조의무 등을 부담하고 자기결정권(동의 내지 승낙권),[13] 진료기록부열람 및 청구권[14] 등을 가진다.

우리나라에서는 의료계약과 관련하여 공정거래위원회에서 1996년 1월 16일부터 병원표준약관(입원약정서, 수술·검사·마취동의서)[15]을 제정하여 시행하고 있다.

---

9) 의료법 제12조.
10) 의료법 제13조.
11) 의료법 제14조.
12) 의료법 제45조, 국민건강보험법 제39조 이하.
13) 헌법 제10조.
14) 보건의료기본법 제11조, 의료법 제21조.
15) 공정거래위원회 표준약관 제10004호, 제10003호.

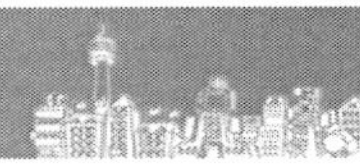

　　2008년 7월 초 열린 대한의사협회 의료정책포럼에서는 의료발전을 위해서 건보당연지정제 폐지를 검토해야 한다는 주장과 함께 이 제도가 평등권·재산권·직업의 자유·사회적 시장경제질서 등을 침해하고 있다는 지적도 제기됐다.16) 건강보험요양기관 당연지정제란 전 국민이 국민건강보험에 가입하는 것처럼 모든 의료기관은 건강보험에 가입된 국민이 진료를 요청하는 경우 거부하지 못하도록 하고 있는 제도이다.

　　이러한 건보당연지정제가 아니더라도 우리나라는 의료법 및 응급의료에 관한 법률에서 의료인과 응급의료 종사자는 정당한 사유 없이 진료 요청을 거부하거나 기피하지 못하며 이를 위반하는 경우 처벌을 받도록 되어 있기 때문에 일반적으로는 환자가 병원에 가서 진료거부를 당할 이유는 없다고 볼 수 있다.17)

　　위에서 말한 제도나 법조항이 각각 입법취지가 다르다는 점을 감안하더라도 이들을 글자 그대로 받아들인다면, 결국 모든 병원은 치료를 받으러 찾아오는 모든 환자를 무조건 치료를 해줘야 한다는 결론에 이르게 된다. 과연 그럴까? 결론부터 말하자면 그렇지 않다. 우리나라 의료제도를 살펴보면 환자도 여러 종류가 있고, 또 법률적 논란은 있겠지만 환자종류에 따른 요양급여절차나 의료전달체계와 지정의료기관제도를 준수하지 않은 경우에는 환자를 돌려보낼 수도 있기 때문이다.

　　대개 병원에서는 업무상으로 환자를 수진형태에 따라 입원환자/외래환자/응급환자, 내원경험에 따라 신환(처음 내원한 환자)/구환(다시 내원한 환자), 질병양상에 따라 초진/재진, 선택진료 지정유무에 따라 선택진료환자/일반환자18) 등으로 분류한다.

　　또 환자가 병원에 진료를 받으러 왔을 때 외래접수창구에서 업무상 가장 먼저 중요하게 확인하는 것으로 '환자의 자격구분'이라는 절차가 있다. 이 절차에 따라 병원은 환자의 종류를 건강보험환자/의료급여환자/산재보험환자/자동차보험환자/일반환자/공(직)무상요양환자/선원근재·해외보험환자/외국인환자 등으로 나누어 전산데이터에 입력시키고 자격관리를 한다. 이렇게 환자를 수가유형별로 분류하는 까닭은 법제도상 진료비(요양급여비용)를 산정·청구·회수하는 기준 및 방법이 각 환자종류별로 다르게 설정되어 있기 때문이다.

---

16) 헌법재판소 2002.10.31 선고 99헌바76, 2000헌마505(병합)결정(위헌 아님).
17) 의료법 제15조(위반 시 1년 이하 징역 또는 5백만 원 이하 벌금). 응급의료에 관한 법률 제6조(위반 시 5년 이하 징역 또는 3천만 원 이하 벌금).
18) 의료법 제46조. 선택진료에 관한 규칙 제2조 등.

물론 환자의 종류를 이와 같이 나누는 것이 환자를 등급별로 나누어 차별대우를 한다는 뜻이 아니라는 것은 자명하다. 참고로 전체 환자 가운데 진료비 지불방법에 따른 환자종류별 규모는 아래 표와 같으며,[19] 큰 비중을 차지하는 4가지 종류의 환자에 대한 법제도상의 특징을 간략하게 살펴보기로 한다.

단위(%)	건강보험	의료급여	산재보험	자동차보험	일반	기타
외래환자	86.5	6.1	0.7	0.8	4.2	1.6
입원환자	71.2	9.0	1.6	14.4	2.0	1.9
평 균	78.9	7.6	1.2	7.6	3.1	1.8

첫째, 건강보험환자는 1989년 7월 실시된 전 국민 의료보험제도에 따라 국민건강보험에 가입한 환자를 말한다. 건강보험은 법률에 의한 강제가입, 부담능력에 따른 보험료 차등부담, 보험급여의 균등한 수혜, 1년 단기보험이라는 특징을 가진 사회보험제도이다. 건강보험의 적용대상, 자격득실, 보험자 및 보험자 부담금지급(국민건강보험공단), 요양급여기준, 요양급여비용심사 및 적정성평가(건강보험심사평가원), 보험료징수 등에 관한 사항은 국민건강보험법 등에 의해 규율된다.[20]

둘째, 의료급여환자는 생활무능력자나 일정 수준 이하의 저소득층 등에게 국가의 의료급여기금에서 의료서비스 비용을 부담해주기로 선정된 환자를 말한다(약 182만 명). 의료급여의 수급권자, 보장기관(거주지 관할 기초단체 시장·군수·구청장), 의료급여기준 및 수가산정기준, 의료급여비용심사기관(건강보험심사평가원) 및 지급기관(국민건강보험공단) 등에 관한 사항은 의료급여법 등에 의해 규율된다.[21] 의료급여환자는 1, 2종 수급권자로 구분되고 3단계 의료전달체계를 준수해야 한다. 의료급여환자의 '의료쇼핑과 중복처방' 문제를 개선하기 위해 2007년 7월부터 본인부담금제와 선택병의원제가 실시되고 있다.

셋째, 산재환자는 근로자의 업무상 재해에 대해 국가가 보상책임을 부담하는 산업재해보상보험의 적용을 받는 환자이다. 산재보험은 사업주의 보험가입 강제, 무과실책임주의, 정률보상에 의한 신속공정성 등의 특징을 가진 사회보험제도이다. 산재보험의 관장기관(근로복지공단), 산재보험급여기준 및 내용, 업무상 재해의 인정기준, 산재보험의료기관 등에 관한 사항은 산업재해보상보험법 등의 규율을 받는다.[22] 그동안 산

---

19) 2005년도 환자조사보고서(보건복지부, 한국보건사회연구원).
20) 국민건강보험법 / 시행령 / 시행규칙. 국민건강보험 요양급여의 기준에 관한 규칙(보건복지가족부장관령) 등.
21) 의료급여법 / 시행령/시행규칙. 의료급여수가의 기준 및 일반기준(보건복지부고시) 등.

재환자는 한국산재의료원과 임의지정 의료기관에서만 진료를 받을 수 있었는데, 2008년 7월부터 43개 종합전문요양기관 모두 산재보험의료기관으로 당연 지정되게 하는 개정법령 시행을 앞두고 위헌소송을 제기하려는 움직임도 있다고 한다.

넷째, 자동차보험환자(자보환자·교통환자)는 자동차보유자가 보험회사에 보험료를 납부하고 보험가입기간 중에 발생한 자동차사고로 인한 인명·재산상 손해를 보상해 주는 의무보험(책임보험·책임공제)이나 종합보험·운전자보험 등에 가입한 환자를 말한다. 자동차보험 진료수가와 관장기관(국토해양부), 진료비 심사청구와 분쟁심의회, 입원환자의 외출·외박관리 등에 관한 사항은 자동차손해배상보장법 등의 규율을 받는다.23) 자동차보험 환자는 보험회사가 작성한 지불보증서를 의료기관에 제출해야 한다. 최근 '교통사고 나이롱환자 무더기 적발', '자보환자 7명 중 1명은 외출 중' 등이 문제되자 제도개선을 해야 한다는 목소리가 높다.

이상에서 간략하게 살펴본 4가지 사회보장제도에 관한 상세한 내용은 차후에 따로 소개하겠지만, 여기서 특징을 찾아본다면 환자종류별로 적용되는 수가와 의료기관종 별 가산율이 각각 다르다는 점을 꼽을 수 있다.

---

22) 산업재해보상보험법 / 시행령 / 시행규칙. 고용보험 및 산업재해보상보험의 보험료징수 등에 관한 법률 / 시행령 / 시행규칙. 국민건강보험 요양급여의 기준에 관한 규칙 등.
23) 자동차손해배상보장법 / 시행령 / 시행규칙. 자동차보험진료수가기준(국토해양부장관고시). 교통사고처리특례법 / 시행령 등.

　최근 유명 연예인들의 건강보험 또는 국민연금 개인정보가 불법 열람·유출된 사건을 비롯하여 심지어는 개인정보를 제3자에게 판매하는 행위도 일어나는 등 개인정보 유출이 심각한 사회문제로 대두되고 있다. 이에 따라 소비자 집단소송이 줄을 잇는 형국이며, 정부는 새로운 개인정보 보호대책을 내놓는 한편 검찰에서도 전담수사부까지 신설한다고 한다.

　정보통신망법 등에 따르면 여기서 말하는 개인정보(personal information)란 "생존하고 있는 개인에 관한 정보로서 성명·주민등록번호 등에 의해 당해 개인을 식별할 수 있는 부호·문자·음성·음향·영상 및 생체특성 등에 관한 정보"를 말한다.[24] 이 가운데 의료분야에서의 개인정보, 즉 환자개인정보를 의료정보 또는 보건의료정보(health and medical information)라고 하며, 보건의료기본법에서는 이를 "보건의료와 관련한 지식 또는 부호·숫자·문자·음성·음향 및 영상 등으로 표현된 모든 종류의 자료"라고 정의한다.[25]

　그런데 의료정보는 진료를 할 때 의사 또는 의료종사자에 의해 기록되는 진료기록부에 의해 최초로 생성되고 의료법상 의료종사자가 작성·저장·보관하도록 의무화되어 있는 것이기 때문에, 결국 의료정보란 병원에서 작성되는 진료기록부(의무기록 또는 진료차트)를 말하는 것이다.

　전통적으로 진료기록부는 종이차트 형태로 작성되었다. 그러나 정보통신기술의 발달로 종이로 작성된 진료기록부가 디지털화된 것을 전자의무기록(EMR 또는 electronic chart)이라고 한다. 진료기록부를 디지털화하는 방법으로는 ⑴ 종이차트로 기재된 진료기록부를 마이크로필름 또는 광디스크파일의 형태로 디지털화하는 방법과[26] ⑵ 처음부터 곧바로 전자서명법에 의한 전자서명을 한 전자의무기록의 형태로 작성하는 방법이 있다.[27]

　의사가 진료기록부에 기재할 사항은 환자의 주소·성명·주민번호·병력 및 가족력, 주된 증상, 진단결과, 진료경과 및 예견, 주사·투약·처치 등 치료내용, 진료일시분 등이며, 10년간 보존하여야 한다.[28] 의사는 매 진료 시마다 즉시 진료기록부를 작

---

24) 정보통신망 이용촉진 및 정보보호 등에 관한 법률 제2조 제6호, 전자서명법 제2조 제13호, 공공기관의 개인정보보호에 관한 법률 제2조 제2호.
25) 보건의료기본법 제3조 제6호.
26) 의료법 시행규칙 제15조 제2항.
27) 의료법 제23조, 의료법 시행규칙 제18조의2.

성하여야 한다. 그 밖에 간호기록부, 조산기록부, 처방전, 수술기록, 검사소견기록, 방사선 사진 및 그 소견서, 진단서 등 부본 등도 진료기록의 하나로 보존할 경우에도 각각 원본대로 작성·보존되어야 한다.

이러한 진료기록부는 의료법 제61조 제1항에 따라 감독청에 제출할 의무가 있는 보고문서기능, 환자에 대한 설명자료로서의 보고문서기능, 특히 의료분쟁이 발생하여 법적 다툼을 벌이게 되는 경우에는 의료인으로 하여금 의료행위의 적정성을 증명하게 하고 환자의 권리와 의무 확정에 필요한 증거자료가 되는 중요한 기능을 수행한다.[29]

이렇게 작성된 진료기록부의 소유권이 병원(의료기관)인지 환자인지에 대한 법률적 논란이 상존하고 있으나 지금까지는 병원소유권설이 다수설에 가깝다고 할 것이다. 그리고 환자나 그 가족이 진료기록부를 열람하거나 복사하는 문제와 관련해서도 논란이 있어 왔는데, 이는 보건의료기본법 제정과 2000년 1월 의료법 개정으로 진료기록부 열람 및 복사청구권이 명문화됨으로써 해소되었다.[30]

즉 의료법 제21조를 보면 환자, 환자의 배우자, 환자의 직계존비속 또는 배우자의 직계존속(배우자, 직계존비속 및 배우자의 직계존속이 없는 경우에는 환자가 지정하는 대리인)이 환자에 관한 기록의 열람이나 사본교부 등 그 내용 확인을 요구하는 경우에는 열람 또는 복사를 해주어야 한다. 다만 환자의 치료를 위하여 불가피한 경우에는 열람이나 복사를 거부할 수도 있다. 또 병원이 의무기록 사본 교부 시 비용을 받는 것이 정당한 것인가에 대해서도 논란이 있는데, 복사비 등의 실비수준이나 의학적 판단을 필요로 하는 때에는 진찰료 수준에서 비용을 받는 것은 가능하다는 해석이 있다.

한편 진료기록부와 관련하여 가장 쟁점이 되는 사항은 환자의 비밀유지와 의료정보보호에 관한 문제이다. 의료행위에 따른 의사의 비밀유지 및 의료정보보호의무는 의사의 직업윤리, 의사와 환자 사이의 의료계약 및 법률규정에 의하여 규율되고 있다.[31]

의료인과 병원종사자는 원칙적으로 의료행위를 통해 알게 된 환자 또는 그 가족의 병력 등 개인적 비밀과 의료정보 및 프라이버시를 누설하여서는 안 된다. 이는 사생활 영역에 포함되는 환자의 비밀 및 의료정보의 보호가 헌법상 보장되는 기본권의

---

28) 의료법 제22조, 의료법 시행규칙 제18조 제19조 제1항.

29) 대법원 1998.1.23 선고, 헌법재판소 2001.2.22 결정.

30) 보건의료기본법 제11조(보건의료에 관한 알 권리), 의료법 제21조 제1항.

31) 의료법 제19조(비밀누설의 금지), 제23조 제3항(전자의무기록), 제18조 제3항(자처방전 작성과 교부), 형법 제317조 제1항(업무상 비밀누설), 후천성면역결핍증 예방법 제7조(비밀누설금지), 공공기관의 개인정보보호에 관한 법률 제11조(개인정보취급자의 의무), 정보통신망 이용촉진 및 정보보호 등에 관한 법률 제24조(개인정보의 이용 및 제공 등), 국민건강보험법 제86조(비밀의 유지) 등.

하나이기 때문에 당연한 논리이다.32) 개인의 건강이나 질병에 관한 정보는 특히 '민감한 정보(sensitive data)'로 분류되고 있으므로 개인의 동의를 구할 때에는 반드시 사전에 명시적인 허락을 받아야 한다.

그런데 의료법 제19조(비밀누설의 금지)는 '의료인'에 한정해서 '진료정보 등 타인의 비밀'만을 보호하고 이를 위반하는 경우 3년 이하의 징역 또는 1천만 원 이하의 벌금에 처하도록 규정하고 있다. 이에 비해 의료법 제23조 제3항과 의료법 시행규칙 제18조 제3항(개인정보의 탐지·누출·변조·훼손 금지)에서는 '의료인을 포함한 모든 사람(의료인 + 병원종사자 + 일반인)'에 대하여 의료법 제19조에서 말하는 '비밀'보다 확장된 개념인 '개인(의료)정보'까지 보호하고 이를 위반한 경우 5년 이하의 징역 또는 2천만 원 이하의 벌금에 처하도록 강화하고 있는 것이 특징이다.

특히 오늘날과 같이 인터넷과 정보통신기술이 발달할수록 진료기록부에 기록된 환자의 비밀과 개인의료정보를 보호하는 문제는 대단히 중요하고 심각한 문제로 인식되고 있다. 이러한 차원에서 미국에서는 이미 1996년 HIPAA법(건강보험의 이전 및 책임에 관한 법률)이 시행되고 있고, 우리나라에서도 2006년 10월 (가칭)건강정보보호 및 관리·운영에 관한 법률안이 입법예고 되었으나 국회심의과정에서 진통을 겪고 있다.

한편, 개인정보를 보호하는 대표적인 법제로는 개인정보보호법(2011.3.29.제정, 2011.9.30. 시행)이 있다. 종전에는 정보통신관련 법제 가운데 국·공립 의료기관에는 공공기관의 개인정보보호에 관한 법률이 적용되고 민간 의료기관에는 정보통신망 이용촉진 및 정보보호 등에 관한 법률(동법시행규칙 제6조 제11호에 근거)이 각각 적용됐으나 전자의 법률들을 전면 대체 입법한 개인정보보호법이 제정되어 모든 의료기관에 적용될 수 있게 됐다.

---

32) 헌법 제10조, 제16조, 제17조, 제18조(개인정보자기결정권 또는 개인정보자기통제권), 정보통신망 이용촉진 및 정보보호 등에 관한 법률 제22조 이하.

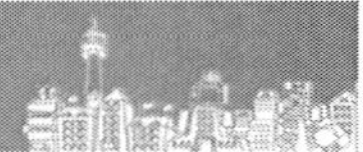

　흔히 폭행사건이나 교통사고가 발생했을 때 피해자는 병원에 가서 의사로부터 진찰과 치료를 받고 진단서를 발급받아 경찰이나 보험회사에 제출해서 사건을 처리토록 하거나 또는 가해자에게 제시해서 합의를 하기도 한다. 이때 보통 '전치 O주 진단서'라는 표현을 쓰는데, '전치 O주'란 신체 등에 입은 손상을 완전히 치료(全治; complete cure; full recovery)하는 데 소요되는 기간(치료기간 또는 가료기간)을 뜻한다.

　그 밖에도 진단서는 취업을 할 때, 학교에 결석을 할 때, 직장에 결근하거나 질병으로 휴직을 할 때, 운전면허를 신청할 때, 출생신고를 할 때, 사망신고를 할 때, 재판의 증거자료를 낼 때 등 여러 가지 용도로 발급된다. 이처럼 진단서는 오늘날 사회생활의 여러 방면에서 법적으로 또는 관습적으로 넓게 사용되고 있는데, 이 때문에 일반인들에게는 '간단한 문서'쯤으로 인식되기도 한다.

　진단서(Medical Certificates)란 사람의 신체나 심신의 상태에 대하여 의사가 진찰하거나 검사한 후 의견이나 판단을 문서로 작성하여 증명하는 의학적 판단서이다. 의사의 진단서는 의사 개인이 발행하는 사문서(私文書)의 형태를 취하고 있지만 사회적으로나 법적으로는 공문서(公文書)에 버금가는 가치를 가지고 효력을 발휘하는 중요한 문서라고 할 수 있다.

　이러한 까닭으로 진단서의 종류와 서식 및 기재사항 등을 의료법에서 정하고 있고,[33] 형법에도 관련 조항이 있다. 간혹 진단서에 이런저런 병명을 써달라고 요구하는 환자도 있지만, 모든 진단서에 기재하는 병명은 통계법 제22조 제1항에 따라 고시된 한국표준질병·사인분류(표)에 따라야 한다.[34] '진단서'라는 용어를 사용하지 않더라도 다음과 같은 것은 모두 진단서에 해당한다.[35]

　① 건강진단서

　② 진단서(일반진단서, 병사용 / 공무원요양용 / 보험용진단서): 의료법시행규칙 제9조 제1항

　③ 상해진단서: 의료법 시행규칙 제9조 제2항

　④ 사망진단서/시체검안서: 의료법 시행규칙 제10조, 서식 제6호

　⑤ 출생증명서: 의료법 시행규칙 제11조, 서식 제7호

---

33) 의료법 제17조 제5항, 의료법 시행규칙 제9조·제10조·제11조.
34) 의료법 시행규칙 제9조 제3항.
35) 대법원 1991.3.27 선고 89도2083판결.

⑥ 사산증명서/사태증명서: 의료법 시행규칙 제11조 서식 제8호

⑦ 소견서

⑧ 감정서(신체감정서나 후유장애진단서 등, 연령감정서, 성별감정서, 친자감정서, 부검감정서, 정신상태감정서, 성범죄감정서, 의료과오감정서 등)

의료법은 의사·치과의사·한의사·조산사가 진단서나 증명서의 교부를 요구받은 때 이를 교부해줄 의무를 부여하고 있다.[36] 이렇게 의무조항을 둔 것은 앞서 말한 것처럼 오늘날 사회생활 곳곳에는 의사의 진단서 등이 필요하기 때문에 만일 정당한 사유 없이 진단서 발급이 거부될 경우 그에 따르는 국민생활상의 혼란을 방지하기 위해서이다. 여기서 의사가 진단서 등을 교부하지 않을 수도 있는 '정당한 사유'로는 환자본인 또는 적법한 대리인이 요구하는 것이 아닌 경우, 범죄에 이용될 것이 명백한 경우 등이 있다.

진단서 문제에서 가장 핵심은 의사 등은 '의료업에 종사하고', '자신이 직접 진찰하거나 검안하지 않으면' 진단서 등을 발급할 수 없다는 것이다.[37] 여기에는 두 가지 예외가 있다.

첫째, 최종 진료 시부터 48시간 이내에 사망한 경우에는 다시 진료하지 않고 진단서나 증명서를 발급할 수 있다.[38] 이는 마지막 진료 시 질병의 예후 상 48시간 이내에 사망할 수 있을 것으로 추정한 환자가 예상대로 사망한 경우에 다시 진찰하지 않아도 사망진단서를 발급할 수 있다는 의미이다. 따라서 만일 당시에 48시간 이내에 사망할 것으로 추정하지 않은 환자가 사망한 때에는 사망진단서를 발급할 수 없고 검안 후 시체검안서를 발급해야 한다.

둘째, 환자나 사망환자를 직접 진찰하거나 검안한 의사 등이 부득이한 사유(퇴직한 경우나 장기간 해외출장 중인 경우 등)로 진단서 등을 발급할 수 없는 때에는 같은 의료기관에 종사하는 다른 의사 등이 진료기록부의 내용을 근거로 해서 진단서 등을 교부할 수 있다.[39]

한편 의사 등이 허위의 진단서나 검안서, 생사에 관한 증명서를 작성하는 것은 형법상 처벌대상이 된다.[40] 의사가 자신의 인식이나 판단이 진단서의 기재내용과 일치하지 않는다는 것을 알면서도 기재한 경우가 여기에 해당하며, 예컨대 의사가 진료를

---

36) 의료법 제17조 제3항, 제4항.
37) 의료법 제17조 제1항 본문.
38) 의료법 제17조 제1항 단서 전단.
39) 의료법 제17조 제1항 단서 후단, 제2항.
40) 형법 제233조(3년 이하의 징역 또는 금고, 7년 이하의 자격정지 또는 3천만 원 이하 벌금).

소홀히 한다든가 착오를 일으켜 오진한 결과 객관적으로 진실에 반하는 진단서를 작성했다면 허위의 인식이 없기 때문에 처벌대상이 되지 않는다.[41]

진단서 등의 기재내용도 보호되어야 하는 환자의 비밀 또는 개인의료정보에 해당하므로 누설·발표하거나 탐지·누출·변조·훼손하여서는 안 된다.[42] 또한 진단서는 항상 분쟁의 소지를 가지고 있는 문서라고 할 수 있으므로 그 부본은 진단서·사망진단서·시체검안서 등을 별도로 구분해서 보존기간(3년) 동안 보존하여야 한다.[43]

또 병원마다 조금 차이가 있겠으나, 이전에 발급받은 동일한 진단서 등의 사본을 발급받고자 하는 경우에는 원무과(증명서 발급창구)에서 그 부본을 확인한 후 사본에 병원장 직인을 날인하여 발급한다. 그러나 그 이외에는 앞서 말한 의료법 제17조 제1항에 따라 '의사가 직접 진찰한 후 발급'해야 하므로 통상적인 진료절차를 밟아야 하고 이때 소정의 진찰료나 수수료를 지불해야 하는 것은 당연하다고 하겠다.

---

41) 대법원 1976.2.10 선고 75도1888판결 등.
42) 의료법 제19조, 제23조 제3항, 제18조 제3항, 형법 제317조 제1항 등.
43) 의료법 시행규칙 제15조 제1항 제9호.

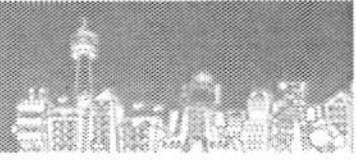

　일반적으로 질병을 치료하는 '의료행위'는 의사나 치과의사·한의사가 병원에서 행하는 것으로 알고 있다. 그런데 여기서 말하는 의료행위는 무엇이며 이러한 의료행위를 할 수 있는 주체는 누구인가를 놓고 논란이 일어난 경우가 예전부터 많았다.

　예를 들면 민중의술과 관련하여 "무면허의료행위를 전면 금지하고 있는 의료법이 환자의 치료수단 선택의 자유와 건강권·생명권을 침해할 소지가 있다"며 헌법소원을 청구한 바 있는 황종국 부장판사의 주장(2004), 또 전통의술로 불치병 환자들을 치료하다가 무면허의료행위로 기소되어 1, 2심에서 징역 2년 6개월, 집행유예 4년, 벌금 1,000만 원을 선고받고 최근에 대법원 판결을 남겨두고 있는 103세의 장병두 할아버지 사건(2008) 등이 그것이다. 장 할아버지 사건에서 1, 2심 재판부는 "국민건강을 책임지는 국가가 인정하지 않는 의료행위는 국민건강을 해칠 가능성이 높기 때문에 처벌이 불가피하다"는 견해를 확인했다. 이에 대해 장 할아버지를 '현대판 화타'로 일컫는 지지자들은 "의료시술 면허증보다 사람 목숨을 살리는 게 더 중요하다"는 주장을 펼치고 있다.

　위의 사례들에서 쟁점사항은 '의료행위란 무엇인가?'와 '의료행위를 할 수 있는 의료인은 어떤 사람을 말하는가?'에 대한 법규정 내지 법적 개념의 문제라고 할 수 있다.

　의료기관(병원)은 매우 많은 직종의 종사자가 근무하는 대표적인 사업장이라고 할 수 있다. 각 의료기관(병원)마다 약간의 차이는 있겠지만 대체로 열거해보면 다음과 같다. 의사·치과의사·한의사·간호사·약사·한약사·한약조제사·방사선사·임상병리사·물리치료사·작업치료사·치과기공사·치과위생사·의무기록사·안경사·영양사·응급구조사·간호조무사 등이 있고, 그 밖에도 행정직원·전산직원·기술직원과 환경미화원·주차요원 등도 있다. 이들 병원종사자는 크게 의료인과 의료인이 아닌 직종으로 구분된다.

　우선 의료법 제2조는 '보건복지가족부장관의 면허를 받은 의사·치과의사·한의사·조산사·간호사' 등 5가지 종류를 의료인으로 규정하고, 의료인 종별로 각각의 임무를 다음과 같이 정하고 있다.44)

---

44) 의료법 제2조 제1항, 제2항.

① 의사: 의료와 보건지도

② 치과의사: 치과의료와 구강보건지도

③ 한의사: 한방의료와 한방보건지도

④ 조산사: 조산(조산), 임부·해산부·산욕부 및 신생아에 대한 보건과 양호지도

⑤ 간호사: 상병자·해산부의 요양을 위한 간호 또는 진료보조, 대통령령으로 정하
　　　　는 보건활동

이처럼 의료인이 5가지 종류만 있다는 점에 대해서는 명확하게 규정되어 있으므로 법적인 이의는 없다고 할 수 있다. 다만 이와 관련하여 근년에 약사(약사법에서 규율)와 의료기사(의료기사 등에 관한 법률에서 규율)를 의료법상 의료인으로 편입시켜야 한다는 주장이 제기된 적은 있다.

한편 의료법 제27조에서는 의료인이 아니면 누구든지 의료행위를 할 수 없으며 각 의료인도 면허된 것 이외의 의료행위를 할 수 없도록 규정하고 있다.[45] 다만 예컨대 의학·치과의학·한방의학·간호학을 전공하는 학교의 학생의 경우 등 3가지 예외적인 경우에는 보건복지가족부령이 정하는 범위 내에서 의료행위를 할 수 있다.[46]

의료법 제27조 및 제2조를 함께 해석해보면, 위에서 말한 5가지 종류의 의료인만 각각 면허된 의료행위를 할 수 있고, 그 이외의 사람이 의료행위를 하거나[47] 5가지 종류의 의료인도 각각 면허된 의료행위 이외의 의료행위를 하게 되면[48] 무면허의료행위가 된다. 또 의료법 제33조는 의료인은 응급환자 치료나 원격진료 등 6가지 예외적인 경우를 제외하고는 의료법에 따라 개설된 의료기관 내에서 의료업을 할 수 있는바,[49] 개설 허가된 의료기관 밖에서 의료업을 하는 것은 금지된다.

그런데 의료법은 의료인이 행하는 의료행위(medical practice)의 실체적인 내용에 대하여 명문의 규정을 두고 있지 않다. 즉 의료행위의 개념에 대해서 의료법 제2조에서는 '의료인 종별로 정해진 임무'라고 하고 있고 또 제12조에서는 '의료인이 하는 의료·조산·간호 등 의료기술의 시행' 정도로만 언급하고 있어 구체적이지 못하다. 이러한 점으로 인해 서두의 사례와 같은 사건들이 사회적인 주목을 받고 나아가 해석상 논란을 야기하기도 한다. 결국 이 문제는 학설과 판례에 따르고 있다.

---

45) 의료법 제27조 제1항.
46) 의료법 제27조 제1항 단서.
47) 대법원 1994.4.29 선고 94도89판결, 대법원 1994.5.10 선고 93도2544판결, 대법원 1991.11.22 선고 90노867판결 등.
48) 대법원 1989.12.26 선고 87도840판결, 대법원 1987.11.24 선고 87도1942판결, 대법원 1992.10.9 선고 92도848판결 등.
49) 의료법 제33조 제1항.

학술적으로 광의의 의료행위에는 문진·시진·촉진·타진·청진과 각종 검사 등에 의한 질병의 진단, 주사, 투약, 약물의 도포, 외과적 처치와 수술 등의 치료, 재활 등의 예후적 치료행위, 기타 질병의 예방 내지 공중위생을 위한 의료처치를 포함한다. 이는 예방의학에서 말하는 의료서비스(health service)의 개념과 거의 일치한다. 그리고 협의의 의료행위라 함은 행위의 주체가 의사의 범위에 속하는 자의 행위이어야 하고, 행위의 내용이 사회적으로 의료인의 행위라고 인정되는 것이어야 하며, 행위의 대상이 환자이어야 한다.

우리나라 판례는 의료행위를 무면허의료행위 등을 금지하고 있는 의료법 제27조의 입법목적에 비추어 해석하여 "의학적 전문지식을 기초로 하는 경험과 기능으로 의료기술을 시행하여 행하는 질병의 예방 또는 치료행위와 의료인이 행하지 않으면 보건위생상 위해가 생길 우려가 있는 행위"를 의료행위라고 정의하고 있다.[50]

이와 같은 의료행위의 개념에 대한 정의는 의료행위의 일반적 특징들 가운데 '독점성'과 관련이 있다. 즉 의료법 제27조는 의료인에게 의료행위의 독점성을 부여하고 있다. 헌법재판소는 이렇게 의료행위의 독점성을 인정하는 의료법 조항이 헌법에 위반되지 않는다고 판시하였다.[51] 그 이유는 의료행위는 사람의 신체와 생명을 대상으로 하는 것이므로 단순한 의료기술 이상의 '인체 전반에 관한 이론적 뒷받침'과 '인간의 신체 및 생명에 대한 외경심'을 체계적으로 교육받고 이 점에 관한 국가의 검증을 거친 의료인에 의해 행해져야 하고, 과학적으로 검증되지 않은 방법 또는 무면허의료행위자에 의한 약간의 부작용도 존엄과 가치를 지닌 인간에게는 회복할 수 없는 치명적인 위해를 가할 수 있기 때문이라고 한다.

---

50) 대법원 1999.3.26 선고 98도2481판결, 대법원 1999.6.25 선고 98도4716판결, 대법원 2000.2.25 선고 99도4542판결, 대법원 2000.2.22 선고 99도4541판결 등.
51) 헌재 1996.10.31 선고 94헌가7결정, 헌재 2002.12.18 선고 2001헌마370결정 등.

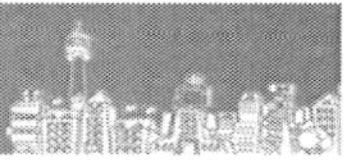

  통상적으로 의료과정은 ① 문진·청진·시진·촉진에서부터 시작하여 필요한 임상검사 등을 시행하는 진찰·검사단계, ② 일정한 진단을 내리는 진단단계, ③ 진단내용에 의거하여 투약·주사·수술 등을 시행하는 치료단계, ④ 치료의 경과를 관찰하면서 회복기를 관리하는 예후판정 및 재활치료단계의 순서로 진행된다. 이러한 의료과정에서 이루어지는 의료행위는 본질적·관습상·제도적인 측면에서 일반의 행위 또는 법률행위에서는 가지고 있지 않은 다음과 같은 특성을 가지고 있다.

  ⑴ 침습성: 의료행위의 목표는 환자의 생명과 건강을 지키기 위해 질병을 치유하는 데 있지만 그 목표를 달성하기 위해서는 필연적으로 인체에 어떤 침해를 가하는 의료적 침습행위(medical care intervention)를 전제로 한다.

  ⑵ 구명성: 위와 같은 의료적 침습행위가 의료지식 및 기술에 준거하여 올바르게 시행될 때 침식·변조된 신체정황 또는 악화된 건강상태를 회복시키거나 그러한 상황에 빠지는 것을 예방하는 역할, 즉 구명성(救命性)을 가지게 된다.

  ⑶ 단행성/동태성/예측곤란성: 의료행위는 적절한 시간 내에 일정한 치료에 착수하고 완료하는 것이 중요하며(단행성: 斷行性), 어느 정도의 가정적·추단적·잠정적인 판단에 입각하여 진료를 실시하고 그 경과에 따라 치료법을 수정해나가는 방식을 취한다(동태성: 動態性). 또 인체의 구조적·기능적인 특성으로 말미암아 의학적 원칙이 획일적으로 적용될 수 없고 동일한 의료행위에 대해서도 개인차에 따라 그 반응이 다양하게 나타나게 된다. 결국 이러한 특징들은 의학적 침습행위에 따른 위험 및 의료효과에 대한 구체적인 예측을 곤란하게 만들게 된다.

  ⑷ 전문성: 의료행위는 고도의 전문적 의학지식 및 기술을 필요로 하는 가장 대표적인 전문분야 중의 하나이다.

  ⑸ 재량성: 한계적 상황에서는 환자의 생명을 구명하기 위하여 의료인에게 선택적 재량권을 부여할 필요성이 있다.52)

  ⑹ 밀실성(폐쇄성): 일반적으로 의료현장은 위생관리상 또는 환자의 프라이버시 보호 목적상 특수한 관계자 이외에는 공개되지 않는 것이 관례화되어 있다.

  ⑺ 독점성: 의료법 제27조(무면허의료행위 등 금지)는 "의료인이 아니면 누구든지 의료행위를 할 수 없으며 의료인도 면허된 이외의 의료행위를 할 수 없다"고 규정

---

52) 대법원 1996.6.25 선고 94다13046 판결; 대법원 1992.5.12 선고 91다23707 판결; 대법원 1984.6.12 선고 82도3199 판결 등.

하여 의료인에게 의료행위의 독점성을 부여하고 있다. 의료행위의 독점성에 관해서는 위헌 여부가 논란이 될 수 있으나 헌법재판소는 헌법에 위반되지 않는다고 판시하였다.[53]

---

53) 헌법재판소 1996.10.31 선고 94헌가7 결정(의학에 대하여 아무런 지식이나 경험이 없는 甲이 한국자연건강연구원이라는 간판 아래 정상적인 의료시설이나 응급의료시설 없이 각종 불치병 환자들을 수용하여 월 100만 원 정도의 치료비를 받고 열찜질 등 치료행위를 해오던 중 간경화 환자인 乙이 1993.7.30일경부터 한 달간 치료를 받다가 상태가 악화되어 사망하게 되자 의료법위반 등으로 기소된 사안).

   의료법은 사람의 신체와 생명을 대상으로 하는 의사 등 의료인에게 특별히 몇 가지 권리를 부여하고 있다. 다만 이 가운데 의료행위 재량권은 실정법상 조항이 만들어져 있지 않고 판례상으로 인정하는 권리이다.

   (1) 의료기술보호권: 의사 등 의료인이 행하는 의료기술에 대해서는 누구도 이에 간섭하지 못한다(의료법 제12조). 이는 의료인이 소신껏 진료를 할 수 있도록 해서 의료행위에 적정을 기하고 국민의 건강을 보호·증진하며 자신의 의료지식 및 의료기술로 최선을 다하여 질병을 치료할 수 있도록 하기 위한 것이다. 다만 이 권리는 의사 등 의료인이 전문서적 등을 통하여 부단히 연구하고 의학협회에서 실시하는 보수교육을 의무적으로 받는 것을 전제로 한다.

   (2) 의료기재압류금지권: 의료인의 의료업무에 필요한 기구·약품 기타 재료는 압류하지 못한다(의료법 제13조). 사람의 건강과 생명을 위협하는 사태는 때와 장소를 가리지 않고 예고 없이 발생하는 것이므로 진료상 필요불가결한 의료기재를 그 어떠한 이유에서라도 압류하지 못하도록 법률로 보장하는 것이다. 다만 의료인이 이러한 권리를 주장하기 위해서는 의료기재를 재산보전수단이나 진료 이외의 다른 목적으로 사용해서는 안 되며 항상 정비·점검하여야 한다.

   (3) 의료기구우선공급권: 의료인은 의료행위를 위하여 필요한 기구·약품 기타 시설 및 재료를 우선적으로 공급받을 권리를 가진다(의료법 제14조). 그런데 물자가 풍부한 현재로서는 의료인이 특별히 우선공급을 받아야 할 것이 없는 것처럼 보이지만, 특수한 의료기재를 수입하거나 관세상 혜택을 받는데 있어서는 이 권리가 유효하게 적용될 수 있을 것이다. 따라서 의료인은 관세상 혜택을 받았거나 우선공급을 받은 물자들에 대해서는 특히 성심껏 관리하여 진료에 최대한으로 활용하고 다른 목적으로 전용(轉用)하여서는 안 된다.

   (4) 의료행위재량권: 의료계약의 목적달성을 실현하기 위해서는 의사에게 선택의 자유(재량권)를 인정할 필요가 있으며, 종래의 학설 및 판례[54]는 그 인정 범위에는 다소 차이가 있으나 모두 재량권의 개념을 긍정하고 있다.

   (5) 의료보수청구권: 의료계약에 따라 의사가 환자에게 부담하는 진료채무와 환자가 의사에게 부담하는 진료비 지급의무는 대가관계에 있다. 그리고 민법상 위임은

---

54) 대법원 1984.6.12 선고 83도3199 판결 등.

무상이지만 의료계약은 일반적으로 대가를 지급한다는 묵시적인 합의가 있다고 보아야 한다. 이 의료보수는 의료법 제45조(의료보수)에 따라 시·도지사의 인가를 받아야 하는데, 이 규정이 단속규정이라고 할지라도 의료보수의 일반적인 기준이 되며 실제에 있어서는 일반적인 제한기능을 할 것이다. 그리고 전 국민 건강보험제도가 실시되어 대부분의 의료보수는 건강보험을 통해 지급되는바, 이에 관해서는 국민건강보험법 제39조(요양급여) 이하에서 규정하고 있다. 따라서 의료기관은 본인이 부담할 부분은 본인에게 직접 청구하고 나머지 부분은 보험자에게 의료보수의 지급을 청구하게 된다.

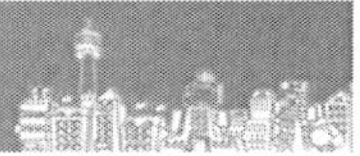

　의사는 환자의 질병을 치료함에 있어 그 진단·치료과정이나 예후관찰에 이르기까지 자신의 전문적 의학지식과 의료기술을 의료행위로 구체화시키는 과정에서 수많은 선택의 문제에 부딪치게 된다.

　특히 생명이 위급한 한계적 상황에서는 환자의 생명을 구명하기 위하여 의사에게 선택적 재량권을 부여할 필요성이 있을 것이다. 그리고 의사와 환자의 관계를 의료계약관계라고 본다면 그 의료계약의 목적달성을 실현하기 위해서 의사에게 어느 정도의 '선택의 자유'를 인정할 필요가 있으며, 이것을 '의료행위재량권'이라고 한다.

　종래의 학설 및 판례는 그 인정 범위에는 다소 차이가 있으나 모두 재량권의 개념을 긍정하고 있다.55) 그런데 재량권의 범위는 의료행위의 본질을 어떻게 파악하느냐에 따라 견해가 나누어진다.

　첫째, 의사의 치료권을 인정하여 치료에 대한 전단성(專斷性)을 강조하고 의료의 진보에 중점을 두는 견해에 따르면 오직 학리 등에 의한 자율만이 그 한계를 이룬다고 한다. 둘째, 환자의 결정이 자유롭게 이루어지도록 하는 것이 의료의 사명이라고 보는 견해에 따르면 의사의 재량권의 범위는 축소되고 환자의 자기결정의 보조자로서의 참여가 중요시된다.

　구체적인 재량권의 범위를 살펴보면, 먼저 진단과정은 잠정적·가설적 의미를 가지므로 진료경과에 따라 많은 수정이 가해지게 되고 따라서 진찰결과에 의해 병적 상태를 판정함에 있어서는 자료의 부족이나 다양성, 각 자료의 상호모순, 진단기초이론의 불충분 등으로 인해 그 결론이 다양하게 내려질 수 있을 것이므로 이때 의사에게 일정 한도의 재량권이 인정되어야 한다.

　다음으로 치료과정에서는 치료방법·처치선택·치료시기·치료범위·치료정도에 관하여 어느 쪽을 선택해도 결국 동등한 효과를 나타낼 것으로 예정되는 선택이 다수 존재하거나 의학상 학설의 대립으로 인해 각 의사 사이에 견해를 달리하는 경우에는 역시 환자의 일반적인 상태와 구체적인 방법 등을 고려하여 의사의 재량적 판단이 존중되어야 한다.

　그러나 아직 이론적인 검토와 임상실험 및 경험을 충분히 거치지 않아 그 유효성·실효성·안전성 등에 관해 의학적 수준이 정립되지 않은 신치료법(新治療法)의 경우

---

55) 대법원 1984.6.12 선고 83도3199 판결; 대법원 1992.5.12 선고 91다23707 판결; 대법원 1996.6.25 선고 94다13064 판결.

에는 의사의 재량권이 제한되며, 현존하는 치료법보다 더 큰 효과가 예상되는 경우에
만 사용하여야 한다.

그리고 의사의 재량행위가 의학수준 범위 내에 속하는 것인 한, 단순히 악결과가
초래되거나 다른 선택을 했더라면 좋은 결과로 되었을 것이라는 예견만으로는 의사
에게 일체의 책임을 지게 할 수 없지만, 이와 반대의 경우이거나 이익교량을 잘못한
경우에는 재량권의 일탈이 된다. 이때 이익교량의 정당성 여부는 사전적(事前的) 관
점에서 객관적으로 판단되어야 하는 것이 원칙이다.

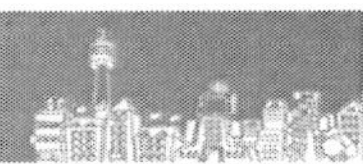

　　의사가 행하는 의료행위의 대상이 되는 질병은 병상의 진행상태와 치료 시 환자의 반응상태가 다양하기 때문에 치료방법을 모든 환자에게 일률적으로 적용하는 것은 곤란하다. 이 때문에 환자의 특성에 따라 치료방법의 변경이 필요하게 되는 것이며, 특히 사람의 신체는 개별적인 차이가 많기 때문에 치료방법상 의사의 재량권을 발휘하는 것이 불가피하다는 특성이 있다.

　　의사의 재량권의 문제는 진단의 확정, 치료방법의 채택, 치료시기의 선택 등에서 주로 발생하게 되며, 이러한 재량권의 범위를 어느 정도까지 인정할 것인가 하는 것은 의료행위의 본질론과 의사의 주의의무 범위론과 깊은 관련이 있다. 만일 의사의 독점적 진료권을 인정한다면 의사의 재량권의 범위는 넓어지는 데 비해, 환자의 자기결정권을 중시하고 의사의 설명의무를 전제로 하는 것을 중요하게 생각한다면 의사의 재량권의 범위는 좁아지게 된다.

　　일반적으로 질병은 환자의 증상과 실제로 나타나는 현상이 반드시 일치하는 것은 아니기 때문에 최종적인 진단보다는 잠정적인 진단을 전제로 진료경과에 따라 수정을 가하는 특성이 있다. 따라서 진단은 자료의 부족이나 다양성 또는 진단에 필요한 기초이론의 불충분성 등으로 인해 확정이 지연될 수도 있고 결론이 다양하게 나타날 수도 있으며, 현대의학이 인정하고 있는 모든 진단방법을 강구하도록 요구하는 것은 불가능하기도 하다.

　　이러한 점에서 진단방법의 선택에는 일정한 한계가 인정되는 것이고, 특히 진단방법 자체가 위험성을 가지고 있다고 하더라도 필요한 경우에는 의사에게 재량권을 부여하여 그 시도가 허용되어야 한다.[56) 그러나 치료효과가 검증되지 않은 신치료요법을 채택하는 것은 의사의 재량권의 범위 내의 행위로 볼 수 없다는 것이 다수의 견해이다.

　　다만 종래의 치료방법으로는 환자를 회복시키는 것을 기대할 수 없기 때문에 신치료요법이 위험하지만 유일한 치료요법인 경우인데 아직까지 의학계에서 의학수준에 맞는 요법인지 검증되지 않았다면 의사의 재량권을 인정할 수 있는지 문제가 된다. 이와 같은 위험한 신치료요법을 채택하는 경우에는 환자에게 그 취지를 설명하고 승낙을 얻어야 하며 여기에 더하여 그러한 특수한 신치료요법의 사용이 불가피하였다

---

56) 최재천・박영호・홍영균, 『의료형법』, 2003, 87면.

는 등의 사정이 추가되어야 한다는 견해가 다수설이다.[57]

그러나 의사의 재량권을 인정한다고 하더라고 여기에는 합리적인 한계가 있다고 보아야 한다. 즉 의사의 재량적 행위는 의학수준의 범위 내에 속하는 것이어야 하고, 재량적 결정을 할 때는 항상 의료의 특질을 참작하면서 각 학설이 가지는 효과와 역효과를 비교해서 효과가 크고 역효과가 적은 방법을 선택해야 한다.

---

57) 김선석, '의료과오에 있어서 인과관계와 과실 의료사고에 관한 제 문제', 법원행정처, 1985, 105면.

의료법 제66조 제1항은 의료인이 품위를 심하게 손상시키는 행위를 하는 경우 보건복지가족부장관이 1년 이내의 면허자격 정지를 시킬 수 있다고 하고 제2항에서 의료인의 품위손상행위의 범위를 대통령령(의료법 시행령)에서 정하도록 하고 있다.[58]

이에 따라 의료법 시행령 제32조 제1항에서는 '의료인의 품위손상행위'로 아래와 같이 7가지를 열거하고, 특정한 행위가 여기에 해당하는지 의심이 있을 때에는 중앙의료심사조정위원회에서 심의하도록 하고 있다.

① 학문적으로 인정되지 아니하는 진료행위

② 비도덕적 진료행위

③ 거짓 또는 과대광고행위

④ 불필요한 검사·투약·수술 등 지나친 진료행위를 하거나 부당하게 많은 진료비를 요구하는 행위

⑤ 전공의 선발 등 직무와 관련하여 부당하게 금품을 수수하는 행위

⑥ 다른 의료기관을 이용하려는 환자를 영리목적으로 자신이 종사하거나 개설한 의료기관으로 유인하거나 유인하게 하는 행위

⑦ 자신이 처방전을 발급해준 환자를 영리목적으로 특정 약국에 유치하기 위해 약국개설자나 약국종사자와 담합하는 행위

이처럼 '의료인의 품위손상행위'에 대해 처벌하는 조항을 두고 있는 이유는 국가로부터 면허를 받은 의료인의 진료행위에 대한 일반국민의 신뢰를 보호하려는 목적과 비윤리적이거나 불법적인 과도한 영리추구를 막기 위한 목적이라고 해석할 수 있다. 이러한 목적을 달성하기 위해 앞서 의료법에서는 면허자격 정지라는 제재를 가할 수 있도록 해놓았으며, 형사법적으로는 개별사안에 따라 환자를 기망하여 명백한 이득을 취한 경우에는 사기죄, 영리를 위해 진료를 조정하는 경우는 폭행죄나 감금죄의 성립 여부를 다툴 수도 있다.

우리나라의 판례는 이러한 취지에 따르고 있다.[59] 스쿠알렌암특효약사건을 살펴보자.[60]

---

58) 의료법 제66조 제1항 제1호, 제2항.

59) 대법원 2000.4.7 선고 98두11779판결(방사선사MRI조영제주사사건). 서울행정법원 2002.12.4 선고 2002구합10926판결(봉독주사요법사건). 서울행정법원 2001.10.19 선고 2000구41765판결(만성피로증후군사건). 대법원 1983.12.27 선고 83누509판결(보험급여과다청구사건).

60) 대법원 1991.3.12 선고 90다6866판결(스쿠알렌암특효약사건).

　　이른바 건강식품으로 알려진 스쿠알렌의 약효를 선전하는 내용의 일본책자를 번역 출판하고, 환자들에게 특정 약국에서 구입할 것을 권유하는 한편, 이런 일로 스쿠알렌을 항암제로 오인케 하여 소비자고발센터에 고발되는 등의 행위를 한 종합병원 의사에 대해 "병원의 신뢰도를 저하시키거나 명예를 훼손하는 언동을 하지 말 것"을 규정한 병원인사규정 등에 의해 취해진 병원의 징계면직처분이 유효하다는 판례가 있다. 이 판결은 해당 의사가 그 건강기능식품 판매회사와 아무런 결탁관계 없이 자신의 소신으로 그와 같이 했을지라도 공신력 있는 종합병원의 의료인으로서 통상적으로 기대되는 신중성과 품위를 잃은 행동이라고 판단하고 있는 것이다.

　　그런데 오늘날 의료가 시장원리에 따라 운영되고 있는 자본주의사회에서 무조건 영리행위를 막기 위한 목적으로만 '의료인의 품위손상행위'를 처벌하는 것은 외국의 영리병원현실이나 사실상 영리추구원리에 따라 운영되고 있는 병원경영 현실에 비추어볼 때 다소 무리가 아닐까 생각한다.

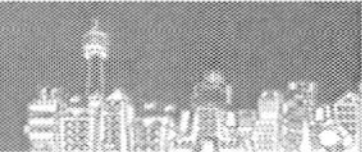

　최근 미국·독일·일본 등 외국에서는 의사·변호사 등의 전문직업인에게 고도의 주의의무를 요구하는 경향을 보이고 있는데 이를 전문가책임(professional liability) 법리라고 한다.

　전문가(profession)라 함은 학식을 배경으로 일정한 기초이론에 바탕을 두고 특수한 교육 또는 훈련에 의해 특수한 기능을 습득하여 불특정 다수의 시민으로부터 임의로 개별적 의뢰를 받아 구체적인 봉사활동을 행함으로써 사회 전체의 이익을 위하여 일하는 직업을 말한다. 이와 같은 전문가는 의사·변호사·공인회계사 등의 지적 전문가와 간호사·기사·영양사 등의 기능적 전문가로 나누어지는데 다음과 같은 특징이 있다.

　① 전문가는 항상 가해자로 존재하고 의뢰자는 항상 피해자의 입장이 되므로 가해자와 피해자의 입장에 호환성이 없다(입장의 비호환성). ② 전문가가 되기 위해서는 장기의 교육과 훈련, 공적인 시험제에 의한 자격을 필요로 한다(장기적인 교육과 훈련, 자격제). ③ 직무의 본질상 전문가의 재량이 크게 작용하고 결과를 보증하는 것은 아니다(직무의 독립성, 수단채무성). ④ 전문가는 당해 전문가집단에 의하여 내부적으로 행위통제를 받게 된다(전문가집단에 의한 자기규제). ⑤ 전문가와 의뢰인의 법적 관계는 단순한 계약관계가 아니고 전문가의 사회적 지위에 기초한 신뢰관계에 바탕을 두고 있다(신뢰관계).

　전문가책임법리에서 의사의 직무행위로 인한 과실을 일반적인 과실체계와 비교해 보면 다음과 같은 특징으로 나타난다.

　⑴ 책임론상에서 요구하는 주의의무(행위의무)의 정도가 대단히 고도화되어 나타난다는 점, ⑵ 시민사회를 전제로 한 과실책임법상에서는 일반적으로 주의의무 위반여부만을 과실판단의 대상으로 삼는 단순형 과실판단구조를 취하고 있는 데 비해 의료과오에서는 의료수준이라는 이른바 직무상의 기준을 바탕으로 그 이외에 사회적 또는 객관적으로 기대된 결과회피의무를 취하였는가에 따라 과실 여부를 판단하게 된다는 점, ⑶ 당사자의 입장에 호환성이 없기 때문에 의사의 행위의무를 설정함에 있어서는 가해자(의사)의 행위의 자유보다는 피해자(환자)의 법익보호(결과회피)에 높은 비중을 두고 있다.

　그런데 민법상 종래 계약책임(채무불이행책임)과 불법행위책임을 논함에 있어서는 주의의무의 정도에 따라 행위자를 기준으로 하는 '구체적 과실'과 통상의 평균인을 기준으로 하는 '추상적 과실'에 따라 과실의 종류를 나누고 있을 뿐, '일반적인 과실'과 '업무상 과실'을 단순한 정도의 차이로 파악하고 별도로 구별하고 있지 않는 것이 지배적이었다. 그러나 일반적인 과실과 업무상 과실은 단순히 정도의 차이라고 단언할 수는 없으며, 주의의무의 고도화, 의료수준에 기초한 과실판단 등 책임요건론상의 특징이 책임효과론에 미치는 영향을 무시할 수 없는 것이므로 양 과실의 차이는 질적인 차이를 초래한다.

종래 일반적으로 업무상 과실로 논의하였던 교통사고, 공해소송, 제조물책임소송 등은 오늘날에는 과실책임 체계에서 이탈해가는 경향에 있으며, 따라서 과실책임 영역에서 업무상 과실로 논의될 수 있는 분야로 남는 것은 이른바 전문가책임이라고 할 수 있다.61) 그리하여 '업무상 과실'은 공해소송이나 제조물책임소송과 같은 '기업책임 영역'과 전문적 지식의 소지를 전제로 하는 '전문가책임 영역'이 존재하는 것으로 정리되며, 양자는 업무의 성질상 차이가 있는 것이므로 그 책임유형을 다르게 취급하는 것이 타당하다.

따라서 의사 등의 전문가의 과실은 통상인의 과실과는 다른 '전문인의 업무상 과실'로 이해해야 하며, 이러한 전문가책임은 다음과 같은 특징을 가지고 있다.

⑴ 전문가는 전문적 기술·능력·자격 등을 기초로 해서 어느 정도 독립해서 업무를 수행하고, ⑵ 전문가가 다루는 업무는 고도의 위험성을 가지고 있고 다른 업무에 지대한 영향을 미치게 되므로 전문가의 부주의 결과 의뢰인은 매우 중대한 손해를 입게 되며, ⑶ 전문가가 그의 업무에서 주의를 다했는가 하는 과실판단은 일반인(판사 포함)이 독자적으로 할 수 없고 그 분야의 전문가의 조력이 필요하다.

전문가에 대한 책임 추급은 계약책임과 불법행위책임 모두에 의해서도 구성이 가능하며, 양 책임의 개별적 특성에 관계없이 법에 의하여 기대된 수준에 달하지 않은 전문가의 행위(professional's conduct)가 존재하면 책임이 발생하게 된다.62)

그러나 전문가도 자기의 과실 있는 행위로 인한 손해배상의 위험감에서 벗어나 충실하게 직무를 수행할 수 있어야 하고 피해자(의뢰인 또는 제3자)도 불의의 사고로 인한 손해를 전보 받을 수 있어야 하므로, 전문가책임법리를 독자적으로 전개하기 위해서는 제도적으로 다음과 같은 점이 보완되어야 할 것이다.

첫째, 전문가와 의뢰인 간에는 입장의 호환성이 없는 관계로 전문가는 항상 가해자

---

61) ① 미국의 불법행위법(§229-A)상 직무상 과실(Comment, Professional Negligence, 121 Univ. Penns. L. Rev. 627, 1973), ② 독일의 소위 '사회생활상의 안전배려의무이론', ③ 일본의 이른바 '중간적 책임이론.'

62) Zepos/Christodoulou, Profession Liability, International Encyclopedia of Comparative Law, Vol. XI, Torts, 1978, p.4.

예비군으로 존재하고 책임론상으로는 신뢰의무(설명의무, 정보제공의무, 전송의무 등)가 발생하므로 주의의무(행위의무)가 고도화되는 데 따른 전문가의 책임을 전보해주는 보험제도가 완비되어야 한다(전문가배상책임보험제도).[63]

둘째, 전문가가 되기 위해서는 장기의 교육과 훈련이 필요하고 직무의 독립성이 인정되므로 비전문가인 법관이 전문가 영역의 책임 여부를 판정하기에는 부적합한 점이 있는바 재판에 의한 분쟁해결보다는 재판 외적 분쟁해결절차를 강구하는 것이 바람직하다(재판외분쟁처리제도).[64]

셋째, 전문가는 당해 전문가집단을 결성함으로써 사회적으로 당해 직무행위의 독립성을 승인받게 된다는 점에서 전문가집단 내부에 행위통제기구(징계권 등)를 설치함으로써 제1차적인 자기통제기능을 수행할 필요가 있다(전문가집단에 의한 자율규제제도).[65]

---

63) ① 미국: 내과의사·외과의사·치과의사 배상책임보험(개업의 대상), 기타 의료전문가 배상책임보험(약사·간호사·방사선사·발치료사·치과위생사·광학사·물리치료사 등 대상), 병원배상책임보험(병원 대상), ② 뉴질랜드: 사고보상공사(ACC: Accident Compensation Corporation) 운영 및 보상관련법 상해예방재활보상법(IPRC: Injury Prevention, Rehabilitation, and Compensation Act 2001).

64) ① 미국: 강제심사제도(Compulsory Screening Panels), 조정제도(mediation panel), 중재제도(arbitration panel), ② 독일: 화해중재인(1827), 함부르크 공공법률정보제공 및 화해소(1922), 주의사회 조정소·감정위원회(1975).

65) 뉴질랜드: 의사법(Medical Pratitioners Act 1968)상 의사징계위원회(MPDC).

　오늘날 의학지식과 의료기술의 발전은 의료분야를 더욱 세분화 내지 전문화시키고 이에 따라 의료시술의 형태에 있어서는 의료종사자 사이의 수직적 또는 수평적 의료분업이라는 일종의 팀 의료(team medical practice) 형태가 보편적으로 이루어지고 있다.

　여기서 ① 수직적 의료분업(vertikale Arbeitsteilung)이란 종합병원의 전문의와 수련의, 의사와 간호사 사이의 의료분업을 말하며, 상위의 의료인이 지시하고 하위의 의료인이 그에 복종하는 위계질서를 특징으로 한다(채무자와 이행보조자의 관계, 보증인적 지위, 위험관리의무 및 감독의무 인정). ② 수평적 의료분업(horizontale Arbeitsteilung)이란 마취과전문의와 외과전문의가 함께 수술팀을 이루는 것과 같은 형태의 의료분업을 말하며, 의사와 의사 사이의 파트너십에 입각한 동등한 지위를 특징으로 한다(책임분할 및 신뢰의 원칙 인정).

　이러한 의료분업의 경우에는 1인의 환자에 대하여 다수의 의료종사자가 복합적으로 관여하여 진료를 하게 되기 때문에 의료과오가 발생하게 되면 그 책임소재의 특정이 곤란하게 될 가능성이 많다. 의료분업의 경우 의료과오책임은 구체적으로 ⑴ 복수의 의사 간 공동진료를 하는 경우와 ⑵ 의사와 간호사 등이 공동진료를 하는 경우로 나누어 볼 수 있다.

　첫째, 복수의 의사가 공동진료를 할 때 치료방법의 결정 그 자체를 잘못한 의료과오가 인정되는 경우에는 '치료방법의 결정'이라고 하는 주관적 관련 공동행위와 관련하여 민법 제760조 제1항의 공동불법행위를 인정할 수 있고, 복수의 의료행위 중에서 과오원인행위를 특정할 수 없는 때에는 '공동진료'라고 하는 객관적 관련 공동행위와 관련하여 민법 제760조 제2항의 공동불법행위의 성립을 인정할 수 있다.

　이와 유사한 상황으로 동일한 병원 내에서 담당의사가 교대된 경우, 다른 병원에서 전원 되어온 경우,66) 복수의 의료기관 간에 공동진료가 이루어진 경우에는 복수의 의사(병원)의 의료행위 중에서 과오의 원인행위를 특정할 수 없는 때가 많을 것인데 민법 제760조 제2항에 따라 공동불법행위의 성립을 인정할 수 있을 것이다.

　그리고 전문영역이 다른 복수의 의사(전문의)에 의해 공동진료가 이루어지는 경우에는, 각 의사의 독립성과 재량성이라는 의료행위의 특질을 고려해야 할 것이므로 각 의사 사이에 신뢰의 원칙67)을 적용하여 의료과오의 발생원인을 특정할 수 있는 한

---

66) 대법원 1993.7.27 선고 92도2345 판결.
67) 신뢰의 원칙(Vertrauensgrundsatz): 스스로 교통규칙을 준수한 운전자는 상대방이 교통규칙

그 과오원인행위를 한 전문의만 민법 제750조의 불법행위책임을 부담한다.[68] 반면에 전문영역이 동일한 진료과 내에서 주치의와 수련의 관계와 같이 감독자-보조자의 관계(수직적 상하관계)에 있는 의사에 의해 공동진료가 이루어지는 경우에는, 보조자인 의사의 의료과오에 대하여 감독자로서의 주치의에게는 신뢰의 원칙을 배제하여 독립한 불법행위책임을 부담하며 이때 양자는 민법 제760조(공동불법행위자의 책임)에 따라 연대책임을 지게 된다.[69]

그 밖에 어떤 의사가 다른 의사를 대신하여 치료하는 경우(예컨대 휴가 등의 대리치료)에는 원칙적으로 신뢰의 원칙이 긍정되어 대리치료의사의 의료과오에 대하여 원래의 의사는 책임을 부담하지 않는다.[70]

둘째, 의사와 간호사 등이 공동진료를 하는 경우에는 간호사 등의 의료보조인이 일으킨 의료과오에 대해서는 그를 지휘·감독하는 의사는 민법 제756조의 사용자책임을 지거나 민법 제391조에 따라 이행보조자의 과실에 기초한 채무자로서의 책임을 부담한다.

한편 간호사의 업무는 상대적 간호행위와 절대적 간호행위로 나눌 수 있다. 우선 상대적 간호행위란 의료행위의 보조적 업무(의료법 제2조 제2항 제5호)로서 '행위의 결정'에는 의사의 지시가 필요하고 그 '행위의 질'은 간호학의 전문적 지식에 기한 간호판단 및 간호방법의 선택이라는 과정이 가미된다. 이 경우 간호사는 의사의 이행보조자에 불과하다고 할 수 있으므로 간호사의 의료과오는 민법 제391조(이행보조자의 고의·과실)에 따라 의사의 책임이 된다.[71]

다음으로 절대적 간호행위란 '요양상의 보살핌'으로 불리어지는 간호사 독자의 업무이고 이 행위에는 의사의 지시 내지 감독을 필요로 하지 않는 대신 간호사의 주의의무의 범위가 확대된다. 이 경우 간호사의 의료과오에 대해서는 대부분 간호사의 책임과 함께 그 사용자의 사용자책임이 성립할 것이며, 의사에게는 신뢰의 원칙이 적용되어 불법행위책임은 부담하지 않게 된다.[72]

그 밖에 의료기사는 의료기사법 시행령 제2조 제2항(의료기사·의무기록사 및 안경사의 업무범위 등)에 의해 의사 및 치과의사의 지도를 받아 업무를 행하는 것이므로 의사와 상대적 간호행위를 하는 간호사의 경우와 같이, 의료기사의 의료과오는 민

을 준수할 것이라고 신뢰하면 족하고 상대방이 교통규칙에 위반하여 비이성적으로 행동할 것까지 예견하여 이에 대한 방어조치를 취할 의무는 없다는 원칙을 말한다.

68) 대법원 1970.1.27 선고 67다2829 판결.
69) 대법원 2003.1.10 선고 2001도3292 판결.
70) 대법원 1970.2.10 선고 69도2190 판결.
71) 대법원 1994.12.22 선고 93도3030 판결.
72) 대법원 1984.6.12 선고 82도3199 판결.

법 제391조(이행보조자의 고의, 과실)에 따라 그 지휘·감독하는 위치에 있는 의사의
책임이 된다.[73]

---

73) 대법원 1976.10.16 선고 76도2706 판결.

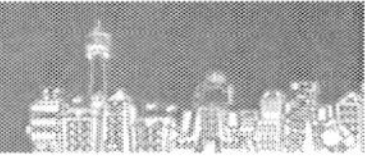

　현대와 같은 위험사회(Risikogesellschaft)[74]에서 일정한 생활범위에 있어서는 예견되고 회피할 수 있는 위험이라 할지라도 전적으로 금지할 수 없는 것이 있다. 이러한 이론이 의료분야에서 적용될 때 의사의 주의의무도 어느 정도 한계까지는 용인되어야 한다는 것이 이른바 '허용된 위험의 법리'와 '신뢰의 원칙'이다.

　'허용된 위험의 법리(das erlaubte Risiko)'는 법익침해의 위험이 필연적으로 따르면서도 사회적으로 유익하고 필요한 행위는 요구되는 준칙을 준수하고 적절한 안전조치를 강구하는 이상 허용된 위험으로서 법질서가 인용하여야 한다는 원칙이다.

　이 법리는 19세기 말부터 20세기 초에 걸쳐 독일의 학설과 판례를 통해 형성되었으며,[75] 허용된 위험은 사회에서 요구되는 객관적 주의의무의 기준을 제시하는 것으로 적용요건으로는 그 자체가 위험을 내포하고 있지만 사회생활상 필요불가결한 행위이고 일정한 예방조치(규칙준수)를 할 것, 그 밖에 사회생활상 필요한 주의를 준수하여야 한다.

　의료행위는 그 본질상 신체에 대한 침습을 수반하여 항상 위험이 내재되어 있으므로 의료행위로 인해 환자에게 생기는 이익과 손실을 고려하여 이익이 크다는 것이 의학적으로 입증된다면 비록 위험이 따른 것이라 할지라도 실천될 수 있다는 것이다. 그러나 의료행위의 유익성 및 필요성 때문에 그것이 허용된 위험이 되느냐의 여부는 의료행위의 목적과 의료행위에 수반되는 법익 침해의 위험성 정도와의 비교형량에 의하여 개개의 구체적인 의료행위에 대하여 실질적으로 고찰하여야 한다.[76]

　한편 '신뢰의 원칙(Vertrauensgrundsatz)'이란 스스로 교통규칙을 준수한 운전자는 상대방이 교통규칙을 준수할 것이라고 신뢰하면 족하고 상대방이 교통규칙에 위반하여 비이성적으로 행동할 것까지 예견하여 이에 대한 방어조치를 취할 의무는 없다는 원칙이다.

　이 원칙은 허용된 위험의 법리가 교통사고 판례에서 구체적으로 적용된 것으로 과실범의 객관적 주의의무를 제한하는 기능을 한다.[77] 신뢰의 원칙이 적용되기 위해서는 가해자에게 있어서 피해자 또는 관여자의 적절한 행동에 대한 신뢰가 있어야 하

---

74) Ruhman, Nikolas, Soziologic des Risikos, 1991.
75) 이른바 'Leinenfinger 사건(RGSt. 30, 27면).'
76) 대법원 1975.5.13 선고 74다1006 판결; 서울고법 1976.2.20 선고 75나239 판결.
77) 대법원 1957.2.22 선고 71도2354 판결; 대법원 1984.04.10 선고 84도79 판결.

고 그 신뢰는 사회적으로 상당성을 지니고 있어야 한다.

이러한 신뢰의 원칙은 특히 수직적·수평적 의료분업 내지 팀 의료의 형태로 이루어지는 의료행위에서 구체적으로 적용된다. 서로 상대방을 신뢰하고 행해지는 의료분업의 경우, 타방 관여자의 과실로 인해 발생한 의료사고에 대하여 이것이 어느 일방 관여자의 과실이 될 수 있는지가 문제가 된다.

구체적으로 의사와 의사 간 신뢰의 원칙과 관련한 문제는 다음 3가지로 구분해볼 수 있다.

① 전원 또는 전의된 경우, 전문과목이 동일한 의사 사이에는 신뢰의 원칙을 배제하여 전원된 후의 시술의사에게 책임을 부담하게 되나, 전문과목이 다른 의사 사이에는 이른바 수평적 관계로서 신뢰의 원칙이 적용될 수도 있다.[78]

② 대리치료의 경우, 신뢰의 원칙이 적용되어 대신 치료를 맡은 의사의 과실에 대하여 원래의 담당의사에게 책임을 부담시킬 수 없다.[79]

③ 공동의료행위(팀 의료)의 경우, 독립된 각 과의 의사 사이에는 하등의 선임·감독의무가 존재하지 않으므로 신뢰의 원칙을 적용하여 각 과 전문의의 의료행위에 대한 책임은 해당 전문의만 부담하나, 동일과 내의 의사들이 담당의사(주치의사)를 주축으로 팀을 이룬 경우에는 수직적 상하관계에 있으므로 신뢰의 원칙을 배제하여 다른 의사들의 과실에 대하여 담당의사가 책임을 부담하게 된다.[80]

그리고 의사와 간호사 간 신뢰의 원칙과 관련한 문제는 다음 4가지로 구분해볼 수 있다.

① 개인병원의 경우, 의사와 간호사는 고용주와 고용인의 관계이므로 간호사의 과실에 대해서는 신뢰의 원칙이 배제되어 의사가 책임을 부담하게 된다.

② 미국에서 종합병원의 경우, 대부분은 신뢰의 원칙이 적용되어 간호사의 과실에 대하여 의사가 책임을 부담하지 않으나, '빌려온 피용자 법칙(The Borrowed Servant Rule)'에 따라 신뢰의 원칙을 제한하여 의사의 책임이 인정되는 사례가 있다.[81]

③ 상대적 간호행위의 경우, 간호사는 의사의 이행보조자에 불과하므로 신뢰의 원칙이 배제되어 간호사의 과실은 의사의 과실이 된다.[82]

---

78) 대법원 1993.7.27 선고 92도2345 판결.
79) 대법원 1970.2.10 선고 69도2190 판결.
80) 대법원 1970.1.27 선고 67다2829 판결; 대법원 1994.12.9 선고 93도2524 판결.
81) Marcia Mobilia Boumil, Clifford E, Elias, The Law of Medical Liability, West Publishing, 1995, 169면.
82) 대법원 1994.12.22 선고 93도3030 판결.

④ 절대적 간호행위의 경우, 요양상의 보살핌으로 불리는 간호사 독자의 업무이므로 여기에는 의사의 지휘감독이 개입할 여지가 적고 신뢰의 원칙이 적용되어 의사는 책임을 부담하지 않는다.[83]

---

83) 대법원 1984.6.12 선고 82도3199 판결.

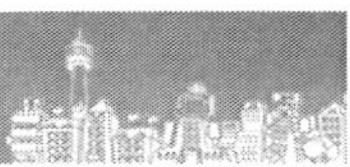

미국의 경우, 병원을 비영리기관으로 보는 전통적인 이론에서는 독립계약자이론에 따라 독립된 의사(비전임의사)의 과실에 대해 병원은 면책되는 것으로 보았다. 그러나 1950년대부터 병원이 점차 대규모화되고 상업성을 띠게 되자 이러한 면책특혜를 줄이기 시작했다. 대리인법(Agency Law)도 피용자의 과실에 대해 병원의 사용자책임(Vicarious Liability)을 인정하고 있으며 무과실책임주의를 취하고 있다.

그러나 현실적으로 의사는 피고용인보다는 독립된 계약자로 취급되어 병원이 면책되는 경우가 대부분이며, 이에 대해 법원은 독립계약자주의를 제한하기 위하여 의사가 병원의 대리인이라는 사실을 환자에게 믿게 하거나 조장한 병원에 대해서는 대리인주의를 확대 적용해서 병원의 책임을 인정하고 있다.

또한 병원은 적정한 진료가 이루어질 수 있도록 하기 위하여 일정한 자격을 갖춘 의료진을 선발하고 이들이 적정하게 진료하고 있는가에 대한 질 관리(quality improvement) 의무를 부담하는데, 이를 기관책임주의(Corporate Negligence Doctrine)라고 한다. 미국 법원은 1960년 이래 기관책임주의를 확대해오고 있다.

한편 우리나라에서는 병원의 개설자(사용자)가 의료인인 경우와 비의료인인 경우로 나누어 피용자(피고용인, 병원종사자)의 행위에 대한 사용자책임(병원책임)을 규정하고 있다.

첫째로 병원의 개설자(사용자)가 의료인인 경우, 의사나 간호사 등 병원종사자의 업무상 과실로 인하여 환자가 손해를 입은 때에는 사용자나 그 대리감독자는 민법 제756조(사용자의 배상책임)에 따라 사용자책임(병원책임) 또는 대리감독자책임을 부담한다. 다만 민법 제756조 제1항에서는 사용자가 피용자의 선임 및 사무감독에 상당한 주의를 했거나 상당한 주의를 했는데도 손해가 있었다는 것을 입증하는 때에는 그 책임을 면할 수 있도록 하고 있다.

이와 같이 사용자가 책임을 지더라도 행위당사자인 피용자도 독립해서 불법행위가 성립하므로 민법 제750조에 따라 불법행위책임을 부담하며, 이때 사용자와 피용자의 관계는 부진정연대채무[84]로 보는 것이 통설 및 판례의 입장이다.[85] 또 사용자 또는 대리감독자가 손해배상을 한 때에는 민법 제756조 제3항에 따라 피용자에 대하여 구

---

84) ① 부진정연대채무: 수인이 동일한 목적을 지닌 채무를 부담하고 각 채무자가 각각 전부의 급부의무를 지며, 채무자 한 사람의 완전한 이행에 의하여 다른 채무가 소멸하는 관계 ② 연대채무: 수인의 채무자가 채권자에 대한 동일한 내용의 급부에 대하여 전부의 급부의무를 지고, 그중 한 사람의 급부가 있으면 총채무자가 채무를 면하는 관계.
85) 대법원 1960.8.18 선고 4292민상772 판결.

상권을 행사할 수 있다.

둘째로 병원의 개설자(사용자)가 비의료인인 경우, 병원개설자는 민법 제756조 제1항의 사용자책임을 지고, 관리의사는 민법 제756조 제2항의 대리감독자책임을 지며, 의료과오를 범한 병원종사자는 민법 제750조의 일반 불법행위책임을 부담하게 된다. 이때 3자의 책임은 부진정연대채무로 보는 것이 통설 및 판례의 입장이다.[86]

한편 사용자책임에서는 사용자의 과실대상이 피용자의 선임·감독에 관한 것이고 그 입증책임이 사용자에게 있다는 점에서 일반불법행위와는 차이가 있다.

이처럼 병원의 사용자책임을 인정하는 이유는 피해자(환자)를 두텁게 보호하는 것이 공평의 원칙에도 부합할 뿐만 아니라 이익이 있는 곳에 손해도 귀속되어야 한다는 보상책임원리에도 맞는다는 것이다.[87]

---

86) 대법원 1969.8.26 선고 69다962 판결.
87) 대법원 1985.8.13 선고 84다카979 판결.

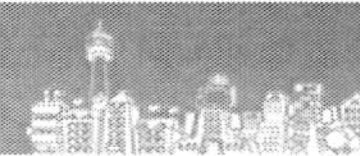

　　정신질환자가 병원에 입원했다가 무단으로 병원을 이탈하거나 병원 안의 시설물에서 자살한다거나 또는 다른 환자나 사람을 해치는 사건이 발생하여 그 관리감독책임을 병원(의사)에게 묻는 경우가 종종 발생한다.

　　정신보건법 제3조에 따르면, 정신질환자란 정신병·인격장애·알코올 및 약물중독 기타 비정신병적 정신장애를 가진 자를 말한다.

　　정신질환자는 환자 본인의 의사능력이 정상적이지 않은 경우가 많고, 스스로가 아닌 보호자나 법정대리인의 의사에 따라 입원하거나 정신보건법에 따라 입원조치 되는 경우가 있기 때문에 병원 측의 보호관리책임을 어떤 경우에 어느 정도까지 인정하는가 하는 것이 쟁점이 된다.

　　우리나라 판례를 살펴보면, 개방적 치료를 받던 환자가 자살한 사례[88]와 폐쇄병동이나 보호실에 수용된 환자가 자살한 사례의 경우 병원(의사) 측의 책임을 인정한 사례[89]와 부정한 사례[90]로 나누어진다.

　　정신질환자의 사고에 대해서는 병원(의사) 측이 환자의 자살(사고)을 예견하였거나 예견을 가능했는지 여부, 그에 따른 적절한 환자보호관리의무를 준수했는지 여부가 병원(의사)의 환자관리책임을 결정하는 기준이 된다.

　　이때 환자에 대한 예견의무는 구체적으로는 환자의 증상의 종류와 개인차를 기본으로 하여 주변 상황을 종합하여 개개의 사안에 따라 판단된다. 그리고 환자에 대한 보호관리의무의 준수 여부에 영향을 미치는 요소로는 예컨대 정신질환 전문병원인지 일반병원인지 여부, 환자가 정신질환을 사유로 입원하였는지 여부, 폐쇄병동이나 보호실에 수용된 환자인지 여부 등이다.

　　정신질환 전문병원이 일반병원보다, 폐쇄병동이나 보호실 수용환자가 개방치료나 외래치료를 받는 환자보다 병원(의사) 측의 책임이 높아진다고 할 수 있다.[91]

---

88) 부산고법 2004.4.29 선고 2003나14621 판결, 서울동부지원 1989.11.9 선고 87가합2124 판결.
89) 대법원 1991.5.10 선고 91다5396 판결, 대법원 1993.9.14 선고 93다21552 판결, 서울고법 1997.4.29 선고 96나33732 판결, 서울고법 1997.7.24 선고 96나48987 판결, 대구지법 1999.6.25 선고 98가합13321 판결, 대법원 2002.1.8 선고 2001다40022 판결, 창원지법 2002.6.20 선고 2001가합2365 판결, 대구지법 2003.6.10 선고 2000가합15726 판결, 대법원 2003.11.27 선고 2003다41012 판결.
90) 전주지법 1996.6.12 선고 95가합2493 판결, 부산지법 2000.6.20 선고 99가합7650 판결, 서울고법 2006.2.14 선고 2004나81828 판결.
91) 손흥수, 정신질환자의 자살과 의료과오책임, 의료법학 제7권 2호, 9~74쪽 참조.

결국 병원(의사)이 정신질환자에 대한 관리를 소홀히 하거나 병원의 시설관리 또는 환자 관리감독상의 문제로 사고가 발생하는 경우에는 그에 대한 손해배상책임을 부담하게 된다.

그러나 모든 경우에 책임을 부담하는 것이 아니라 그러한 결과발생을 예견 또는 회피할 수 있었는지 여부와 보호관리의무를 준수했는지 여부에 따라 책임 유무가 판단된다.

　병원의 시설이나 의료장비의 하자로 인해 환자 또는 보호자 등에게 손해가 발생할 경우에는 민법 제758조(공작물 등의 점유자·소유자의 책임)에 따라 병원은 손해를 배상하여야 한다.[92]

　구체적으로는 1차적으로 점유자가 책임을 지고 2차적으로 소유자(병원개설자)가 책임을 지도록 되어 있지만, 점유자에게는 면책사유가 있으므로 실질적으로는 병원이 책임을 부담한다. 이 경우 소유자는 귀책사유 및 손해방지를 위한 주의를 다했는가 여부를 불문하고 손해를 배상해야 하는 무과실책임을 부담하며, 다만 민법 제758조 제3항에 따라 손해의 원인에 대하여 책임 있는 자에게 구상권을 행사할 수 있다.

　병원이 책임을 지는 공작물에는 병원 내의 설비·의료장비·기구 등 모든 시설물 및 기기 일체를 포함한다고 해석해야 한다. 그리고 공작물의 '설치·보존의 하자'의 의미는 객관적으로 공작물의 설치와 그 후의 유지·수선에 불완전한 점이 있어서 통상적으로 갖추어야 할 안전성을 갖추지 못한 것을 말한다.

　또한 하자의 존재에 관한 입증책임은 원칙적으로 피해자(환자 측)에게 있다고 할 것이나, 피해자는 손해의 발생사실만 입증하면 일응 하자의 존재를 추정해서 인정해 주는 '일응추정의 법리'가 적용된다.[93]

　그 밖에 병원시설·의료장비 등의 하자로 인하여 환자의 신체 등에 손해가 발생한 경우에는 병원의 공작물 등 소유자책임과는 별도로, 그 시설물 또는 의료장비를 제조한 자가 제조물책임법 제3조(제조물책임: PL: Product liability) 등에 따라 제조물침해에 대한 책임을 부담하여야 한다.[94]

　국외에서 널리 알려진 사건으로 의료기기·의약품 등 보건의료산업분야에서의 제조물책임에 관한 주요 사례를 소개하면 다음과 같다.[95]

　⑴ 일본의 수술용봉합사 사건: 1998년 일본 수술용봉합사 수입판매회사를 상대로 4,962만 엔의 손해배상을 요구하는 제조물책임소송을 제기한 사건으로 병원 측과 화해하여 소송을 포기하였다.

---

92) 민법 제758조 ① 공작물의 설치 또는 보존의 하자로 인하여 타인에게 손해를 가한 때에는 공작물점유자가 손해를 배상할 책임이 있다. 그러나 점유자가 손해의 방지에 필요한 주의를 해태하지 아니한 때에는 그 소유자가 손해를 배상할 책임이 있다.
93) 대법원 1969.12.30 선고 69다1604 판결.
94) 법률 제06109호, 2000.1.12 제정, 2002.7.1 시행.
95) 보건복지부·한국보건산업진흥원, 보건산업체를 위한 제조물책임 가이드, 2002.

⑵ A. H. Robins사의 피임기구 Dalkon Shield 사건: 1974년 FDA권고에 따라 리콜이 실시되고 1985년까지 9,230건의 소송이 종료되었다. 징벌적 손해배상금을 포함하여 5억 3천만 달러를 배상하고 연방파산법에 의한 갱생신청을 한 사건이다.

⑶ 다우코닝사의 가슴성형용 실리콘젤 사건: 1992년 FDA 사용제한 명령이 있은 후 2002년까지 약 12,000건의 소송이 제기되었다. 버밍엄 연방지방법원의 집단소송에서는 피고 가운데 다우코닝사 등 3개 회사가 총액 40억 달러의 기금을 설립하고 피해자구제를 도모한다는 조건으로 화해가 성립된 사건이다.

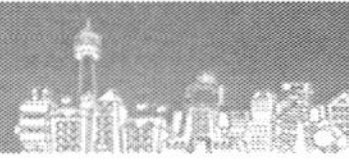

　의사나 의료기관에 대한 행정처분은 의료법 제63조 이하에서 규정하고 있는 시정명령 및 시설장비 사용금지, 의료업 정지, 개설허가 취소, 의료기관 폐쇄, 면허취소와 재교부, 자격정지, 과징금처분이나 국민건강보험법 제85조에서 규정하고 있는 과징금처분 등이 있다.

　이 가운데 의료업 정지, 개설허가 취소, 의료기관 폐쇄에 해당하는 주요 사유는 다음과 같은 것이 있다.[96]

①　개설신고나 허가를 한 날부터 3개월 이내에 정당한 사유 없이 업무를 시작하지 않을 때

②　무자격자에게 의료행위를 하게 하거나 의료인에게 면허사항 외의 의료행위를 하게 한 때

③　관계공무원의 직무수행을 기피 또는 방해하거나 시정명령을 위반한 때

④　의료기관개설자가 거짓으로 진료비를 청구하여 금고 이상의 형을 선고받고 확정된 때

　또 1년의 범위 내에서 의료인의 면허자격 정지에 해당하는 주요 사유로는 다음과 같은 것이 있다.[97]

①　의료인의 품위를 심하게 손상시키는 행위를 한 때

②　의료기관개설자가 될 수 없는 자에게 고용되어 의료행위를 한 때

③　진단서·검안서 또는 증명서를 거짓으로 작성하여 내주거나 진료기록부 등을 허위로 작성한 때

④　의료인이 아닌 자로 하여금 의료행위를 하게 하거나 의료인에게 면허받은 사항 외의 의료행위를 하게 한 때

⑤　의료기사가 아닌 자에게 의료기사의 업무를 하게 하거나 의료기사에게 그 업무 범위를 벗어나게 한 때

⑥　관련 서류를 위조·변조하거나 속임수 등 부정한 방법으로 진료비를 거짓 청구한 때

⑦　제56조 제2항부터 제4항까지 또는 제57조 제1항을 위반하여 의료광고를 한 때

---

96) 의료법 제64조 참조.
97) 의료법 제66조 참조.

이와 같이 행정처분은 신고 또는 보고의무불이행, 과대광고행위, 면허증대여, 요양급여비용 부당청구 등과 같이 의료행정과 관련된 것이 대부분이지만, 의료사고와 관련된 행정처분도 있다. 즉 의료과오가 인정되어 형법상 업무상과실치사상죄로 금고 이상의 형을 받게 되면 면허를 취소할 수 있고,[98] 학문적으로 인정되지 아니한 의료행위를 하여 의료인의 품위를 손상하였을 때에는 면허자격을 정지할 수 있다.[99]

그런데 의료과오로 인한 행정처분은 민사상 책임 또는 형사상 책임과는 별도로 행하여질 수도 있는 것이나, 실제에 있어서는 일반 행정법규 위반의 경우와는 달리 의료과오로 인한 민사책임 또는 형사처벌이 법적으로 명백해진 경우에 부가적으로 행해지는 것이 일반적이다.

다만 형법상 형벌과 행정처분이 동시에 이루어지는 경우가 있는데 이는 다음과 같은 몇 가지 법리상 차이점 때문에 이중처벌이 아니라는 것이 통설이다.

첫째, 벌칙의 존재 이유가 형벌은 불법행위에 대한 응보적 공권력 행사인데 비해 행정처벌은 행정목적 달성을 위한 불이익을 부과하는 것이다. 둘째, 그 대상자가 형벌은 모든 국민을 대상으로 하는 데 비해 행정처벌은 관련 행정법 당사자에 한정되어 있다. 셋째, 위반자가 받는 불이익의 성질이 형벌은 신체나 재산에 대한 응징인데 비해 행정처분은 당해 수익업무나 면허에 대한 불이익이다.

---

98) 의료법 제65조 제1항 제2호.
99) 의료법 제66조 제1항 제1호.

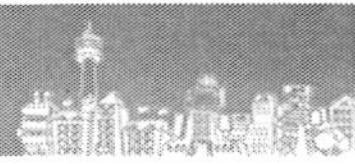

　　우리나라의 의료실태를 꼬집어서 소위 '3시간 대기, 3분 진료'라고 비판하는 사람이 아직도 많다. 한마디로 말해서 진료시간이 짧다는 얘기인데, 이것은 개별 병원의 문제이기도 하지만 조금만 더 틀을 넓혀 생각해보면 우리나라 의료시스템의 문제라는 것을 알 수 있다. 그 이치를 풀어서 설명해보면 다음과 같다.

　　병원은 일반기업과 마찬가지로 운영에 필요한 소요경비가 일정하게 들어간다. 반면에 병원운영의 근간이 되는 수입은 건강보험과 의료수가라는 제도 아래 묶여 있기 때문에 자유롭지 못하다. 병원은 수입이 소요경비보다 조금이라도 많아지게 해서 남는 이익으로 시설개선이나 재투자를 하기 위해서는 주어진 시간 내에 가능한 한 많은 환자를 진료하는 방향으로 운영해야 한다. 이렇게 되면 '짧은 진료시간'은 자동적으로 뒤따르는 결과가 되고 만다.

　　'짧은 진료시간'은 곧 '고품질 의료서비스'의 반대라는 인식이 있어서인지는 몰라도 작년 의료법 개정작업 때 '의사의 설명의무' 조항을 신설해서 법제화하려는 움직임이 있었다. 즉 차라리 의료법에 '설명의무' 조항을 못 박아서 의사가 충실히 설명할 수 있도록 강제하게 되면 '3분 진료'는 막을 수 있지 않겠느냐는 것이 그 목적인 것으로 보인다.

　　그런데 실제로 병원에 근무하면서 진료실 현장을 들여다보면 모든 의사가 '3분 진료'를 하고 있는 것은 아니라는 것을 알 수 있다. 요즘 대부분의 병원은 진료예약제를 실시하고 있기 때문에 '3시간 대기'라는 말은 사라져가고 있는 추세이며, '3분 진료' 문제도 진료과목의 특성상 진료시간이 짧을 수밖에 없는 경우이거나 유난히 환자가 미어터지는 유명 의사인 경우 이외에는 대부분 진찰에 필요한 시간만큼 소요되는 것 같다.

　　아무튼 환자나 보호자 입장에서는 아픈 원인이나 자신의 질병이 무엇인지 궁금해서 진찰을 받고 있는 것이기 때문에 의사에게 물어볼 것도 많고 또 속 시원하게 설명을 듣고 싶은 것도 많은 것이 분명하다. 이러한 연유에서 나온 것이 바로 '설명의무이론'이다. 이 이론은 오늘날 약사, 부동산중개업자, 보험모집인, 보험자, 약관을 이용하는 사업자 등에까지 그 적용영역이 점차 확대되는 추세에 있다.

　　의사의 설명의무(Aufklärungspflicht)란 의사가 환자에게 진단의 결과, 치료방법, 예후 및 부작용 등을 충분히 설명하고 환자는 이를 확실하게 이해한 후에 자율적으로 자신의 신체에 대한 침습적 의료행위를 승낙(동의)한 경우이어야만 해당 의료행위가 정당성을 가질 수 있다는 이론이다.

이 이론은 서양에서는 1700년대부터 판례를 통해 체계화됐는데,100) 우리나라는 1979년 갑상선수술사건에서 설명의무 개념을 처음으로 인정하였고 초기에는 위자료 배상만 인정하다가 1986년부터 전체 손해배상을 명하는 판결도 나오고 있다.101) 설명의무의 법적 근거는 히포크라테스선서 이래 의사의 직업적 윤리, 헌법상 자기결정권, 민법상 의료계약관계 또는 신의성실원칙, 의료법상 요양방법지도의무 등에서 찾을 수 있다.102)

설명은 당해 처치행위를 담당하는 의사가 해야 하나 특별한 사정이 없는 한 주치의나 다른 의사를 통한 설명도 가능하다.103) 그러나 설명대화는 치료행위의 구성부분이기 때문에 의사가 아닌 의료보조자 즉 간호사나 사무직원 등에게 위탁해서는 안 된다. 또 설명의무는 침습적 의료행위에 대한 환자의 자기결정권 및 동의권을 보호하기 위한 것이므로 그 의료행위에 동의할 수 있는 자(환자나 법정대리인)에 대해 해야 한다.104)

원칙적으로 설명은 치료행위 전 적절한 시기에 행해져야 한다. 또 의사의 설명은 환자와의 대화를 통해 이루어져야 하며, 준비된 설명양식(서면)은 구두 설명 시 보충자료로 활용될 수 있을 뿐 그것으로 설명을 대체할 수는 없다. 따라서 준비된 설명양식에 환자가 동의를 표명하는 서명이 있었다고 하더라도 이것이 충분한 설명이 있었다는 증거가 될 수는 없다.

설명의무의 기능에 비추어볼 때, 환자가 합리적으로 치료 여부를 결정하는 데 필요한 모든 사항이 설명의 대상이 된다.105) 구체적으로 적시해보면 다음과 같다.

⑴ 진단설명: 의사는 진단을 통해 알게 된 결과인 질병의 유무와 그 종류에 대하여 설명해야 한다.

⑵ 경과설명: 의사는 자신이 시행할 치료행위의 종류와 내용, 치료가 행해지는 경우에 그 질병의 경과 및 결과에 관하여 설명해야 하고(치료경과설명), 질병을 치료하지 않는 경우에는 발생할 결과에 관해서도 설명해야 한다(불치료설명). 또 선택 가능한 다른 치료수단이 있는 경우에는 각각의 치료방안을 비교해서 선택할 수 있도록

---

100) ① 독일 1894년 판례(RGSt 25,375) ② 미국 1905년 판례(Mohr v. Williams, 104 N. W. 12)
③ 영국 1767년 판례(Slater v. Baker and Stapleton).
101) 대법원 1979.8.14 선고 78다488 판결. 인천지법 1986.10.30 선고 85가합1100 판결.
102) 헌법 제10조(인간존엄과 가치, 행복추구권), 민법 제680조(계약책임), 민법 제2조(신의성실원칙), 의료법 제24조(요양방법지도), 보건의료기본법 제12조(자기결정권).
103) 대법원 1999.9.3 선고 99다10479 판결.
104) 대법원 1994.11.25 선고 94다35671 판결.
105) 대법원 1998.2.13 선고 96다7854 판결.

설명해야 한다(대체방법설명).

(3) 위험설명: 의사는 치료행위에 따르는 부작용이나 후유증 등 수반해서 나타날 수 있는 위험에 관해 설명하여 환자가 그 치료를 수용할 것인지 여부를 결정하도록 해야 한다. 이때의 위험설명에는 의사의 과오로 인해 발생할 수 있는 위험은 포함되지 않는다.[106]

(4) 치료적 설명, 안전설명, 자기비용부담분설명 등: 의사에게 의료상 요구되는 주의의무의 일환으로 행하는 설명을 말한다. 치료적 설명의 개념에는 환자의 자기결정권과 관계없는 의사의 조언의무, 안내의무, 경고의무, 지시의무, 지도의무 등이 모두 포함된다.

그리고 의사의 설명의무는 예컨대 예방접종 등 실정법에 의한 경우, 긴급의료,[107] 환자가 설명청취를 포기한 경우, 치료상 특권에 의한 경우,[108] 추정적 승낙이 있는 경우[109] 등에는 경감되거나 면제될 수 있다. 그러나 판례는 비교적 경미한 치료이거나 위험성이 적다고 할지라도 의사의 설명의무가 면제될 수는 없다고 한다.[110]

의사의 설명이 없는 경우 환자의 동의는 전체적으로 무효가 된다. 그리고 무(無)설명 또는 불충분한 설명에 대해서는 그것이 손해배상책임요건에 해당하는 경우 의사는 손해배상책임을 부담한다. 독일의 경우, 의료소송의 3분의 2 정도가 설명의무 위반을 청구사유로 하고 있다.

---

106) 대법원 1997.7.22 선고 95다49608 판결.
107) 대법원 2002.5.8 선고 2000다46511 판결; 대법원 1998.2.13 선고 96다7854 판결.
108) 대법원 1995.1.20 선고 94다3421 판결.
109) 대법원 1994.4.15 선고 92다25885 판결; 대법원 1995.1.20 선고 94다3421 판결.
110) 대법원 2002.1.11 선고 2001다27449 판결.

　　의사 등 의료인은 자신이 행하는 의료행위가 당시의 의학지식 내지 의료기술의 수준에 따라 의사에게 요구되는 주의의무를 다해야 하는데, 법률상 주의의무란 유해한 결과가 발생되지 않도록 의식을 집중할 의무를 말한다. 의사가 주의의무를 다했는가 하는 판단을 하는 기준은 아래와 같다.

　　⑴ 의학·의료의 수준: 의료행위에서 주의의무 위반을 판단함에 있어서는 통상의 의사에게 그 당시에 일반적으로 널리 알려져 있고 시인되고 있는 의학이나 의료의 수준을 기준으로 한다. 이때 의학은 통상 이른바 임상의학을 의미하는 것으로 의료행위 당시 의료기관 등 임상의학분야에서 실천되고 있는 의료행위의 수준을 말한다.[111] 여기서 학문적 수준으로서의 의학수준과 임상현장에서 실천되는 의료수준을 준별하면서 의료과실의 판정기준은 의료수준이어야 한다는 견해가 있으나, 최근 판례는 '임상의학의 실천에 의한 의료수준'이라고 하면서 그 의료수준은 규범상 준수되어야 할 어느 정도의 기준을 충족해야 한다고 제시하고 있다.[112]

　　⑵ 의료관행: 의료관행에 따른 의료행위를 하였을 경우 그 당시의 의학수준 내지 의료수준에 따른 주의의무를 다했다고 볼 수 있는가에 대해서 우리나라 판례는 의료관행에 따른 경우에도 주의의무 위반을 인정하고 있고,[113] 다만 과실의 경중 내지 정도를 판단하는 데 참작될 뿐이다.

　　이에 대해 ① 일본·독일에서는 대체로 의료관행을 따른 것이 주의의무를 다했다고 보지 않고 있는 반면, ② 미국에서는 종래 '관행의 법칙(the customary practice rule)'에 따라 일반적으로 인정된 관행에 따른 경우에는 과실책임을 면하는 경우가 많았으나 최근에는 관행에 대신하여 '승인된 의료행위(accepted practice)'를 주의의무의 기준으로 하는 판례가 늘어나고 있다.

　　⑶ 의사의 수준: 의료과오에 있어서 의사의 주의의무는 의사로서 전문적인 지식과 기술을 갖춘 사람, 즉 전문적인 의사로서의 주의의무를 말한다. 여기서 전문적인 의사의 수준이 어느 정도를 의미하는가에 대해서는 ① 의무에 충실한 평균적 의사 또는 전문의(독일),[114] ② 평균 개업의 또는 평균적 구성원(미국),[115] ③ 평균적인 의사

---

111) 대법원 1994.4.26 선고 93다59304 판결.
112) 대법원 1997.2.11 선고 96나5933 판결.
113) 대법원 1998.2.27 선고 97도2812 판결.
114) Ein ordentlicher, pflichtgetreuer Durchschnitts-Arzt oder-Facharzt(A. Laufs, a. a. O., S. 85).
115) average member of the profession(Restatement, Second, Torts §299 A, comment e, 1965).

(일본)116)를 의미한다는 견해가 있으나, ④ 합리적으로 유능하게 의술을 베풀 수 있는 의사라고 해석하는 것이 타당하다.

⑷ 비전문의와 전문의: 의사자격을 가진 이상 전문의·전공의·수련의 사이에는 의사의 주의의무 기준에 대한 실질적인 구분은 없다.117) 그리고 비전문의(일반의)는 일반의사로서의 평균적인 주의를 하는 것으로 족하나, 전문의는 해당 진료과목의 전문의로서의 평균적인 주의를 갖추어야 하므로 비전문의보다 높은 수준의 주의의무가 요구된다.

그런데 일반의가 전문과목의 진료를 하는 경우 또는 전문의가 다른 전문과목의 진료를 하는 경우에는 주의의무의 기준은 자신의 전문 이외라고 해서 경감되는 것이 아니라 그 당해 전문과목 전문의의 주의의무와 동일한 주의의무를 부담한다.118) 따라서 비전문의가 전문의로서의 진료에 자신이 없을 때에는 특별한 사정(긴급성·원거리 등)이 없는 한 전문의에게 이송할 의무가 있다.119) 또 종합병원이나 대학병원은 의료시설과 우수한 인력이 배치되어 있고 다면적인 손해회피수단이 기대된다고 할 것이므로 이에 소속된 전문의는 일반 개업의보다 높은 수준의 주의의무를 다해야 한다.

⑸ 의료종사자(의료보조자): 간호사·방사선사·임상병리사 등 의료보조자의 과실 유무에 대해서는 의사를 기준으로 판단할 것인지 아니면 그 의료보조자를 기준으로 판단할 것인지 문제가 된다. 생각건대 의사의 지휘감독 없이 의료보조자가 독자적으로 행할 수 있는 행위는 그 의료보조자를 기준으로 주의의무를 판단해야 할 것이다. 그러나 의사의 지휘감독에 따라 그 지시를 받아 행하는 보조행위(예컨대 주사행위)는 의사를 기준으로 주의의무를 판단해야 할 것이다.120)

---

116) 神戶地裁姬路支判 昭和 43.9.30 判決.
117) 대법원 1997.2.11 선고 96다5933 판결.
118) 대법원 1974.5.14 선고 73다2027 판결.
119) 응급의료에 관한 법률 제11조.
120) 대법원 1987.1.20 선고 86다카1469 판결.

(6) 지역차: 의사의 과실 여부를 판정하는 데 있어서 지역차를 고려해야 하는지 논란이 있다. 유효한 교통통신수단이 없었던 19세기 미국에서 지방의 의사를 보호하기 위해 지역법칙(locality rule)[121]에 따라서 지역차를 인정하여 주의의무의 기준을 달리했으나, 인터넷을 비롯한 통신수단의 발달 등으로 인해 의학지식 및 의료수준의 전반적인 평준화 내지 표준화를 이루었다고 볼 수 있는 오늘날 지역차는 반드시 고려해야 될 조건은 아니다.[122] 우리나라에서는 아직 무의촌이 있고 의사가 있는 곳이라도 전문의가 없는 경우가 많으므로 주의의무의 정도에 있어서 어느 정도 지역차를 고려해야 한다는 견해가 지배적인데, 이 경우 주의의무를 경감해야 하는 것은 당연하나 이는 지역차에 의한 것이 아니라 긴급성에 따라서 인정되는 것이라고 보아야 한다.

(7) 긴급성: 긴급상황에서는 일반적으로 평상시와 같은 의료수준에 적합한 모든 진단·치료방법을 동원하고 시설을 이용하여 기술적 주의를 다하는 등의 행동을 하기가 곤란하다. 이러한 긴급성에는 시간적으로 처치가 시급하다고 하는 시간적 긴급성과 생사에 관한 중요한 문제라고 하는 사항적 긴급성이 있다. 이러한 때 긴급한 치료를 받지 못했을 경우의 위험에 비해 긴급한 치료를 받았을 경우의 위험이 더 적다고 이익교량을 하여 긴급한 치료를 시행하였다면, 의료법 제15조(진료거부 금지 등) 또는 응급의료에 관한 법률 제6조 제2항(응급의료의 거부금지 등) 등에 비추어볼 때 의사의 과실판정에 있어서는 긴급성의 정도에 따라 상대적으로 주의의무를 인정하는 것이 타당하다.[123]

미국에서는 긴급성을 참작하는 판례의 태도에서 한 걸음 나아가 의사의 적극적인 구급진료를 촉진하기 위해 1959년 캘리포니아 주를 시작으로 대부분의 주가 특별법(이른바 Good Samarian Law)을 제정하여 의사가 자발적으로 구급진료를 한 때에는 중과실이 없는 한 악결과에 대해 책임이 없는 것으로 함으로써 긴급성 참작을 명문화하고 있다.

(8) 의사의 재량권: 의사의 독점적인 진료권을 인정하면 의사의 재량의 범위는 넓어지지만, 환자의 자기결정권을 중시하여 의사의 설명의무를 전제로 한다면 재량성의 범위는 좁아지게 된다. 그리고 의사의 재량성의 범위는 주의의무 위반과 직접 연관되

---

121) Small v. Howard, 1880, 128 Mass. 131(동일지역의 법칙); Michael v. Roberts, 1941, 91 N. H. 499, 23A. 2d 361(유사지역의 법칙).
122) Shilkret v. Annapolis Emergency Hospital Ass'n, 276 Md. 187, 349 A. 2d 245(Md. 1975).
123) 대법원 1986.10.28 선고 84다카1881 판결; 대법원 1994.4.15 선고 92다25885 판결.

어 재량성이 있는 범위 내에서는 주의의무 위반이 되지 않고, 주의의무 위반이 되면 재량성이 인정될 수 없게 된다.

미국에서는 '존중할 만한 소수의 법칙(respectable minority rule)' 또는 '상당수의 전문가법칙(considerable number rule)'[124]이나 '판단착오의 법칙'[125]을 통하여 의사의 재량권을 인정하여 왔다. 우리나라의 판례도 복수요법인 경우 치료방법이나 진단방법의 선택에서 의사의 재량성을 인정하고 있으며,[126] 의학적 판단이 중요시되는 검사결과의 판정이나 수술적응 여부의 판정 등과 같은 진료영역에서도 재량성을 인정하는 것이 타당하다고 보고 있다.

그리고 신요법이 위험하기는 하나 유일한 치료요법인 경우에는, 신요법 치료를 통한 이익교량의 조건에 덧붙여 환자의 자기결정권과 관련된 설명을 전제로 하고 그 특수한 방법의 사용이 불가피하였다는 등의 사정이 보태져야 의사의 재량성이 인정될 것이다. 그러나 신요법이라고 하더라도 그 효과가 검증되지 않았거나 그 시행방법상 과실이 있었다면 재량성은 인정되지 않으며,[127] 재량권의 일탈행위에 대해서는 과실책임을 묻지 않을 수 없을 것이다.

⑼ 특이체질 문제: 특이체질에는 식사성 특이체질과 약물성 특이체질이 있는데 임상에서는 후자가 문제가 되는 경우가 많다. 이러한 특이체질 환자에 대한 의료행위에 있어서 과실이 있는지는 의사가 치료 당시의 의학수준에 비추어 그 특이체질로 인해 피해가 발생할 것을 예측할 수 있었느냐 여부에 따라 판정되어야 한다.[128]

---

124) 상당수의 전문가법칙: 어떤 치료법이 다수의 개업의에 의해 채택되지 않고 있더라도 존중할 만한 소수에 의해서도 채택될 수 있으며 어떤 의사가 이를 채택하여 그에 따른 상당한 의술을 시행하고 주의의무를 다하였다면 과실책임이 없다는 이론(Downer v. Veilleux, 322 A. 2d 82, 87(Me 1974)).

125) 판단착오의 법칙: 보통 적용 가능한 직업적 기준을 따랐을 의료전문가는 단순히 그가 판단에 있어서 잘못을 범하였다는 이유만으로 과실이 있다고 인정되어서는 안 된다는 법칙(Haase v. Garfinkel, 418 S. W. 2d 108, 114, Mo. 1967; Kortus v. Jenssen, 237 N. W. 2d 845, Neb. 1976).

126) 대법원 1986.10.28 선고 84다카1881 판결; 대법원 1996.6.25 선고 94다13046 판결.

127) 서울지법 1995.11.1 선고 93가합55635 판결.

128) 대법원 1976.12.28 선고 74도816 판결; 대법원 1990.1.23 선고 87다카2305 판결.

　　의사의 주의의무 위반의 구체적인 유형은 전체 진료과정에서 진단단계 및 치료단계에서 주의의무를 위반하는 경우로 나누어볼 수 있다.

　　진단이란 치료의 출발점으로서 진찰(문진, 시진, 촉진, 타진, 청진)과 각종 임상검사 등의 결과에 따라 질병의 종류, 성질, 진행정도를 파악하고 그 과정에서 질병의 예후판단을 하며 치료수단을 선택하는 중요한 의료행위이다. 의료에 있어서 진단상의 과오로 치료수단을 잘못 선택하게 되면 적절한 치료시기를 상실하게 되어 환자에게 중대한 손해가 발생한다.

　　이와 같은 진단단계에서의 과오를 일반적으로 오진(誤診)이라고 하며, 구체적으로는 다음과 같은 3가지 경우가 문제가 된다.

　　① 문진의무 위반: 대체로 의사는 진료의 제1단계로 환자의 증상이나 기왕증에 대한 정보를 듣는 문진을 하게 되는데, 이러한 문진을 하지 않아 문진의무를 위반하고 만일 문진의무를 다하였다면 결과발생을 회피할 수 있었을 경우에 한하여 의사의 과실이 인정된다. 그러한 예로는 긴급상황이 아님에도 의사가 문진을 전혀 하지 않은 경우, 문진에 대신하여 문진표가 제시된 경우, 간호사가 문진을 한 경우, 의사가 문진을 하였으나 그 내용 정도가 부적절한 경우 등이 있다.[129]

　　② 임상검사 과실: 의사는 의료행위 당시의 의료수준에 비추어 적합한 임상검사를 실시해야 최종적인 진단을 정확하게 할 수 있다. 그런데 적절하고 상당한 검사를 해태한 경우, 검사에 대한 설명을 해태한 경우, 검사의 선택을 잘못한 경우, 검사자체가 불충분한 경우, 부적절한 검사를 시행한 경우에는 그로 인해 진단이 잘못되어 치료상 나쁜 영향이나 악결과를 초래하게 되면 의사의 과실이 인정된다.[130]

---

129) 대법원 1998.2.13 선고 96다7854 판결(수혈혈액 에이즈감염사건); 서울지법 1994.8.24 선고 93가합80648 판결(처녀막 파열사건); 日本 最高裁判所 昭和 36.2.16 判時, 民事判例集 第15卷 2號 244面(도쿄대학 수혈매독사건); 最高裁判所 昭和 51.9.30 判時, 民事判例集 第30卷 8號 816面(인플루엔자 예방접종사건); 仙臺地判 昭和 56.3.18 判時, 443號 124面(간호사가 문진한 사례).

130) 서울지법 1998.12.30 선고 97가합9717 판결(내시경검사 미시행으로 위암을 발견하지 못한 사례); 전주지법 1998.1.14 선고 94가합7798 판결(산전검사 미시행으로 거대아를 예측하지 못한 사례); 서울고법 1993.12.29 선고 92나26191 판결(충분한 검사 없이 간질환으로 진단한 사례); 서울고법 1998.8.13 선고 97나40171 판결(부적당한 내시경검사상의 과실로 사망에 이르게 한 사례); 대법원 1996.6.11 선고 96다5933 판결(정밀검사 없이 마취한 사례); 부산고법 1996.7.18 선고 95나7345 판결(동결절편검사 없이 단순 자궁경부염을 직장암으로 판단한 사례); 서울지법 1993.9.22 선고 92가합49237 판결(건강진단서에 정밀

③ 오진: 의사는 진찰 및 검사결과를 바탕으로 최종적으로 질병의 내용을 확정(진단)하게 되는데, 그 진단이 객관적인 질환의 실체와 합치하지 않은 경우를 오진이라고 말한다. 의학적으로 오진이라고 하여 법률적으로 바로 과실이 인정되는 것은 아니며, 의사가 진단 시 평균적 주의를 다했는지 여부, 즉 일반 의학상식을 기준으로 그러한 질병을 조기에 발견하는 것이 객관적으로 가능한가를 고려해야 할 것이다.[131] 그리고 그것이 현대의학 내지 의료수준으로 보아 불가항력적인 것이었다면 의사의 과실을 인정할 수 없다.[132]

검사요망을 빠트리고 정상이라고 기재한 사건); 대법원 1996.10.14 선고 85도1789 판결(갑상선과 심장이 비대함에도 사전 정밀검사를 하지 않은 사례); 日本 山口地判 平成 5.5.27 判時 1487號 115面(일부 생검만 허락하였는데 전체를 절제한 사례).

131) 대법원 1989.7.11 선고 88다카26246 판결(X선상 선상골절을 발견치 못한 사례); 대법원 1995.12.5 선고 94다57701 판결(검사결여로 유산기를 발견치 못한 사례); 서울지법 1994.6.8 선고 94가합9882 판결(장폐색을 라이증후군 등으로 진단한 사례); 서울고법 1998.4.30 선고 97나17249 판결(충수염을 단순 위염으로 오진한 사례); 서울고법 1998.12.10 선고 97나46704 판결(단순 결절성 덩어리를 종양으로 오진하여 수술한 사례); 서울지법 198.7.29 선고 97가합75156 판결(흉부X선만 보고 폐암을 폐결핵으로 오진한 사례); 서울지법 1998.9.23 선고 97가합55244 판결(뇌막염을 단순 급성위장염으로 오진한 사례); 대법원 1995.8.25 선고 94다24183 판결(CT판독을 잘못한 사례); 日本 東京地判 昭和 62.6.10 判時 644號 234面(임신기간을 오판하여 중절술을 시행한 사례); 大阪高判 平成 2.4.27 判時 1391號 147面(신근경색을 간장질환으로 오진한 사례); Hicks v. United State 368 f 2d 625, cca4, 1966(장폐쇄증환자를 단순 바이러스로 오진한 사례).

132) 서울지법 1997.1.15 선고 95가합56073 판결; 서울지법 1997.1.29 선고 95가합79277 판결; 日本 橫濱地判 昭和 61.7.14 判時 1231號 130面.

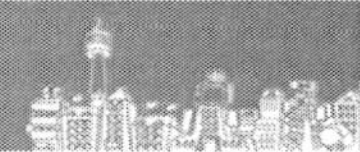

　의사는 가급적 빨리 병명을 진단하여 정확한 치료조치를 강구할 의무가 있다. 치료단계에서 가장 빈번하게 문제가 되는 주의의무 위반의 경우를 살펴보면 다음과 같다.

　① 주사과실: 주사는 치료행위 자체가 신체에 미치는 영향이 크고 고도의 기술을 요하는 것이므로 정맥주사는 의사가 직접 하는 것이 원칙이다. 그러나 대부분의 병의원에서는 간호사나 간호조무사가 의사의 구체적인 지시·감독을 받아 주사행위를 하고 있는 실정이다.

　주사과실을 구체적으로 보면 ⅰ) 주사실시 여부에 대한 판단에 과실이 있는 경우,133) ⅱ) 주사실시 방법상 과실이 있는 경우,134) ⅲ) 주사 후 관찰 및 조치에 과실이 있는 경우,135) ⅳ) 주사량이 과다한 경우,136) ⅴ) 주사약물 선택에 과실이 있는 경우,137) ⅵ) 주사기의 소독상태가 불량한 경우138) 등이 있다.

　② 투약과실: 투약이란 인체에 의약품을 투여하는 의료행위로 약물의 투여경로에 따라 경구투여, 주사, 흡입투여, 국소투여로 나누어진다. 투약 시 의사는 의약품에 첨부된 문서를 기준으로 기재된 용법·용량과 기타 사용 또는 취급상에 필요한 주의사항을 준수해야 하고, 이를 준수하지 않아 환자에게 유해한 결과가 발생하였다면 과실책임을 부담한다.

　투약과실의 유형을 분류해보면 ⅰ) 사용방법이나 분량을 설명하지 않거나 잘못한 경우,139) ⅱ) 다른 약물을 투여한 경우,140) ⅲ) 질병과 무관한 약물을 투여한 경우, ⅳ) 습관성 약물을 투여한 경우, ⅴ) 변질된 약물을 투여한 경우, ⅵ) 약물을 과다 투여한 경우,141) ⅶ) 투약에 따른 부작용에 대비하지 않은 경우142) 등이 있다.

　③ 수술 및 처치과실: 수술은 응급을 요하거나 그대로 방치하여 두면 생명에 중대한 위험을 초래할 우려가 있는 경우에 행하는 고도의 기술을 필요로 하는 치료방법

---

133) 日本 京都地判 平成 4.7.17 判時 1489號(전신쇠약환자에게 쇄골하 정맥주사 쇼크사).
134) 서울고법 1995.11.16 선고 93나39524 판결(주사바늘선택 및 주사시행방법상 과실).
135) 대법원 1990.1.23 선고 87다카2305 판결(스토렙토마이신 주사 후 용태관찰).
136) 대법원 1994.12.9 선고 93도2524 판결(포도당액주사).
137) 서울고법 1995.2.8 선고 94나11967 판결(당뇨병을 악화시킬 수 있는 피부염주사약 투여).
138) 東京地判 昭和 54.7.30 判時 948號 72面(주사 후 녹농균 또는 포도상구균에 감염).
139) 대법원 1994.4.15 선고 92나25885 판결.
140) 日本 函館地判 昭和 53.12.26 判時 925號 136面(불소화나트륨을 포도당으로 오인 투약).
141) 日本 東京地判 平成 1.11.29 判時 1346號(진통촉진제 과다투여로 뇌성마비아 출생).
142) 대법원 1999.2.12 선고 98다10472 판결(니조랄부작용 사망사례).

으로, 필수적으로 인체에의 침습을 수반하는 것이므로 다른 의료행위에 비해 생리적·심리적으로 보다 많은 위험을 내포하고 있다.

수술과실의 유형으로는 ⅰ) 수술시행 여부의 판단, ⅱ) 수술시기의 선택, ⅲ) 수술기술상의 잘못, ⅳ) 수술 중의 각종 판단, ⅴ) 수술 시 세균의 침입방지 및 감염예방, ⅵ) 수술용구 등 잔류물 제거, ⅶ) 수술 후 예후관찰 및 후속조치 등이 주로 문제가 된다. 그런데 수술 또는 처치는 각 전문진료 과목별로 약간의 차이가 있으므로 각각의 주의의무의 판단 기준은 각 전문진료 과목별로 다르게 나타난다.[143]

④ 마취과실: 마취는 극히 비생리적인 현상으로서 항상 위험발생의 요소를 내포하고 있음에도 불구하고 이를 인체에 시행하는 것은 그 위험보다 우선되고 응급한 사람의 질병 또는 손상을 제거하기 위한 것이므로 허용된 위험의 법리가 가장 광범위하게 인정되는 분야이다. 마취사고는 그 원인에 따라 생리적 작용, 약리적 장애, 물리적 장애에 기인하는 것 등으로 나눌 수 있다.

마취의사의 주의의무 내용에 따라 ⅰ) 당해 환자가 마취를 수용할 수 있는지 판단하기 위해 사전에 환자에 대한 진찰, 검사, 소견 등을 확인해야 하는 마취실시 적부 판단에 있어서의 주의의무,[144] ⅱ) 마취 시에는 환자의 병상 및 신체적 상황을 살펴보고 가장 적절한 마취제와 그 사용량 및 마취방법을 객관적으로 선택할 주의의무[145]가 있다. 또 ⅲ) 흡입마취 시 부정확한 투입이나 정맥 내 주사마취 시 주사부위 주위조직으로 약액이 새어나가는 등 조작상의 사고, 또는 인화성 마취제의 폭발이나 마취도관의 오연결 등 물리적 장애로 인한 마취사고가 발생하지 않도록 해야 하는 마취시술상의 주의의무,[146] ⅳ) 마취 후 부작용이 있을 것에 대비하여 응급처치를 할 수 있는 준비와 태세를 갖추어야 하는 마취시행 후 관리상의 주의의무[147] 등으로 분류할 수 있다.

⑤ 채혈 및 수혈과실: 채혈이란 혈액을 이용하기 위하여 인체에서 혈액을 채취하는 행위를 말하며(혈액관리법 제2조), 수혈이란 건강한 사람으로부터 채혈한 혈액을 위급한 상태에 있는 실혈환자에게 혈액의 보충을 위해 이입하는 치료법이다. 채혈 시에는 일정한 주의의무가 있는데 채혈기구 사용 시 주의의무,[148] 공기압력 검토의무, 공혈자 보호의무 등이 있다.

---

143) 대법원 1999.6.11 선고 99다3709 판결(산부인과).
144) 대법원 1998.11.24 선고 98다32045 판결.
145) 대법원 1994.12.27 선고 94다35022 판결.
146) 대법원 1979.8.28 선고 79다1146 판결.
147) 대법원 1994.4.26 고 92도3283 판결.
148) 日本 千葉地判 1972.9.12 判時 第650號 34面.

또 수혈 시에는 ⅰ) 수혈의 필요 여부 및 수혈시기 판단, ⅱ) 혈액형의 정확한 판정(교차반응검사 포함),[149] ⅲ) 수혈에 의한 감염(혈액의 안전성 및 불량성),[150] ⅳ) 과다수혈 등이 문제가 된다. 의사는 직접 입회하여 극소량으로부터 서서히 수혈하면서 수혈 시작 후 안전수혈이 확인될 때까지 부작용 유무를 관찰해야 하며, 불의의 위험에 대한 임기응변의 조치를 갖추어야 하는 등 주의의무가 있다.

---

149) 대법원 1970.1.27 선고 67다2829 판결.
150) 대법원 1997.8.29 선고 96다46903 판결(수혈로 인한 AIDS감염).

인터넷의 새로운 서비스 형태인 SNS(Social Network Service)가 등장과 함께 이용자가 급증하고 각 분야에서 이를 활용한 비즈니스도 확대되고 의료분야도 예외가 아니다.

개방성(참여성, 공유성)과 신속성(전파성) 측면에서 종전의 인터넷과 큰 차이가 있는 SNS는 웹에 기반을 둔 특정한 시스템 내에서 공개 또는 반공개적으로 개인의 프로필을 만들도록 제공하고 서로 접속하고 있는 다른 사용자들이 목록을 보여주고 관찰할 수 있도록 하는 웹서비스를 말한다.[151] 그 종류를 보면, 국내에서는 cyworld, Linknow, me2day, Tossi, Idtail 등이 있고 국외에서는 friendster, orkut, myspace, LinkedIn, flicker, youtube, twitter, Facebook 등이 있다.

이러한 SNS는 그것의 미디어기능(언론성)을 강조하여 소셜미디어(Social Media)라는 용어로 불리기도 하며,[152] 위키백과사전에서는 이를 "사람들의 의견·생각·경험·관점들을 서로 공유하기 위해 사용하는 온라인 도구나 플랫폼"이라고 정의하고 있다. SNS는 참여, 공개, 대화, 커뮤니티 등의 특성을 활용하여 마케팅, 지식경영, 연구개발, 서비스제공, 고객관리 등에 광범위한 분야에서 활용되고 그 파급력과 효용성도 상당히 확대되고 있는 추세이다.

의료분야에서 SNS는 병원홍보, 의료마케팅, 의사·간호사·병원직원 채용, 학생강의, 의학지식 공유, 기금모금, 실종환자·장기기증자 찾기, 병원정보 전달, 건강정보 제공, 건강강좌·병원행사 안내, 병원·의료진 소개, 병원이용후기 쓰기, 환자안부 묻기, 수술결과·치료계획 공유, 투약상담, 환자교육, 환자정보 교환, 원격진료·유헬스케어 등 다양한 영역에서 활용되고 있다.

그러나 SNS는 다양한 활용분야와 파급력 및 효용성이라는 긍정적인 평가에도 불구하고 진실성과 상업성이라는 측면에서는 여러 가지 부정적 현상들이 나타나고 있는 실정이다. 헐뜯기, 찍어내기, 인터넷 마녀사냥, 거짓정보 유포, 허위사실 유포, 사이버 비방, 사생활(프라이버시) 침해, 위치정보(LBS) 노출, 맞팔 맺기, 유령 트위터리안, 묻지마 팔로잉, 저작권 침해, 상표권 침해, 개인정보 누출, 사이버 명예훼손, 온라인 게임중독, 자살 등이 그것이다.

이와 같은 부정적 현상들에 대한 대책으로는 정보통신망법 제44조의5에 근거하는

---

151) Boid, M., & Ellison, B.(2007): Social Network Sites.
152) Chris Shipley(가이드와이어그룹 창업자)가 이 용어를 최초로 사용했다.

제한적 본인확인제와 공직선거법 제82조의6에 근거하는 실명확인제가 있는 정도이다.

　법률적으로 검토해보면, SNS를 미디어라고 보는 경우에는 언론관계법의 적용을 받게 되어 언론출판의 자유가 보장되지만, 미디어가 아니라고 보는 경우에는 정보통신관계법과 일반법의 적용을 받게 되어 언론출판의 자유가 제한된다. 여기서 미디어(언론)라고 보는 경우에는 신문 등의 진흥에 관한 법률, 신문 등의 자유와 기능보장에 관한 법률, 뉴스통신 진흥에 관한 법률, 방송법에 따라 등록해야 하는데, 현재로서는 이러한 등록을 하지 않기 때문에 언론관계법에 의거한 미디어가 아니라고 볼 수 있다.

　따라서 SNS는 모바일인터넷, 즉 법률상으로는 1인 인터넷 서비스제공자(ISP: Internet Service Provider)에 해당하여 ISP와 동일한 법적 지위 및 책임을 부담하는 것으로 볼 수 있으며, 결국 정보통신관계법과 일반법(형법, 민법 등)에 따라 규율된다고 정리할 수 있다.

의료분야에서 SNS는 그 활용영역 및 방법에 따라 다양한 양태로 법률적 문제가 발생할 수 있는데 그 대표적인 것으로 아래 몇 가지 문제를 들 수 있다.

첫째, SNS를 통해 환자정보 유출에 의한 개인 프라이버시 침해 문제가 있다.

환자정보는 진료에 활용하는 1차 정보와 이를 기반으로 의학교육 및 연구에 활용되는 2차 정보로 나누어볼 수 있다. 이러한 환자정보는 환자의 개인정보로서 의료법상 진료비밀 보호의무,[153] 의료법상 전자적 환자정보 보호의무,[154] 개인정보 보호법[155] 및 정보통신망 이용촉진 및 정보보호 등에 관한 법률상 개인정보 보호의무 등의 법률조항에 따라 엄격하게 보호된다.

둘째, SNS를 통해 사이버공간에서 비방, 모욕, 폭력 등의 행위를 하는 사이버 명예훼손 문제가 있다.

이 경우에는 공연히 사실을 적시하여 사람의 명예를 훼손함으로써 성립되는 형법상 명예훼손죄에 해당할 수 있는데, 예컨대 인터넷 게시판, 이메일 주소목록, 1대 다수 채팅방에서 타인의 명예를 저하시킬 수 있는 사실이 포함된 글을 게시하는 행위 등은 공연성이 인정될 수 있다.[156] 인터넷상 악성댓글을 달아 사람의 명예를 훼손시키고 모욕을 가하는 행위는 민법상 인격권 침해로 인한 불법행위책임을 부담할 수 있다.[157]

사람을 비방할 목적으로 정보통신망을 통해 공연히 사실 또는 허위의 사실을 적시하여 타인의 명예를 훼손한 자에게는 비방의 목적성이 인정되는 경우 정보통신망법상 명예훼손의 형사적 책임을 부담할 수 있다.[158] 사실을 적시하지 않고 사람의 사회적 평가를 저하시킬 만한 추상적 판단이나 경멸적 감정을 표현한 때에는 형법상 모욕죄에 해당할 수 있는데, 인터넷 게시판 비방글에 대해 형법상 모욕죄가 성립한 판례가 있다.[159]

셋째, SNS를 통해 건강상담이나 환자교육을 하는 경우 건강정보의 오류가 발생하는 문제가 있다.

---

153) 의료법 제19조.
154) 의료법 제23조 제3항, 제18조 제3항.
155) 개인정보 보호법 제59조 3호, 제39조.
156) 형법 제307조.
157) 민법 제750조.
158) 정보통신망 이용촉진 및 정보보호 등에 관한 법률 제44조의7.
159) 형법 제311조. 대법원 판례 2003도4934, 2007도3438.

이에 대해서는 의료법상 과대 및 허위 의료광고의 금지규정이 있으며,[160] 의료법상 인터넷 의료정보 제공 및 건강상담 요건은 의료업과 사이버병원, 무면허의료행위 등 관련 규정에 따라 규제된다. 교육 및 자료적 의미의 정보제공을 목적으로 제시되는 의료정보, 인터넷 공간에서 의사와 환자 간 상담과정이 개입되는 적극적 개념의 의료정보 또는 의료서비스를 제공하는 것이 여기에 해당한다.

또 의료법상 의료인은 의료기관을 개설하지 않고는 의료업을 할 수 없으므로 물적 실체가 없는 순수한 사이버병원은 허용되지 않으며, 건강상담이란 피상담자의 질문과 진술을 토대로 환자로 간주되는 피상담자의 증상을 파악하는 문진에 해당되기 때문에 의료인이 아닌 사람의 상담은 무면허의료행위가 된다.[161]

넷째, SNS를 통해 온라인상 저작권을 침해하는 문제가 있다.

사이버 공간에서 전자우편, 대화방, 검색엔진, 디지털콘텐츠 등의 각종 저작물을 무단으로 게시판이나 웹페이지에 게시하는 행위와 이러한 저작물을 사이버공간에서 복제하거나 전송하는 행위는 온라인상 저작권 침해에 해당한다.[162] 이 경우에는 예컨대 소리바다사건이나 영화 해운대사건에서와 같이 불법행위에 따른 손해배상책임과 형사책임을 부담할 수 있다.

요컨대 오늘날 의료분야에서도 인터넷이나 SNS를 활용한 업무범위가 점차 넓어지고 있는 추세이고 그 실익도 많다. 위와 같은 부작용이나 법률관계를 잘 이해하고 활용한다면 의료기관이나 의료소비자(환자) 모두에게 편리하고 이익을 가져다 줄 수 있을 것으로 본다. 다만 의료분야는 사람의 신체와 생명을 대상으로 하는 것이기 때문에 SNS 활용이 이들 보호법익에 어떠한 영향을 미칠 것인지 사전에 고려할 필요가 있다.

---

160) 의료법 제56조.
161) 의료법 제33조, 제27조.
162) 저작권법 제23~37조, 제103조.

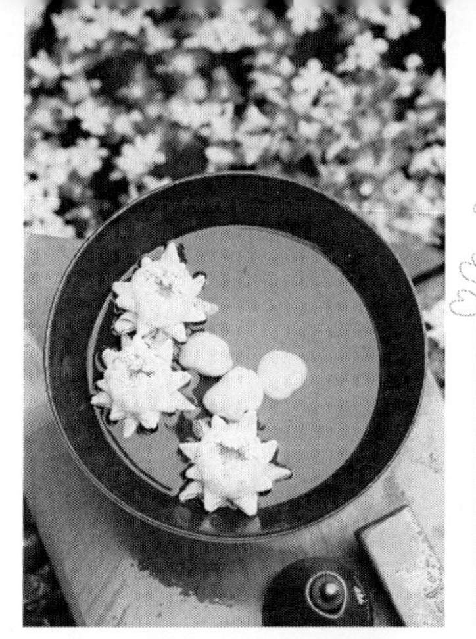
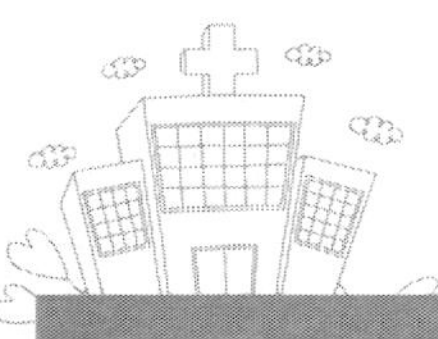

제 **3** 장

의료분쟁과 의료소송

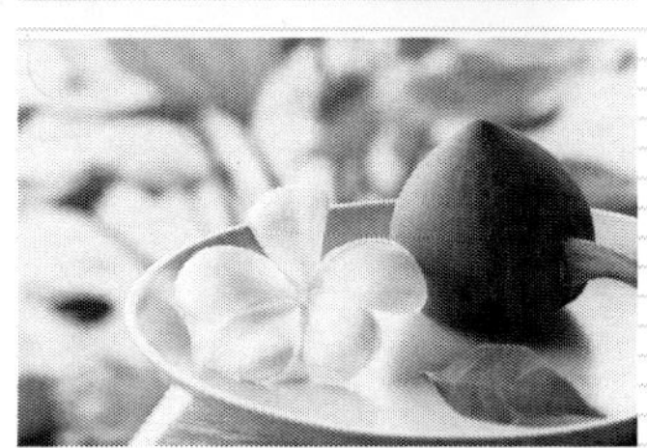

045 | 의료분쟁 용어

　보통 '일을 한다'라고 말할 때 여기서의 일의 종류는 셀 수 없을 정도로 많다. 그런데 병원에서 하는 일, 구체적으로 말해서 의사가 하는 일은 다른 일과는 특별한 차이가 있는데, 그것은 바로 '사람의 신체와 생명'을 대상으로 '일을 한다'는 것이다.

　의사(병원)의 일은 어떤 물건을 만들어내는 일이 아니라 사람의 신체와 생명을 대상으로 질병을 치료하는 일이기 때문에 예컨대 작업장에서 완제품을 제조하는 것처럼 100% 치료를 해내는 일도 어려울 것이라는 생각도 들고 아무리 주의를 해도 예방이 되지 않는 어떤 에러가 발생할 가능성이나 위험성도 항시 존재한다고 하겠다. 그러다 보니 간혹 어느 병원에 의료사고가 발생해서 병원과 보호자들 사이에 분쟁으로 발전하고 소란이 일어났다는 신문기사나 방송보도를 볼 수도 있고, 또 요즘은 인터넷이 발달해서 환자 가족들이 사고내용을 인터넷 게시판에 올려 여러 사람에게 호소하는 경우도 흔히 볼 수 있다.

　모든 사회영역에서 분쟁이 일어날 수 있듯이 의료분야에서도 이러한 의료분쟁이 일어날 수 있다. 분쟁은 합리적으로 해결하는 것이 분쟁이 지속되는 것보다 현명한 일이며 그러기 위해서는 일정한 노력과 비용이 들어갈 수 있다는 것은 어느 분야의 분쟁이나 마찬가지이다. 물론 제도적인 분쟁해결 절차가 잘 갖추어져 있다면 낭비되는 요소가 줄어들 것이다.

　그런데 실제로 의료분쟁 현장을 유심히 들여다보면 분쟁의 해결과 관련해서 아쉽고 안타까운 점이 한 가지 있다. 의사나 병원 입장에서는 가장 기분 나쁘게 들리는 말 가운데 하나가 '의료사고'라는 말이고, 반대로 환자나 보호자 입장에서는 치료가 안 되고 있다든가 뭔가 조금이라도 잘못되었다고 생각되면 '이거 의료사고 아니야?'라고 표현하면서 따지고 든다는 것이다. 의사나 병원 또는 환자나 보호자가 위와 같이 생각하는 것은 각자 이유가 있을 것이므로 생략하기로 하고, 여기서는 '의료사고'라는 용어에 대한 올바른 이해와 적절한 구사가 분쟁해결에 약간은 도움이 된다는 점에 대해서 말하고자 한다.

　일반적으로 의료분쟁을 해결하는 방법으로는 ⅰ) 환자 측과 의사(병원) 측 사이의 합의·화해를 위한 사적인 협상, ⅱ) 법원 또는 의료법상 의료심사조정위원회, 소비자보호법상 소비자분쟁조정위원회, 의료법상 대한의사협회공제회조정위원회에 조정신청, iii) 민사소송에 의한 손해배상 청구, iv) 형사고소 또는 고발을 통한 형사처벌 요구, v) 보건소·보건복지부 등 주무관서에 민원이나 진정 제기, vi) 소비자보호기구나 언론기관 또는 인터넷 게시판에 호소하는 방법 등이 있다.

그리고 일반적으로 의료분쟁의 진행과정은 다음과 같이 전개된다.

① 어떤 의료행위로 인하여 예상외의 악결과인 의료사고가 발생하게 되면, ② 그것이 누구의 잘못이라는 가치개념이 개입되어 의사와 환자 사이에 다툼, 즉 의료분쟁이 일어나게 된다. ③ 이때 환자 측과 의사(병원) 측 사이에 합의나 화해가 성립되지 않아 의사(병원)에게 의료과오가 있다는 점, 즉 당해 의료행위가 의사(병원)에게 요구되는 주의의무를 다했는지 여부를 가려내고자 피해자(환자) 측에서 의료과오소송을 제기하게 되고, ④ 법원의 재판을 통해 최종적으로 의료과오가 있었다는 것이 객관적으로 입증되는 경우 의사(병원) 측의 의료과실이 인정된다. ⑤ 이에 따라 법원은 의사(병원) 측에게 손해배상책임을 부담하라는 명령을 하고, ⑥ 가해자(의사 또는 병원) 측에서는 그 배상명령에 따라 환자에게 손해배상금을 지불하게 된다.

여기서 의료분쟁과 관련하여 사용되고 있는 4가지 주요 용어를 정리해보면 다음과 같다.

(1) 의료사고(醫療事故: medical accident): 환자가 의료인으로부터 의료서비스를 제공받음에 있어서 발생한 예상외의 악결과를 말한다. 이는 발생한 사고 그 자체를 가리키는 중립가치적인 용어이며, 아직까지 '누구의 잘못'이라는 판단이 개입되어 있지 않다.

(2) 의료분쟁(醫療紛爭: medical dispute): 어떤 의료사고에 대하여 그 손해배상책임 문제를 둘러싸고 의사(병원) 측과 환자 측 사이에서 일어나는 다툼을 말한다. 이 단계에서는 보통 환자 측에서는 그 의료사고가 의사(병원)의 잘못이라고 주장하고 의사(병원) 측에서는 잘못이 없다고 항변하는 모습을 띠게 된다. 만일 환자 측이 의사(병원)의 잘못이라는 주장을 철회하거나 의사(병원) 측에서 잘못이 있다고 인정하게 되면 분쟁은 종료된다.[1]

(3) 의료과오(醫療過誤: medical malpractice, ärztlicher Kunstfehler): 의료행위가 당시의 의학지식 내지 의료기술의 수준에 따라 의사에게 요구되는 주의의무를 게을리함으로써 적합한 것이 되지 못한 것을 말한다. 이는 의료행위상의 잘못을 총칭하는 용어이다. 영미법계에서는 전문가인 의사, 변호사, 공인회계사 등이 그의 업무를 수행함에 있어서 고의나 과실 또는 부주의로 업무를 부적절하거나 부도덕하게 행하여 환자나 의뢰

---

1) 의료법 제70~76조.

인에게 손해를 부담시키게 되는 경우를 특정하여 'malpractice'라고 칭한다.[2]

(4) 의료과실(醫療過失: medical negligence, Fahrlässigkeit): 법원의 재판으로 의료과오가 있다는 것이 객관적으로 입증되었을 경우 사용되는 용어이다. 이는 의료행위상의 잘못에 대하여 법적으로 비난할 수 있는 요소를 갖추었다는 것을 의미한다.

이와 같은 용어에서 알 수 있듯이, 의료분쟁이 일어났을 때 의사(병원)는 중립가치적 용어인 '의료사고'라는 표현에 대해 너무 거부감을 가질 필요는 없으며 환자나 보호자도 가능한 한 '의료과오가 있지 않느냐'라는 식의 용어를 사용하고 합의·조정·소송 등의 합리적이고 제도적인 절차와 방법으로 해결하는 것이 바람직하다.

---

2) "professional misconduct or unreasonable lack of skill(H. C. Black, Black's Law Dictionary, 5th ed., West Publishing Co., p.864)"; "a professional's improper or immoral conduct in performance of duties, done either intentionally or through carelessness or ignorance(S. H. Gifis, Law Dictionary, 2nd ed., Barron's Educational Series, 1984, p.281)."

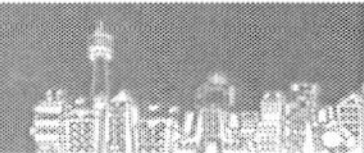

의료과오(medical malpractice)란 "의료행위가 당시의 의학지식 내지 의료기술의 수준에 따라 의사에게 요구되는 주의의무를 게을리함으로써 환자에게 사상(死傷)의 결과를 발생케 한 것"을 말한다.

그런데 우리나라에서는 의료과오와 의료과실이라는 용어를 혼용해서 사용하는 경향이 있으며 양자를 구별하는 것이 옳은가에 대해서는 아래와 같이 견해가 나누어진다.

첫째, 우리나라에서는 의료법분야를 제외하고는 과실 개념 이외에 과오 개념을 전혀 사용하지 않고 있으므로 전문가책임법리가 발달하여 malpractice(과오)라는 개념이 우리 법학에 완전히 도입되지 않는 한 의료과실소송 개념을 사용하는 것이 바람직하다는 견해[3]

둘째, 의료과실이란 의사가 환자를 진료하면서 당연히 기울여야 할 업무상 요구되는 주의의무를 게을리하여 사망, 상해, 치료지연 등 환자의 생명과 신체의 완전성을 침해한 결과를 일으키게 한 경우로서 의사의 주의의무 위반에 대한 비난 가능성을 말하는데, 의료과오는 의료상에 과실이 있다는 일본식 용어이므로 의료과실이라는 용어를 사용하는 것이 바람직하다는 견해[4]

셋째, 의료과오 청구사건은 주의의무의 기준위반이라고 정의할 수 있는 과실이론에 기초하고 있고 그러한 의무위반이 어떤 전문가의 탓으로 돌려졌을 때 과오라고 불리고 있는데, 과실 가운데 전문가의 과실을 과오라고 하면서 양자를 구별하는 견해[5]

넷째, 의료과오는 의료에 있어서 일정한 사실을 인식할 수 있었음에도 부주의로 인식하지 못한 것을 말하고, 의료과실은 의료과오가 있다는 것이 객관적으로 입증되었을 때 비로소 적용되는 용어로서 의료과오행위의 객관적 평가를 의미한다고 하면서 양자를 구별하는 견해[6]

다섯째, 의료과오는 의료과실을 전제로 하고 있는데, 의료과오가 의료행위상의 잘못을 총칭하는 것이라고 한다면, 의료과실은 의료행위상의 잘못에 대하여 법적으로 비난할 수 있는 요소로서 주의의무 위반을 의미하며, 영미법상 medical malpractice는 medical negligence(의료과실)보다는 의료과오에 가깝다는 견해[7] 등이 있다.

---

3) 최재천·박영호, 『의료과실과 의료소송』, 육법사, 2004, 41~45면.
4) 신현호, 의료과실이란, <www.mrdicon.com> [2004.8.1 방문].
5) 박동섭, "의료과오소송에서의 인과관계", 사법논집 제12집, 163면.
6) 문국진, 『의료법학』, 청림출판, 1989, 40면.
7) 추호경, 『의료과오론』, 육법사, 1992, 24~26면.

일반적으로 영미법계에서 과실에 해당하는 용어로는 negligence가 사용되고 있고, 전문가인 의사, 변호사, 공인회계사 등이 그의 업무를 수행함에 있어서 고의나 과실 또는 부주의로 업무를 부적절하거나 부도덕하게 행하여 환자나 의뢰인에게 손해를 부담시키게 되는 경우를 특정하여 malpractice라고 칭한다.8) 또 일본에서는 negligence(과실)와 malpractice(과오)를 구별하여 번역해서 사용하고 있다.

오늘날에는 사회분화와 함께 전문가책임법리가 발달하고 있으므로 의사 등 전문가책임 영역에서 사용되는 '과오' 개념을 일반분야에서 널리 사용되고 있는 '과실' 개념과 구분할 필요성이 충분히 인정된다. 또한 전문가책임법리는 일반적인 책임법리와 엄연히 차이가 있는 것이므로 우리 법학에 전문가책임법리가 완전히 도입되지 않았다고 하여 이를 배제하는 것은 무리가 있으며, 따라서 의료과오(medical malpractice)와 의료과실(medical negligence)의 용어를 구별해서 사용하는 것이 바람직하다.

---

8) 영미법용어사전상 malpractice: "professional misconduct or unreasonable lack of skill(H. C. Black, Black's Law Dictionary, 5th ed., West Publishing Co., p.864)"; "a professional's improper or immoral conduct in performance of duties, done either intentionally or through carelessness or ignorance(S. H. Gifis, Law Dictionary, 2nd ed., Barron's Educational Series, 1984, p.281)."

　　의료행위상의 과오로 인하여 환자의 신체에 사상(死傷)이 발생할 경우 환자는 의사를 상대로 민사상의 손해배상책임을 청구할 수 있다. 이러한 손해배상책임은 그에 관한 특별법이나 특별규정이 없는 한 민법상의 일반적인 책임원리에 의하여 법리가 구성된다.

　　그런데 민사책임체계는 채무불이행책임(계약책임, 민법 제390조 이하)과 불법행위책임(민법 제750조)의 이원적 구조로 대별되는데, 책임의 발생요건으로는 채무불이행과 불법행위의 두 가지 요건이 있다.

　　채무불이행은 채권채무관계에 있는 당사자 간에 채무내용에 따른 급부행위를 하지 않은 경우이고, 불법행위는 채권채무관계에 있지 않은 일반인 상호 간에 일어나는 불법행위를 말한다. 두 행위는 그 행위로 인하여 손해가 발생하면 손해배상의무가 발생한다는 점에서는 공통점을 가지고 있으나 그 법리구성에 있어서는 차이가 있다.

　　채무불이행에 의한 손해배상책임의 발생요건으로는 ⅰ) 고의 또는 과실에 의한, ⅱ) 채무불이행으로 인하여, ⅲ) 상대방에게 손해를 가하고, ⅳ) 그 채무불이행과 발생된 손해 사이에 인과관계가 있을 것을 필요로 한다. 그리고 불법행위에 의한 손해배상책임의 일반적인 발생요건은 ⅰ) 고의 또는 과실에 의한, ⅱ) 위법한 행위로 인하여, ⅲ) 타인에게 손해를 가하고, ⅳ) 그 위법한 행위와 발생된 손해와의 사이에 인과관계가 있어야 한다.

　　이 두 책임의 성립요건을 보면 귀책사유로서 고의 또는 과실, 손해의 발생, 인과관계의 존재라는 점에서는 차이가 없고, 다만 채무불이행(채무불이행책임)인가 위법한 행위(불법행위책임)인가에 있어서만 차이가 있다는 것을 알 수 있다.

　　양 책임에서 공통으로 적용되는 '고의 또는 과실'이란 의사의 주의의무 위반을 의미하는 것이다. 불법행위책임에서 '위법한 행위'는 설명의무위반과 환자의 자기결정권(동의 내지 승낙) 침해로 나타나는 것이다. 채무불이행책임의 경우 의료행위와 같은 수단채무에 있어서의 '채무불이행'은 이행지체나 이행불능은 있을 수 없고 불완전이행으로 보는 것이 통설이다. 그런데 의료행위가 불완전하다는 판단은 의사의 의료행위 자체의 객관적인 점을 판단하는 것이고, 의사에게 과실이 있다는 판단은 의사 개인의 주관적인 섬을 판단하는 것이므로 이는 결국 동일한 것의 양면을 보는 것에 지나지 않는다고 보는 것이 다수설의 입장이다.

　　이렇게 본다면 결국 의료과오의 민사책임구조는 불법행위책임으로 구성하든 채무불이행책임으로 구성하든 양자에 큰 차이는 없고, 불법행위책임의 위법성론에서 의사의 설명의무위반 및 자기결정권침해라는 부분만 특별히 취급하면 될 것이나 이 가운데 의사의 설명의무는 의료계약의 내용에 포함되는 계약상 의무이기도 하다.

그런데 종래 우리나라에서는 의료과오를 불법행위책임으로 다루는 것이 대세였으나[9] 최근에는 계약책임(채무불이행책임)으로 다루고자 하는 경향도 보이고 있다.[10]

이처럼 의료과오를 불법행위책임으로 구성하게 된 이유는 의료행위의 특수성에서 나타나는 특성 때문이다. 즉 ① 진료계약의 내용 내지 의사가 제공해야 할 급부의 내용을 특정 또는 확정하기 어렵다는 점, ② 진료계약의 당사자가 분명하지 않다는 점, ③ 계약책임이 미치는 범위가 애매하다는 점, ④ 일반적으로 인체에 대한 직접적인 침해는 불법행위를 구성한다는 의식이 잠재하고 있다는 점 등을 들 수 있다.

반면에 채무불이행책임으로 구성하려는 것은 채무불이행책임의 일반원칙에 기하여 과실(주의의무 위반)이 없다는 입증책임을 의사 측에게 부담시키려는 의도에서 기인한 것으로 보인다. 그러나 검증에 의하면 채무불이행책임 구성이 증명책임 면에서 환자에게 반드시 유리한 것이라고 말할 수 없다는 견해가 지배적이다.

---

9) 대법원 1962.2.28 선고 4294민상307 판결; 대법원 1970.1.27 선고 67다282 판결; 대법원 1980.3.5 선고 79다2280 판결; 대법원 1990.1.23 선고 87다카2035 판결 등.
10) 대법원 1988.12.13 선고 85다카1491 판결; 대법원 1993.7.27 선고 92다15031 판결; 대법원 1995.2.10 선고 93다52402 판결 등.

　　의료민사소송에서는 의료과오를 채무불이행책임(계약책임)과 불법행위책임으로 구성할 수 있는데, 양자의 차이점은 다음과 같다.

　　(1) 사용자의 면책 가능성: 의사가 다른 의사 또는 이행보조자를 사용하는 경우, 채무불이행책임에 의할 경우에는 이행대행자·이행보조자의 고의·과실이 채무자인 의사의 고의·과실이 되므로 사용자의 면책 가능성은 인정되지 않는다. 반면 불법행위책임에 의할 경우에는 이행대행자·이행보조자의 사용이 승낙되었거나 부득이한 사유가 있을 때 채무자인 의사는 선임·감독에 관해서만 책임지므로(민법 제682조, 제121조) 사용자의 면책 가능성이 인정된다. 따라서 채무불이행책임이 환자 측에게 유리하다고 볼 수 있겠으나, 실제상 우리나라 판례는 사용자의 면책을 거의 인정하지 않고 있다.[11]

　　(2) 과실의 입증책임: 의사 측 과실의 입증과 관련하여 채무불이행책임에 의하면 채무자인 의사 측이 자신의 과실(이는 주의의무나 불완전이행과 같은 것임)이 없다는 것을 입증해야 한다. 반면 불법행위책임에 의하면 환자 측이 의사에게 과실이 있었다는 것을 입증해야 한다. 이렇게 본다면 이론상 또는 외견상으로는 채무불이행책임이 환자 측에 유리하다고 볼 수 있겠으나, 결국 불완전이행은 의사의 주의의무 위반과 동일하게 되고 불법행위책임에서도 환자 측이 청구원인사실로 진료채무의 불완전이행의 내용을 구체적으로 특정해서 입증해야 하므로 소송실무에서는 양자에 큰 차이가 없게 된다.

　　(3) 손해배상청구권의 소멸시효: 채무불이행으로 인한 손해배상청구권은 본래의 이행청구권과 동일성이 인정되므로 소멸시효기간은 본래의 채권을 행사할 수 있는 때로부터 10년이다(민법 제162조). 반면 불법행위로 인한 손해배상청구권은 피해자나 그 법정대리인이 그 손해 및 가해자를 안 날로부터 3년간 이를 행사하지 않거나 불법행위를 한 날로부터 10년 내에 행사하지 않으면 소멸한다(민법 제766조).

　　이처럼 조문상으로는 채무불이행책임이 환자 측에게 유리한 것으로 볼 수 있다. 그러나 민법 제766조 제1항에서 말하는 '손해 및 가해자를 안 날'은 단순히 손해의 발생과 가해자를 안 날이 아니라 불법행위의 요건사실에 대하여 현실적이고도 구체적으로 인식하였을 때를 의미하고, 의료행위의 특성상 의료사고가 의료과실에 기인했다

---

11) 대법원 1964.6.2 선고 63다804 판결; 대법원 1968.1.31 선고 65다376 판결.

는 사실도 나중에 가서야 밝혀질 수도 있으므로 3년의 소멸시효기간의 기산점은 상당히 늦추어질 가능성이 있는 것이기 때문에 불법행위책임으로 구성하는 것이 반드시 환자 측에게 불리하다고 말할 수는 없다.

⑷ 손해배상의 범위: 채무불이행으로 인한 손해배상은 통상의 손해를 그 한도로 하고 특별한 사정으로 인한 손해는 채무자가 그 사정을 알았거나 알 수 있었을 때에 한하여 배상책임을 부담한다(민법 제393조). 반면 불법행위로 인한 손해배상은 재산 이외의 손해에 대한 배상책임과 재산상의 손해 없는 경우의 손해배상책임, 즉 위자료의 청구가 인정된다(민법 제751조, 제752조). 그러나 민법 제763조에 따르면 불법행위로 인한 손해배상도 민법 제393조 이하의 규정을 준용하고 있으므로 손해배상의 범위에 대해 양자의 실질적인 차이는 없다.

⑸ 면책특약의 효력: 예컨대 수술 시 수술과정이나 결과에 예상치 못한 사태가 발생해도 일체의 이의를 제기하지 않는다는 내용의 수술서약서 등 면책 내지 책임경감의 특약이 있을 경우, 이 특약이 장래에 있을 수 있는 의사 측의 과실에 대비한 것이라면 공서양속이나 신의칙 내지 형평원칙에 반하는 것이므로 무효가 된다.[12] 이러한 특약의 효력을 인정할 수 없다는 것은 채무불이행책임으로 구성하든지 불법행위책임으로 구성하든지 차이가 없다.[13]

⑹ 소송당사자의 자격: 채무불이행책임의 경우, 계약을 체결한 당사자가 원고 및 피고가 되므로 환자본인이나 그 보호자(진료신청서에 기명날인한 자)가 원고가 되고, 병원은 계약당사자로서 직접 피고가 되지만 담당의사는 단순한 이행보조자로 보아 소송당사자가 되지 않는다. 이에 비해 불법행위책임의 경우, 환자본인과 그 직계존비속·배우자·형제자매·친족이 피해자로서 원고가 되고, 담당의사는 불법행위자로서, 병원은 사용자로서 직접 피고가 되거나 공동피고가 된다.

이와 같이 의료과오는 진료계약 측면에서 보면 채무불이행(불완전이행)이고 계약관계를 떠나 의사 측의 과실만을 보면 불법행위가 된다. 실체법적 측면에서 양자는 각각의 원인으로 한 별개의 손해배상청구권이 상정되며, 환자 측에서는 채무불이행책임이든 불법행위책임이든 자유롭게 선택적으로 행사할 수 있다(청구권경합설).

현재 대부분 의료과오소송에서 원고는 불법행위책임을 주로 구하되 동시에 채무불이행책임을 구하고 있다. 그리고 소송상 두 개의 청구가 동시에 있을 때에는 소송법적 측면에서는 양 청구권은 선택적 병합관계에 있다고 보고 법원의 선택에 따라 하나의 급부판결을 하면 족하다(선택적 병합설).

---

12) 대구고법 1979.2.28 선고 78나426 판결; 서울고법 1983.5.13 선고 82나1384 판결.
13) 공정거래위원회는 1995년 이와 같은 면책약관조항을 폐지했다.

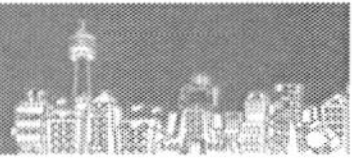

정확한 통계자료는 없으나 법원 소송현황과 대한의사협회공제회·한국소비자원·전국의료사고가족협의회 등의 민원접수현황을 참고한 자료에 따르면, 우리나라의 의료분쟁 발생건수는 연간 약 6,700건이고 여기에 소요되는 비용은 약 900억 원에 달하는 것으로 추정된다.[14] 이 가운데 법원의 소송건수는 1989년 69건이던 것이 2002년 671건으로 9.7배 증가되었고, 소송기간도 1, 2심법원을 합치면 평균 3.9년이 소요되는 것으로 추산된다.

이처럼 의료분쟁 또는 의료소송이 증가하고 있는 이유는 다음과 같이 분석된다.

① 의료공급자(병원, 의료인) 측면에서는 건강보험제도 실시로 인한 의료수요의 증가, 의료기관의 대형화 및 위험관리대책 부재, 의료인과 환자 간 관계의 불신풍조, 의료인의 의료법리에 대한 인식부족 등을 들 수 있다. ② 의료소비자(환자) 측면에서는 환자의 의료본질에 대한 이해부족, 국민의 권리의식 증대 및 의료계약관계로의 인식변화, 의료정보의 확산으로 인한 의료사고 인지수준 향상, 경제적 보상심리의 증대 등을 꼽을 수 있다. ③ 의료제도적(국가보건당국) 요인으로는 의료사고에 대한 사회적 보상제도의 결여, 적절한 의료분쟁조정법제 및 의료분쟁조정기구의 부재 등을 들 수 있다.

이와 같은 의료분쟁의 증가는 총체적으로 지출되는 사회적·경제적 비용을 증가시키는 것 이외에 의료현장에서도 여러 가지 부정적인 영향으로 나타나고 있다. 즉 의료인 측에서는 의료사고 위험을 피하기 위해 방어진료나 과잉진료 현상이 나타나고 응급의료를 회피한다거나 사고빈도가 높은 전문과목의 전공을 기피하는 등 의료활동을 위축시키는 요소로 작용한다. 반면에 환자 측에서도 적절하고 신속한 구제수단이 없기 때문에 병원시설 점거나 집단행동 등 사적 구제수단에 의존한다거나 장기적인 의료분쟁 또는 의료소송으로 인하여 경제적·정신적 고통을 받는 경우가 많다.

각종 통계자료를 종합해보면 우리나라에서 의료사고 또는 의료분쟁이 본격적인 사회문제로 부각된 것은 1980년대 이후인 것으로 파악된다. 이러한 현실을 감안하여 1981년 1월 12일 의료법 개정으로 의료심사조정위원회(중앙/지방)가 설치되었고,[15] 그 후 1987년 의료법 시행령 개정으로 대한의사협회공제회가 1981년부터 시행해오던 업무를 의료법상 분쟁조정제도로 발전시켰으며,[16] 1999년 2월 5일 소비자기본법(이전

---

14) 1997년 통계자료.
15) 의료법 제70~76조.

법명 '소비자보호법') 개정으로 의료소비자분쟁조정위원회 설치 및 의료소비자피해구제제도가 도입되기에 이르렀다.[17]

아무튼 1981년 말 무렵, 의료계를 필두로 의료분쟁에 관한 사회제도적 장치의 필요성이 제기되어 1980년대 말부터 의료분쟁조정법안을 마련하기 위한 작업이 시작되었다. 즉 법에 의료사고로 인한 분쟁조정절차와 손해배상 및 보상 등에 관한 사항을 규정하여 국민의 생명·신체 및 재산상의 피해를 신속·공정하게 구제하고 안정적인 진료환경을 조성하자는 취지에서 법 제정작업이 추진되어 왔던 것이다.

그러나 법안을 둘러싸고 이해당사자(의료인 측, 환자 측, 정부관련부처 등) 사이에 의견이 분분하여 14대, 15대, 16대, 17대 국회에서 발의와 부결이 거듭되면서 국회심의를 통과하지 못하였다. 참고로 지금까지 의료분쟁조정법의 제정을 위한 추진경과를 정리해보면 아래 표와 같다.[18]

여기서 눈에 띄는 것은 의료분쟁조정법 제정작업이 약 20년째 계속되고 있다는 점과 주요 쟁점사항도 여러 가지가 놓여 있다는 점이다. 특히 주요 쟁점사항의 면면을 짚어보면, 법리상 문제점도 해결해야 할 과제이지만 국가의 보건의료제도를 어떻게 세워나가느냐 하는 정책적 이슈와도 깊은 관련이 있기 때문에 대단히 중요하다. 아래에서 소개하는 바와 같이, 주요 쟁점 가운데 하나인 법의 명칭만 보더라도 이와 같은 사실을 알 수 있다.

① 의료분쟁조정법은 국민입장에서 접근해야 실효성을 확보할 수 있고 1차적인 목적이 보건의료인 보호가 아니라 환자 보호에 있으므로 법안의 명칭을 「환자권리 구제를 위한 특별조치법」 또는 「환자권리 보호 및 의료피해 구제에 관한 특별법」으로 해야 한다는 견해, ② 새로운 입법이 필요한 것은 무과실 의료사고피해에 대하여 피해자 보상을 할 것인지 말 것인지를 집중 논의해야 하므로 법안의 명칭을 「의료피해보상기금 운영에 관한 법률」로 해야 한다는 견해, ③ 법률의 명칭은 특별한 이유가 없는 한 특정 주체 편향적이 아니라 중립적·공통적이어야 하므로 「의료사고처리 특례법」 또는 「의료복지 증진 및 의료사고 처리에 관한 법률」이 타당하다는 견해가 그것이다.

---

16) 의료법 시행령 제16~17조.
17) 소비자기본법 제28조, 제34조, 제39조, 제42~46조, 제52조, 제53조의2.
18) 상세내용은 정용엽, u-헬스시대의 원격의료법, 132~134쪽 참조.

일자별	추진주체	추진내용	주요 쟁점사항
1988.10	대한의사협회	의료사고처리특례법(전문 9조) 제정을 보건사회부에 건의	반의사불벌죄, 공제보상, 공제사업자의 중재처리 등
1991. .	대한의사협회, 대한병원협회	의료피해보상구제법안을 정부에 입법청원	의료심판제도, 조정전치제도, 의료분쟁조정기금 조성 및 강제가입, 보험자의 기금출연, 반의사불벌죄 채택 등
1991.7	보건사회부(법안제정추진실무위원회)	의료분쟁조정법안 초안 작성	의료분쟁조정위원회, 반의사불벌죄, 조정청구기간 3년, 사회보험원리에 의한 의료분쟁조정기금 조성, 난동행위에 대한 가중처벌 삭제 등
1994.11	보건사회부	의료분쟁조정법안(정부제출안) 14대 국회(1992~1996) 제출	책임공제 의무가입, 제3자 개입금지와 진료방해금지조항 벌칙삭제 등
1997.7 1997.11	국민회의 김병태 의원 등 30인, 신한국당 정의화 의원 등 37인	의료분쟁조정법안(의원입법안) 15대 국회(1996~2000) 제출	국가보상책임, 조정전치주의, 무과실보상제도, 형사처벌특례인정, 공제조합 국가출연 근거 등
2002.5	정부의료제도발전특별위원회	의료분쟁조정법안(의발특위의결안) 재입법 추진, 토론 및 공청회 실시(2002.9)	필요적 조정전치제도(보건복지부·법무부·기획예산처·한국소비자보호원 반대), 조정위원회 설치(법무부 반대), 무과실의료사고 보상(재정경제부·기획예산처 국가보상금지급 반대), 형사처벌특례제도(법무부 반대)
2002.10	한나라당 이원형 의원 등 44인	의료분쟁조정법안(의원입법안) 16대 국회(2000~2004) 제출	의료분쟁조정위원회에 대한 국가 및 지방자치단체의 출연금부담규정, 보건의료인 등에 대한 형사처벌특례 인정, 무과실피해구제제도, 임의적 조정전치주의 채택, 의료배상책임 또는 공제조합 책임공제의무가입 등
2005.12 2005.12 2006.5	열린우리당 이기우 의원 등 13인, 박재완 의원, 한나라당 안명옥 의원 등 10인	의료사고예방 및 피해구제에 관한 법률안(의원입법안) 17대 국회(2004~2008) 제출 <7장 56조 부칙6조> 박재완 의원, 의료사고피해구제법, 경제정의실천시민연합 입법청원안 17대 국회 제출 보건의료분쟁의 조정 등에 관한 법률안(의원입법안) 17대 국회제출 <7장 54조 부칙 6조>	의료사고피해구제위원회 설립, 의료배상 공제조합 설립, 보건의료기관개설자 책임보험 및 종합보험 가입, 무과실보상제도 및 보상기금 설치, 종합보험 등에 가입된 경우 형사처벌특례과 반의사불벌조항, 입증책임전환 변형조항, 필요적 조정전치제도 및 일몰제 적용 등
2007.11	국회보건복지법안소위원회	법안 재심의(부결)	국회보건복지위원회 전체회의 통과무산 및 법안소위원회 재심의 결정 ※ 국회임기만료로 자동 폐기됨

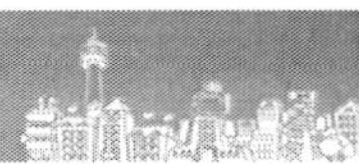

1988년부터 시작된 의료분쟁조정법 제정작업이 2011년 3월 11일 법안의 국회의결로 23여 년 만에 탄생하게 됐다.[19] 이 법은 대통령 공포절차와 유예기간을 거쳐 2012년 4월 8일 시행될 전망인데, 국회 표결과정에서 주요내용과 법률제정 목적을 다음과 같이 밝히고 있다.

첫째, 의료분쟁을 신속·공정하고 효율적으로 해결하기 위하여 특수법인 형태로 한국의료분쟁조정중재원을 설립하고, 임의적 조정전치주의를 채택하여 조정과 소송을 별개의 절차로 규율한다는 것이다.

둘째, 보건의료인이 업무상과실치상죄를 범한 경우에도 조정이 성립하거나 조정절차 중 합의로 조정조서가 작성된 경우 피해자의 명시한 의사에 반하여 공소를 제기할 수 없도록 한다는 것이다.

셋째, 의료사고로 인한 피해자의 미지급금에 대하여 조정중재원이 손해배상금을 대신 지불하는 제도를 마련하는 등 의료사고로 인한 피해를 신속·공정하게 구제하고 보건의료인에게 안정적인 진료환경을 조성하려는 것이라고 한다.

그런데 법 제정에 이처럼 오랜 시간이 걸린 이유는 이해당사자인 의료인과 시민단체(환자 측), 그리고 정부부처 사이에 법의 내용을 어떻게 구성할 것인가를 놓고 이견이 많았기 때문이다. 14, 15, 16, 17, 18대 국회를 거치면서 발의와 부결을 거듭하던 이 법안에서 이해당사자 간에 논란이 됐던 주요 쟁점사항은 다음 몇 가지로 정리할 수 있다. 의료분쟁조정원과 전문감정원, 조정전치주의, 의료배상책임보험과 공제조합, 의료인 형사처벌특례조항, 무과실책임보상제도, 입증책임전환조항, 난동자 가중처벌조항 등이 그것이었다.

'의료사고 피해구제 및 의료분쟁 조정 등에 관한 법률(이하 의료분쟁조정법이라고 함)'이라는 다소 긴 제목이 붙여진 이 법률의 주요골자는 다음과 같다.

총 7장 54조 및 부칙 5조로 구성된 법률은 제1장 총칙, 제2장 한국의료분쟁조정중재원, 제3장 의료분쟁의 조정 및 중재, 제4장 의료배상공제조합 및 불가항력 의료사고, 제5장 손해배상금 대불, 제6장 보칙, 제7장 벌칙, 부칙 순서로 되어 있다.

먼저 총칙을 살펴보면, 법 제2조에서는 '의료사고'란 보건의료인이 환자에 대하여 실시하는 진단, 검사, 치료, 의약품의 처방 및 조제 등의 행위로 인하여 사람의 생명,

---

19) 제298회 국회, 의안번호 제11088호, 2011.3.11.

신체 및 재산에 대하여 피해가 발생한 경우를 말하고 이러한 의료사고로 인한 다툼을 '의료분쟁'이라고 용어를 정의하고 있다. 여기서 말하는 '보건의료인'이란 의료법에 따른 의료인·간호조무사, 의료기사 등에 관한 법률에 따른 의료기사, 응급의료에 관한 법률에 따른 응급구조사, 약사법에 따른 약사·한약사로서 보건의료기관에 종사하는 사람을 말한다.

그리고 법 제5조에서는 국가는 의료사고 예방을 위해 조사·연구, 통계작성·공표, 교육·지침개발 등 법적·제도적 기반을 마련해야 하고, 보건의료기관개설자 및 보건의료인은 시설·장비·인력에 흠이 없도록 하고 필요한 관리상 주의의무를 다해야 한다는 책무를 부여하고 있다. 특히 보건의료기관개설자는 의료사고예방위원회를 설치·운영하는 등 필요한 조치를 취해야 한다.

또 법 제3조에서는 이 법의 적용범위를 대한민국 국민뿐 아니라 외국인이 의료사고로 인한 손해배상을 구하는 경우에도 적용되도록 하였다.

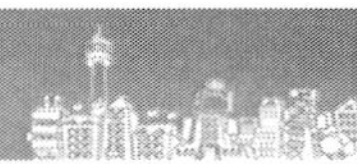

　의료사고 피해구제 및 의료분쟁 조정 등에 관한 법률(이하 의료분쟁조정법이라 함)에서 가장 핵심이 되는 사안은 특수법인 형태로 한국의료분쟁조정중재원(이하 조정중재원이라 함)을 설립 운영하는 것이라고 할 수 있다.[20]

　지금까지 의료사고에 따른 손해를 배상받으려면 의료법에 따른 의료심사조정위원회 조정이나 소비자보호법에 따른 소비자분쟁조정위원회 조정 또는 민법에 따른 손해배상청구소송을 하는 방법이 있었다.[21] 이 가운데 의료분쟁조정법이 시행되면 그동안 유명무실했다고 평가되던 의료법상 조정제도는 폐지되며 소비자보호법상 조정제도는 병행해서 운영된다.

　한편 입법과정에서 소송을 제기하기 전에 반드시 이 법에 따른 조정을 거치도록 하는 강제적 조정전치주의를 도입하자는 논의도 있었으나, 임의적 조정전치주의를 채택함으로써 의료사고 피해자는 조정절차를 거치지 않고 법원에 의료분쟁에 관한 소송을 제기할 수 있도록 했다.[22]

　구체적으로 조정중재원은 의료분쟁의 조정·중재 및 상담, 의료사고 감정, 손해배상금 대불, 의료분쟁과 관련된 제도와 정책의 연구, 통계 작성, 교육 및 홍보, 그 밖에 의료분쟁과 관련하여 대통령령으로 정하는 업무를 수행한다.[23]

　분쟁조정원은 원장과 의료분쟁조정위원장·의료사고감정단장을 포함한 9명 이내의 이사와 감사 1인으로 구성되며, 보건복지부장관이 임명 또는 위촉하고 3년 임기에 중임할 수 없도록 했다.[24] 그리고 조정중재원의 업무에 필요한 경비 등 재원조달에 대해서는 입법과정에서 의료공급자(의료기관)에게 분담토록 하자는 의견도 있었으나 정부출연금과 조정중재원의 운영에 따른 수입금으로 충당하도록 하였다.[25]

　조정중재원에는 의료분쟁을 조정·중재하기 위해 의료분쟁조정위원회와 그 산하에 조정부를 설치하도록 했다.

　조정위원회는 50~100명 이내의 조정위원(비상임)으로 구성하되 조정조서 작성 등을 위해 상임조정위원을 둘 수 있으며, 조정부의 구성과 위원회의 의사규칙 제정 등

---

20) 법 제6조(의료분쟁조정중재원의 설립).
21) 의료법 제70~76조, 소비자기본법 제60~69조, 민법 제390조, 제750조.
22) 법 제40조(소송과의 관계).
23) 법 제8조(업무).
24) 법 제10조(임원 및 임기).
25) 법 제15조(재원).

을 심의·의결한다.26) 조정위원 정수의 ① 2/5는 판·검사나 변호사 자격이 있는 사람, ② 1/5은 보건의료에 관한 학식과 경험이 풍부한 자로 보건의료인단체나 보건의료기관단체에서 추천한 사람, ③ 1/5은 소비자권익에 관한 학식과 경험이 풍부한 사람으로 비영리 민간단체에서 추천한 사람, ④ 1/5은 대학이나 공인된 연구기관에서 부교수급 이상 또는 이에 상당하는 직에 있거나 있었던 사람으로 보건의료인이 아닌 사람으로 구성된다.27)

한편 조정위원회의 업무를 효율적으로 수행하기 위해 위의 조정위원 가운데 5명(①항의 사람 2명, ②~④항의 사람 각 1명)으로 구성된 분야별, 대상별 또는 지역별 조정부를 운영할 수 있도록 했다. 조정부는 의료분쟁의 조정결정 및 중재판정, 의료사고로 인한 손해액 산정, 조정조서 작성, 그 밖에 대통령령으로 정하는 사항을 처리하는 업무를 수행한다.28)

조정위원은 해당 의료분쟁사건과 관련이 있는 경우 그 직무의 집행에서 제척되며, 당사자는 담당 조정위원에게 공정한 직무집행을 기대하기 어려운 경우 기피신청을 할 수 있다.29)

---

26) 법 제19조(의료분쟁조정위원회의 설치), 제20조.
27) 법 제20조(조정위원회의 구성 및 운영).
28) 법 제23조(조정부).
29) 법 제24조(조정위원의 제척 등).

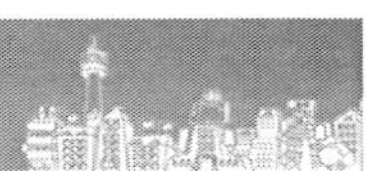

　제정법률에 따르면, 의료분쟁조정중재원에는 신속 공정한 의료분쟁 해결을 지원하기 위해 의료사고감정단과 분야별·대상별·지역별 감정부를 설치하도록 했다.

　의료사고감정단은 단장을 포함 50~100명 이내의 감정위원으로 구성하며, 의료분쟁의 조정·중재에 필요한 사실조사, 의료행위를 둘러싼 과실 유무 및 인과관계 규명, 후유장애 발생 여부 확인, 다른 기관에서 의뢰한 의료사고에 대한 감정의 업무를 수행한다.[30]

　각 감정부는 감정위원추천위원회(9인)의 추천을 받아 원장이 임명 또는 위촉하는 감정위원 5명으로 구성한다.[31] 구체적으로는 의사전문의 자격 2년 이상 또는 치과의사·한의사 면허 6년(외국 자격 또는 면허도 동일) 이상 경과한 자 2명, 변호사 자격 4년(외국 변호사 자격은 5년) 이상 경과한 자 2명(검사 1명 포함), 소비자권익에 관한 학식과 경험이 풍부한 사람으로 비영리 민간단체에서 임원 2년 이상인 자 1명으로 구성한다.

　의료사고 당사자는 분쟁해결방법으로 조정(재판상 화해와 동일한 효력) 또는 중재(확정판결과 동일한 효력) 방법을 선택하여 신청할 수 있다.

　먼저 조정신청은 의료분쟁의 당사자 또는 그 대리인이 할 수 있다. 대리인이 될 수 있는 사람은 당사자의 법정대리인·배우자·직계존비속 또는 형제자매, 당사자인 법인의 임직원, 변호사, 당사자로부터 서면으로 대리권을 수여받은 자이다.[32] 당사자는 의료사고의 원인이 된 행위가 종료된 날부터 10년, 피해자나 그 법정대리인이 그 손해 및 가해자를 안 날부터 3년 이내에 조정신청을 해야 한다.[33]

　조정절차는 조정신청서를 송달받은 피신청인이 조정에 응하겠다는 의사를 의료분쟁조정중재원에 통지함으로써 개시되는데, 다만 아래와 같은 경우에는 조정신청이 기각된다.[34]

　① 이미 해당 분쟁조정사항에 대하여 법원에 소가 제기된 경우

　② 이미 해당 분쟁조정사항에 대하여 소비자기본법 제60조에 따른 소비자분쟁조정위원회에 분쟁조정이 신청된 경우

---

30) 법 제25조(의료사고감정단의 설치).
31) 법 제26조(감정부).
32) 법 제27조(조정의 신청) 제1항, 제2항.
33) 법 제27조(조정의 신청) 제10항.
34) 법 제27조(조정의 신청) 제3항, 제7항, 제8항.

③ 조정신청 자체로서 의료사고가 아닌 것이 명백한 경우

④ 신청인이 조사에 응하지 아니하거나 2회 이상 출석요구에 응하지 아니한 때

⑤ 신청인이 조정신청 후에 의료사고를 이유로 의료법 제12조 제2항을 위반하는 행위를 한 때 또는 형법 제314조 제1항에 해당하는 행위를 한 때

⑥ 조정신청이 있은 후에 소가 제기된 때

⑦ 피신청인이 조정신청서를 송달받은 날부터 14일 이내에 조정절차에 응하고자 하는 의사를 통지하지 아니한 경우

조정부는 조정신청이 있은 날부터 90일 이내에 조정결정을 해야 하며, 감정부는 조정신청이 있은 날부터 60일 이내에 의료사고를 조사하여 감정서를 작성하고 조정부에 송부해야 한다(각각 필요한 경우 1회에 한해 30일까지 연장 가능).[35] 조정부는 의료사고로 인해 환자에게 발생한 생명·신체 및 재산에 관한 손해, 보건의료기관개설자 또는 보건의료인의 과실정도, 환자의 귀책사유 등을 고려하여 손해배상액을 결정한다.[36]

신청인과 피신청인은 조정결정서를 송달받은 날부터 15일 이내에 동의여부를 의료분쟁조정중재원에 통보해야 하며, 쌍방이 동의하거나 동의한 것으로 보는 때(15일 이내에 의사표시가 없는 때)에 조정이 성립된다.[37]

만일 조정절차가 진행되는 중에 당사자 사이에 합의가 이루어진 경우에는 조정부가 조정절차를 중단하고 그 합의내용에 따라 조정조서를 작성하고 종결되며, 이 조정조서는 재판상 화해와 동일한 효력이 있다.[38]

---

35) 법 제33조(조정결정), 제29조(감정서).
36) 법 제35조(배상금의 결정).
37) 법 제36조(조정결과의 통지).
38) 법 제37조(조정절차중 합의).

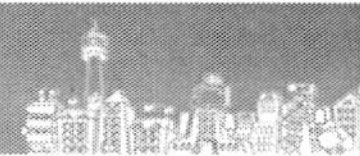

　의료분쟁조정법상 분쟁해결방법에는 조정 이외에 중재방법을 규정하고 있다.

　중재란 당사자가 사전에 조정부의 중재판정에 따르기로 서면 합의하고 그 판정을 무조건 수용하는 것을 말한다. 중재결정은 확정판결과 동일한 효력을 가지며, 절차는 의료분쟁조정법 제43조 내지 제44조에 정하는 것 이외에는 보충적으로 중재법을 준용한다.

　한편 보건의료인단체 및 보건의료기관단체는 의료사고에 대한 배상을 목적으로 하는 의료배상공제조합을 설립 운영할 수 있으며, 보건의료기관개설자는 공제조합의 조합원으로 가입할 수 있다(임의규정).[39]

　법 제정과정에서 쟁점 가운데 하나가 무과실책임보상제도였는데, 보건의료인이 충분한 주의의무를 다했음에도 불구하고 불가항력적으로 발생한 분만 의료사고에 한해서 피해를 보상해줄 수 있도록 했다.[40] 이 불가항력 의료사고 피해보상을 위한 재원은 조정중재원의 예산에서 지원하거나 보건의료기관개설자 등에게 분담시킬 수 있도록 했고 그 구체적인 내용과 보상의 범위, 보상금의 지급기준과 절차 등은 법 시행령에서 정하도록 했다.

　제정법률은 또 다음의 경우 손해배상금 미지급금에 대해 조정중재원에 대불(代拂)을 신청할 수 있으며 조정중재원은 대불한 경우 보건의료기관 개설자나 보건의료인에게 그 대불금을 구상할 수 있도록 규정하고 있다.[41] ① 조정이 성립되거나 중재판정이 내려진 경우, ② 조정절차 진행 중에 합의로 조정조서가 작성된 경우, ③ 소비자기본법에 따라 조정조서가 작성된 경우, ④ 법원이 의료분쟁 민사절차에서 보건의료기관 개설자와 보건의료인 등 당사자에 대해 금원의 지급을 명하는 집행권원을 작성한 경우.

　제정법률은 의료인 형사처벌 특례조항을 두고 있다. 즉 의료사고로 인해 형법상 업무상과실치상죄를 범한 보건의료인에 대해 ① 조정이 성립한 경우, ② 조정절차 진행 중 합의로 조정조서가 작성된 경우, ③ 중재절차에서 화해중재판정서가 작성된 경우에는 피해자의 명시한 의사에 반해 공소를 제기할 수 없도록 규정했다.[42]

　다만 법 제51조 단서조항에서 피해자가 신체의 상해로 인해 생명에 대한 위험이

---

39) 법 제45조(의료배상공제조합의 설립·운영) 제1항, 제4항.
40) 법 제46조(불가항력 의료사고 보상).
41) 법 제47조(손해배상금 대불).
42) 법 제51조(조정성립 등에 따른 피해자의 의사).

발생하거나 장애 또는 불치나 난치의 질병에 이르게 된 경우에는 형사처벌 특례조항 적용을 배제하고 있다.

제정법률은 제7장에서 다음과 같은 벌칙조항을 규정하고 있다.

① 3년 이하 징역 또는 1천만 원 이하 벌금: 조정위원·감정위원·조사관과 조정중재원의 임직원이 직무상 비밀을 누설하는 경우(제41조)

② 3천만 원 이하 벌금: 감정위원 또는 조사관의 조사·열람·복사를 정당한 이유 없이 거부·방해·기피한 경우(제28조 제3항)

③ 500만 원 이하 과태료: 한국의료분쟁조정중재원(제9조)과 동일 또는 유사한 명칭을 사용한 자, 감정부의 출석요구(제28조 제1항)를 받고 정당한 사유 없이 출석하지 아니한 신청인 또는 피신청인, 감정부의 조사에 필요한 자료 및 물건 등의 제출요구(제28조 제1항)를 받고 정당한 사유 없이 이를 제출하지 아니한 자, 감정부의 소명요구(제28조 제2항)를 받고 정당한 사유 없이 이에 응하지 아니한 자

지금까지 살펴본 의료사고 피해구제 및 의료분쟁 조정 등에 관한 법률은 의료분쟁이 발생했을 때 이를 합리적으로 해결하는 기준이 됨으로써 이를 둘러싼 사회적 갈등과 비용을 줄이는 데 도움이 될 것으로 생각하고 나아가 의료분쟁조정제도가 의료현장과 국민정서 속에 잘 정착되기를 기대한다.

세계의 각 국가에서는 의료과오에 대한 피해자 구제방식으로 과실책임주의와 무과실책임주의를 선별해서 채택하고 있다. 전자는 의사의 과실 여부에 따라 손해배상책임을 부담시키는 것이며(미국, 일본, 독일, 한국 등) 그러한 위험 내지 책임을 분산시키는 한 가지 방편으로 의사배상책임보험제도를 갖춘 경우가 많다. 또 후자는 그 발생 원인이 되는 의사의 과실 유무는 별개로 하고 우선 환자에게 국가가 보상을 해주는 방식이다(스웨덴, 뉴질랜드).

무과실책임이론은 전통적인 과실책임주의에서 피해자의 입증 곤란을 구제하려는 차원에서 판례상 입증책임전환 등의 방법으로 발전되어 독일의 위험책임론, 프랑스의 무생물책임법리, 영미법국가의 엄격책임론 등의 법 해석론으로 발전하였다. 특히 오늘날과 같이 고도화된 기계사회와 각종 위험시대에서는 일정한 영역에서 입법적으로 이를 인정하는 방향으로 나아가고 있다.

우리나라에서는 근년에 의료분쟁조정법안 제정작업 시 무과실책임주의를 도입할 것인지 논의되고 있다. 즉 보건의료인의 무과실이 입증되고 그것이 불가항력적인 의료사고인 것으로 판명된 경우 이로 인해 환자에게 발생한 생명·신체상 피해의 일부를 국가가 보상하도록 하자는 것이다.

그 내용을 요약하면 다음과 같다.

① 부검이나 감정결과 현대의학 수준상 의료의 한계로 인해 불가피하게 발생한 의료사고 또는 환자의 특이체질이나 과민반응으로 인해 발생한 의료사고로 인하여(제한적 요건), ② 환자가 사망하였거나 상해를 입은 경우(내용적 요건), ③ 그 의료사고가 불가항력적이었다는 것, 즉 보건의료인이 주의의무를 기울였음에도 불구하고 불가항력적으로 그러한 결과가 발생했다는 것을 입증하는 경우(입증책임문제), ④ 국가가 최고 2,000~5,000만 원 한도에서 이를 보상한다는 것이다(보상주체 및 보상한도액). ⑤ 다만 그 피해가 질병의 자연적인 진행과정이나 환자의 정신적 후유증 또는 환자에게 귀책사유가 있는 고의행위로 인해 발생한 때에는 보상하지 않으며(제외적 요건), ⑥ 국가배상법·산업재해보상보험법·자동차손해배상보험법과 그 밖에 대통령령이 정하는 법률에 의해 이 법에 의한 손해를 보상받은 경우에는 그 범위 안에서 보상책임을 면하고, 전염병예방법에 의해 예방접종을 받은 자가 이 법에 의한 손해를 받은 경우에는 법 제54조의2에 따라 보상하도록 한다는 것이다(제외적 요건).

이와 같은 무과실의료사고보상제도를 의료분쟁조정법안에 도입할 것인지에 대해서

는 정부·의료계·법조계·시민단체·학계 등에서 각각 10여 가지의 근거를 제시하
면서 도입론과 도입불가론으로 견해가 나누어지고 있다.[43] 각계의 주장을 종합해서
필자의 견해를 정리해보면 아래와 같다.

첫째, 무과실책임이론은 특히 위험과 이익이 수반되는 특수한 영역을 중심으로 과
실책임원칙의 한계를 극복하기 위해 발전된 것이고 이는 곧 귀책관련 배상체계에서
손실관련 보상체계로 전환되어 왔다는 것을 의미한다. 따라서 의료영역에서 무과실책
임주의를 도입할 것인가 하는 문제를 논의할 때에는 우선 오늘날 의료행위의 특성이
손실관련 보상체계로 전환할 필요성이 있는가를 판단하는 것이 중요하다. 이러한 관
점에서 본다면, 첨단화·과학화되어 가고 있는 현대의학 수준에서도 신체특성상 예외
적인 상황은 항상 존재하는 것이고 그에 따른 위험원(危險源)도 증가하고 있다는 점
을 인정하지 않을 수 없으므로 의료사고의 경우에도 다른 산업분야에서와 마찬가지
로 독립된 위험책임법리를 적용할 필요성이 있다고 본다.

둘째, 우리 민법체계가 과실책임원칙을 채택하고 있으나 민법상 공작물책임,[44] 책
임무능력자감독자책임,[45] 사용자책임,[46] 동물점유자책임[47] 등과 특별법상 원자력손해
책임,[48] 환경오염책임,[49] 자동차사고손해배상책임[50] 등에서도 무과실책임주의 조항을
두고 있다. 이는 우리 법체계하에서 과실책임주의가 원칙이기는 하나 절대적인 원칙
은 아니라는 것을 의미하며, 따라서 의료영역에서 무과실책임주의를 채택한다고 하여
그것이 곧 민법체계를 무너뜨리거나 부정하는 것은 아니라고 보아야 한다.

셋째, 의료분쟁조정법안의 입법목적은 국민의 생명·신체 및 재산상의 피해를 신속·공
정하게 구제하는 한편 보건의료인과 병원의 안정적인 진료환경을 조성하자는 데 있
다. 이는 환자 측과 의사 측의 이해 내지 이익을 적절하게 조정하겠다는 의미로 해석
할 수 있는 것이다. 무과실의료사고보상제도를 도입하게 될 경우 환자 측에서는 신속
한 보상을 받을 수 있고 의사(병원) 측에서는 피해자의 소란행위나 자신의 방어진료
도 피할 수 있는 길을 열어주는 한 가지 방편이 될 것이므로 어느 정도 위와 같은
입법목적을 달성할 수 있을 것이다.

이와 같은 점을 종합할 때, 의료분쟁조정법안에서 무과실책임주의를 도입하는 것은

---

43) 상세내용은 정용엽, u-헬스시대의 원격의료법, 185~190쪽 참조.
44) 민법 제758조.
45) 민법 제755조.
46) 민법 제756조.
47) 민법 제759조.
48) 원자력손해배상법 제3조.
49) 환경정책기본법 제31조.
50) 자동차손해배상 보장법 제3조.

정책적·법제도적 측면에서 큰 무리가 없다고 본다. 다만 국가통제하의 사회보장적 성격을 띠고 있는 현행 의료제도와 산업재해 등 다른 분야와의 형평성을 고려하여 무과실의료사고 보상금의 재원을 국가·국민건강보험공단·의료인 가운데 누가 부담하는 것이 타당한지에 대해서는 좀 더 연구가 필요하다. 또 불가항력이 아닌 사고(과실)인지 불가항력적인 사고인지를 판명하는 감정제도를 대폭 보완 정비하는 것도 전제되어야 한다.

　소송법상 감정(Sachverständigenbeweis)이라 함은 특별한 지식과 경험을 가진 자로 하여금 그의 전문적 지식 또는 그 지식을 이용한 판단을 소송상 보고토록 하여 법관의 판단능력을 보충하기 위한 증거조사를 말한다. 감정은 당사자가 제출하는 증거방법이라는 측면과 법관의 지식 보충 내지 판단형식 보조라는 측면의 양면성을 가지는데, 의료분쟁과 같이 고도의 과학적인 사항에 관한 소송에서는 후자의 면에 중점을 두는 것이 바람직하다.

　외국에서는 일찍부터 의료과오소송에 적용하는 감정제도를 잘 정비하여 운영하고 있다.

　① 독일의 각주 의사회는 1975년경부터 재판 외적 기관으로 순수하게 의료과오 유무를 판단하는 데 그치는 감정기관(Gutachterstelle)과 그 판단에 덧붙여서 배상액의 문제까지도 다루는 조정기관(Schlichtungsstelle)을 설립하여 운영하고 있다.[51]

　② 오스트리아에서는 1975년에 감정인의 자격요건과 직무규칙 등을 규정하는 감정인법을 제정하여 운영하고 있으며, 전국적으로 약 5,000명의 감정인이 법원에 등록되어 있다.[52]

　③ 미국은 대륙법계 국가(독일, 일본 등)와는 달리 원고와 피고가 각각 전문가에게 증언을 구하고 양측 감정인들의 주장을 토대로 우위를 판단하는 전문가증언제도, 미국중재인협회(A.A.A.)가 중심이 되는 Screening Panel 제도(1965), Model Postmortem Examination Act(1954)에 따라 시행되는 의료검시관(medical examiner) 제도 등의 형태로 운영되고 있다.

　의료과오소송은 고도의 전문적·기술적 측면을 가지고 있으므로 법률상 상당인과를 추정하는 경우나 과실의 판단에 있어서 어느 정도 의학적 이해와 해명이 필요하며, 따라서 감정은 입증문제의 핵심이 되고 실체적 진실의 전제가 되는 사실관계를 밝히는 데 중요한 역할을 하게 된다.

　이러한 점에서 의사의 감정은 소송상의 주인공으로 법관의 보조자 및 상담자로서의 기능을 수행하며,[53] 감정서는 진단서와 달라 법원에 대한 보고문서로서 그 자체가 별다른 증거조사를 거치지 않고 곧바로 사실확정이나 판단의 자료로 쓰임과 동시에 강력한 증명력이 부여되는 것으로 본다.

---

51) 독일 민사소송법 §404a 이하.

52) Bundesgesetz vom 19 Feb. 1975 BGBI, Nr. 137, über den allgemein beeideten gerichtlichen Sachverständigen und Dolmetscher.

53) A. Laufs, Arztrecht 4 Aufl., München, C. H. Beck'sche Verlags, 1988, S. 210.

그런데 의료과오사건에서 감정의 대상은 의사 및 환자이고 감정인은 의사가 되는 경우가 대부분인데, 여기서 감정결과에 대한 공정성과 신뢰성이 문제가 될 수 있다. 감정인을 법의학자로 하는 경우에는 임상의사가 아니라는 단점도 있으며, 특정의 전문임상분야에 있어서 의사의 진단·처치·관리의 적부와 같은 임상의학상의 문제에 관계된 경우의 감정인은 1차적으로 그 분야에서 임상경험이 최저 15년 정도 되는 임상전문의가 적격이라고 할 수 있다.

감정의 절차 등에 관해서는 민사소송법 제333조(증인신문규정의 준용)에 따라 증언에 관한 규정이 준용된다. 이와 관련하여 법원행정처는 1997년 의료과오소송에서 손해배상의 산정기준이 되는 '신체감정에 있어서 감정인선정과 감정절차 등에 관한 예규'를 제정한 바 있다. 이는 각종 사고로 인한 손해배상청구사건에서 피해자의 상해의 내용과 정도에 상응하는 가동능력 상실률을 판단하기 위한 자료로 사용하기 위해 시행하는 신체감정에 있어서 감정인 선정과 감정절차의 공정성 및 신뢰성을 확보하기 위한 것이다.

감정의 종류는 감정대상이 무엇인가에 따라 서류감정(진료기록부 감정 등), 신체감정(국공립종합병원 또는 대학부속병원에 추천의뢰), 실험감정(시체검안, 부검, 혈흔감정 등), 재감정(서류감정, 신체감정, 실험감정 등 1차 감정에 대해 제3의 감정인의 감정)[54]이 있다.

---

54) 대법원 1999.2.26 선고 98다51831 판결; 대법원 1994.10.28 선고 94다17116 판결; 대법원 1986.12.23 선고 86다카536 판결 참조.

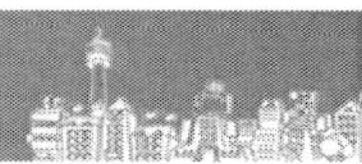

　다시 한 번 외국의 감정제도를 살펴보면, 독일에서는 각주 의사회는 1975년경부터 재판 외적 기관으로 순수하게 의료과오 유무를 판단하는 데 그치는 감정기관과 그 판단에 덧붙여서 배상액의 문제까지도 다루는 조정기관을 운영하고 있다.[55] 오스트리아는 감정인의 자격요건과 직무규칙 등을 규정하는 감정인법이 제정되었다(1975). 전국적으로 약 5,000명의 감정인이 법원에 등록되어 있다.

　미국은 대륙법계와는 달리 ⅰ) 원고와 피고가 각각 전문가에게 증언을 구하고 양측 감정인들의 주장을 토대로 우위를 판단하는 전문가증언제도, ⅱ) 미국중재인협회(A.A.A.)가 중심이 되는 Screening Panel 제도(1965), ⅲ) Model Postmortem Examination Act(1954)에 따라 시행되는 의료검시관(medical examiner) 제도 등의 형태로 운영되고 있다.

　우리나라의 경우 의료과오사건에서 감정의 대상은 의사 및 환자이고 감정인은 의사가 되는 경우가 대부분인데, 여기서 감정결과에 대한 공정성과 신뢰성이 문제가 된다. 법원행정처는 의료과오소송에서 손해배상의 산정기준이 되는 '신체감정에 있어서 감정인 선정과 감정절차 등에 관한 예규'를 제정하였다(1997.8.12).

　감정의 절차 등에 관해서는 민사소송법 제333조(증인신문규정의 준용)에 따라 증언에 관한 규정이 준용된다. 즉 감정은 수소법원·수명법관·수탁판사가 선임하지만(민사소송법 제335조), 현실적으로 그 선임은 법원의 일방적인 지정에 의하지 않고 감정촉탁방식에 따라 당사자 쌍방과의 교섭에 의한 임의인수(任意引受)의 형식을 취하는 경우가 일반적이다.

　감정인의 적격성과 관련하여 법의학자의 경우 임상의사가 아니라는 단점도 있으며, 특정의 전문임상분야에 있어서 의사의 진단·처치·관리의 적부(適否)와 같은 임상의학상의 문제에 관계된 경우의 감정인은 1차적으로 그 분야의 임상전문의가 적격이라고 할 수 있다. 감정인이 성실히 감정할 수 없는 사유가 있는 때에는 당사자가 기피신청을 할 수 있으며(민사소송법 제336조), 이 경우 기피사유를 소명하여야 한다(민사소송법 제337조 제2항).

　감정인에 의하여 사고에 대한 올바른 감정이 되고 법원에 의해 사건에 대한 올바른 법적 심판이 행해지기 위해서는 그 전제가 되는 당해 사건(의료행위과정)의 전모가 소송상 명확하게 될 필요가 있다(진제사실의 확정).

---

55) 독일 민사소송법 §404a 이하.

감정의 방식은 재판장이 감정인으로 하여금 서면이나 구술에 의하여 공동 또는 개별적으로 의견을 진술하게 할 수 있다(민사소송법 제339조). 또한 감정은 전문가 1인만 위촉하는 경우가 많으나 그 감정인의 판단과 재량에 의하여 수인의 전문가의 협력 및 조언을 얻어서 공동감정을 행하는 경우도 있다.

감정보고서는 법관의 심증형성의 자료(과학적 판단)가 되는 것에 불과하며 그 자체가 법관의 판단(법적 판단)을 구속하는 것이 아니므로, 법원은 감정을 자유롭게 평가하여 그 전부 또는 일부에 대한 採否의 결정권을 가진다(감정의 평가).

그러나 의료과오소송에서 감정제도의 문제점으로 다음과 같은 것을 지적할 수 있다.

① 감정결과에 대한 신뢰성을 확보하기 위해서는 감정인이 갖추어야 할 두 가지 요건, 즉 전문성과 공정성(예컨대 신체감정촉탁서 양식 활용)을 갖추는 것이 필요하다.

② 이와 같은 전문성과 공정성을 갖추기 위해서는 감정인의 선임제도(예컨대 일부 의사가 감정을 독식하는 현상)를 개선하여 시스템화할 필요가 있으며, 필요에 따라서는 분야별로 의료사고를 전담하는 전문감정인을 양성하거나 공동감정제도를 활용함으로써 감정의 질적 수준을 보장해야 할 것이다.

③ 의사배상책임보험제도나 의료분쟁조정제도가 완비되어 감정인이 심리적 부담 없이 정확한 감정의견을 제시할 수 있는 제도적 뒷받침이 필요하다.

④ 의학관계 전문가가 아닌 일반인이 쉽게 이해할 수 있도록 감정서를 작성하고, 이를 위해 의과대학 교육과정에 의료법학 교육을 포함시켜 의사에게 기초적인 법률지식을 갖추도록 하는 것이 필요하다.

⑤ 감정에 임하는 법관과 감정인이 과학적 합리성과 법적 처리상의 필요성이 뒷받침된 성실한 태도를 보여야 할 것이다.

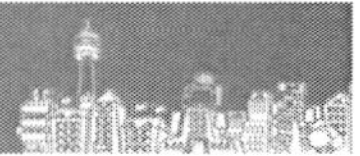

　의료과오에 대한 민사책임을 불법행위로 구성하게 되면 불법행위란 고의 또는 과실로 타인에게 손해를 가하는 위법행위이므로 '의사에게 진료상 과실이 있었음'을 전제로 하게 된다. 그리고 채무불이행으로 구성하게 되면 의사와 환자 간의 진료계약에 근거하여 '의사가 시행한 진료가 불완전한 것이었음'을 전제로 하게 된다.

　일반적으로 과실이라 함은 자기의 행위에 의하여 일정한 결과를 발생한다는 것을 인식하여야 함에도 불구하고 사회생활상 통상인에게 요구되는 주의를 게을리하였기 때문에 어떤 행위를 하는 심리상태를 말한다.

　그런데 불법행위책임의 구성요건인 과실은 평균적인 의학지식과 기술을 가진 의료인이라면 누구나 예견 가능하고 회피할 수 있었던 결과를 부주의로 인하여 해태한 것을 말한다(추상적 과실).

　또 채무불이행책임에서 진료계약상 진료의무의 이행이 불완전하였다는 것은 당시의 평균적 수준에 있는 의사라면 당연히 갖추고 있어야 할 의학지식과 의료기술을 구사하여 질병의 원인을 밝혀내고 적절한 치료방법을 선택하여 치료하는 데 있어서 필요한 주의를 기울이지 아니한 것을 말한다(선량한 관리자의 주의의무).[56]

　이렇게 본다면 의료과오를 불법행위책임으로 구성할 때의 '과실'과 채무불이행책임으로 구성할 때의 '불완전이행'은 각각 용어는 다르지만 실질적으로는 '주의의무 위반'을 의미하는 동일한 것이라고 할 수 있다.[57] 따라서 주의의무 위반은 의료과오에 있어서 과실과 불완전이행을 판정하는 기초가 되는 것이며, 여기서 주의의무라 함은 유해한 결과가 발생되지 않도록 의식을 집중할 의무로서 그것에 위반하여 타인의 생명과 신체 등에 유해를 가한 경우에는 민·형사상의 법적 책임이 추구되는 것을 말한다.

　그런데 의사의 과실은 통상인의 과실이 아닌 전문가의 과실이라는 점에 특색이 있으며, 따라서 의사의 주의의무도 전문가에게 요구되는 높은 수준의 주의의무를 의미한다.[58] 예컨대 초보의사 수술의 문제와 같이 전문의 수준에 도달하지 않은 의사에게는 형식적 의미에서 그러한 능력을 갖춘 전문의의 감독이 이루어져야 한다. 특별한 기술을 필요로 하는 직업에 종사하는 자는 그의 업무에 임하여 그 직업에 숙련된 전문가

---

56) 민법 제681조, 제734조.
57) BGH VersR 1986, S.1121, S.1122.
58) BGH VersR 1994, S.1303.

가 갖추어야 할 능력을 기초로 고도의 주의를 기울여 행위를 해야 하기 때문이다.

그리고 일반적으로 민법상의 주의의무 위반은 추상적 과실 즉 통상인에게 요구되는 주의를 위반한 것을 말하는데, 이때 통상인이란 당해 행위자가 처한 지위에 있어서의 통상인을 말하는 것이므로 의료과실이 인정되기 위해서는 통상의 일반의사에게 요구되는 주의의무를 위반한 것이 증명되어야 한다.

그러나 의료행위의 전문성이라는 특성 때문에 주의위무 위반을 가리는 것이 곤란한 경우가 많으며, 일반 불법행위책임과는 달리 학설 및 판례상으로도 주의의무 판정 기준이 구체적으로 제시되지 못하고 있는 실정이다.

　　의료과오를 논할 때 과실의 중핵을 이루는 '주의의무 위반'의 내용이 무엇인지에 대해서는 종래에는 결과예견의무와 결과회피의무라는 두 가지 견해로 나누어졌다. 그러나 현재는 위법한 결과발생의 사실적 가능성에 대한 합리적인 예견 가능성을 전제로 하는 예견의무와 그 결과발생을 회피함에 적절한 조치를 강구할 회피의무라는 두 가지 의무라는 2단계 구조로 파악하는 것이 일반적이다.

　　또한 판례는 종래 '주의의무 태만'이라는 표현을 사용하여 예견의무와 회피의무를 구별하지 않는 경향이 있었다. 그러나 오늘날에는 주의의무의 내용으로 결과예견의무와 결과회피의무의 두 가지가 있음을 명확히 하고 있으며,59) 이 경우 어느 한 가지만 위반해도 주의의무 위반이 있는 것으로 판단하고 있다.

　　여기서 결과예견의무란 어떠한 결과가 발생하리라는 것을 인식 내지 예견하여야 할 의무를 말하며, 그 기초가 되는 것은 예견 가능성이다. 의사는 예견 가능한 위험에 관하여 예견의무를 부담한다. 예견 가능성이란 일반인이 행위 시에 예견할 수 있는 결과발생의 가능성을 말하는 것으로 결과발생 가능성의 확률은 확실히 발생한다고 할 정도일 필요까지는 없다. 또한 일반인은 행위의 성질에 따라서 특정된 영역의 통상인을 의미하므로 어떤 특정한 의사가 아니라 통상의 일반의사도 객관적으로 예견할 수 있어야 한다.60)

　　그리고 결과회피의무란 어떤 행위를 하면 위험한 결과가 발생할 수 있다는 것을 인식 내지 예견하였다면 그러한 위험한 결과의 발생을 방지하기 위하여 이를 회피해야 할 의무를 말한다. 현대의학의 지식과 기술에 의하여 일응 회피 가능한 위험, 즉 결과회피 가능성이 인정되는 경우에만 결과회피의무위반이 된다. 이때 회피 가능한 위험에 대해 채택한 조치가 상당성이 있는지 여부는 의료행위의 특질, 의료의 진보 및 발달에의 기여, 병원의 재정도 및 인적·물적 설비의 구비 여부, 의사의 능력 등을 고려하여 위험의 대소와의 상관관계로부터 판단되어야 한다.61)

　　요컨대 결과예견의무는 전문지식을 가진 의사로서의 일반적 예견 가능성이 어디까

---

59) 대법원 1984.6.12 선고 82도3199 판결.

60) 대법원 1947.11.11 선고 4280민상232 판결; 대법원 1966.7.11 선고 66다824 판결; 대법원 1970.12.22 선고 70도2304 판결; 대법원 1984.7.10 선고 84다카466 판결; 대법원 1999.9.3 선고 99다10479 판결.

61) 대법원 1964.6.2 선고 63다804 판결; 대법원 1975.5.13 선고 74다1006 판결; 대법원 1975.12.9 선고 75다1028 판결.

지인가를 판단하기 위한 근거로 의사의 전문지식습득의무의 법적 한계를 명시한다는 뜻에서 중요한 의미가 있다. 그리고 결과회피의무는 의사의 성실의무의 법적 한계를 정해준다는 점에서 그 의의가 있다.

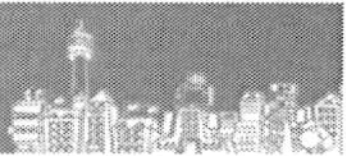

　　일반적으로 적법한 원인으로 인해 발생한 손해에 대해서는 '보상(補償)을 해준다'라고 말하고, 불법적인 원인으로 인해 발생한 손해에 대해서는 '배상(賠償)을 해준다'라고 말한다.[62]

　　의료과오에 따른 민사책임이 인정되기 위해서는 의사의 과실이 있어야 하고, 위법한 행위 또는 채무불이행(불완전이행)으로 인하여 환자에게 손해가 현실적으로 발생해야 한다.[63] 그런데 생명·신체에 대한 침해로 인한 손해는 각 피해자마다 개별성·구체성을 띠고, 생명·신체 그 자체의 비대칭성으로 인하여 재산권 침해와는 달리 그 손해가 지속적이며 금전으로 평가하기 어렵다는 점 때문에 손해의 평가 또는 손해배상액의 산정이 곤란하다는 특징이 있다.

　　손해의 배상은 이미 발생한 손해를 제거하여 그것이 없었던 상태로 되돌리는 것이 아니라 손해를 전보하는 것을 말한다. 손해전보의 방법에는 손해가 발생하지 않은 것과 같은 상태를 현실적으로 실현하는 방법과 손해를 금전으로 배상하는 방법이 있다. 일반적으로 손해배상은 공평한 배상을 통한 정의의 실현, 손해의 분산, 사고의 억제라는 기능을 가진다.

　　여기서 손해라 함은 법적으로 보호할 만한 가치가 있는 이익에 대하여 어떤 사람이 특정한 행위나 사건으로 인하여 입게 되는 모든 불이익을 말하며, 손해배상에 의해 전보되는 대상이 된다. 이 개념에는 재산적 손해와 비재산적 손해를 포함하는 것이다.

　　그런데 생명과 신체의 침해로 인한 손해는 재산권에 대한 침해와는 달리 그 손해를 구체적으로 산정하는 것이 어렵다. 의료과오에 있어서 과연 무엇을 손해로 볼 것인가에 대해서는 다음과 같이 견해가 나누어지고 있다.

　　① 차액설: 가해원인, 즉 생명·신체에 대한 침해가 없었다면 얻을 수 있는 이익과 그러한 침해로 인해 피해자(환자)가 현재 받고 있는 이익상태와의 사이에 생긴 차액이 손해라고 한다.

　　② 현실손해설: 불법행위로 인하여 피해자가 현실적·구체적으로 입은 손해를 손해라고 보는 견해이다. 즉 생명·신체의 침해가 있을 때 발생한 치료비와 같은 적극적 손해, 장래 얻을 수 있는 이익의 상실과 같은 소극적 손해, 정신적 고통으로 인한 정

---

62) 민법 제216조 제2항, 제218조 제1항.
63) 대법원 1980.5.27 선고 80다664 판결.

신적 손해의 총체를 손해로 평가하게 된다(구체적손해설).

③ 사상손해설: 물적 손해에 있어서는 물건의 멸실·훼손 그 자체, 인적 손해에 있어서는 사람의 사망 또는 상해 그 자체를 하나의 비재산적 손해로 파악한다. 또 손해삼분설[64]에 의한 손해의 구분을 인정하지 않고 치료비·일실이익·정신적 손해 등의 항목은 사상(死傷)이라고 하는 손해의 금전적 평가를 위한 매개자료에 불과하다는 견해이다.

우리나라의 대법원판례는 손해의 개념에 관하여 아직까지 차액설을 취하는 것이 일반적인 태도이다.[65]

그런데 손해의 개념을 정하기 위해서는 종래의 '손해=불이익'이라는 관점에서만 파악하기보다는 법익에 대한 현실의 침해를 고려하여 '권리 또는 법적으로 보호되는 이익에 대한 현실적 침해로 인하여 입은 손실'을 손해라고 보아야 할 것이다. 이러한 전제에서 생명·신체의 침해라는 의료사고의 특성에 비추어 개별적·구체적 사정을 참작하고 인신손상의 부위와 정도, 기타 피해상태에 따른 유형화를 통하여 사상자가 누구인가에 따라 배상액이 지나치게 불합리한 차등이 나타나지 않도록 하는 방법을 모색할 필요가 제기된다.

---

64) 판례는 인신손해의 경우에 소송물을 적극적 손해, 소극적 손해, 정신적 손해로 구성하는 손해삼분설을 취하고 있다가 재산적 손해, 위자료로 구성하는 손해이분설을 취하고 있다.
65) 대법원 1969.6.4 선고 69다562 판결; 대법원 1985.9.24 선고 85다카449 판결.

의료과오는 사람의 신체에 가해진다는 특수성이 있고 의료과실이 발생하여 법적 분쟁으로 발전한 경우에는 이미 원상회복이 불가능한 것이 대부분이므로 금전배상에 의한 방법 이외에 대안이 없다고 볼 수 있다. 따라서 피해자(환자)는 손해를 금전으로 평가한 일정금액을 청구해야 한다.

그리고 손해배상액을 금전으로 평가할 때에는 손해의 범위를 적극적 손해, 소극적 손해, 정신적 손해로 나누어서 평가한다.

① 적극적 손해: 실제로 피해자가 지급하여 손해를 본 것을 말한다. 여기에는 의료비(입원비, 수술비, 약품비, 의료보조기구비 등)[66]와 피해자가 무거운 장해를 입어 독자적으로 배변, 배뇨, 식사, 거동 등 기본적인 일상생활을 영위할 수 없어 다른 사람의 간호 내지 조력을 필요로 하는 경우에 소요되는 개호비도 포함된다.[67] 그리고 장례비용은 사회통념상 상당하다고 인정되는 제반비용에 대하여 손해로 인정되며,[68] 의사가 자신의 과실 등이 있음을 알면서도 부당하게 손해배상금의 지급을 거절하여 소송에 이른 경우에는 변호사비용도 적극적 손해에 산정될 수 있다.

② 소극적 손해: 의료비나 개호비 등 실제로 피해자가 지급하여 손해를 본 것 이외에 그 인신사고가 없었더라면 얻을 수 있었을 이익을 말한다. 의료과실에 따른 휴업 또는 결근으로 인하여 수입을 얻을 수 없었던 경우에는 일실이익의 일종으로서 휴업보상비의 배상을 청구할 수 있다. 그리고 신체의 사상(死傷)으로 인하여 노동능력의 전부 또는 일부를 상실한 피해자의 일실이익은 소극적 손해로 산정된다. 우리나라의 판례는 일실이익을 산정할 때 가동능력상실(loss of earning capacity) 이론을 취하고 있다.[69]

③ 정신적 손해(위자료): 의료과오로 인한 생명·신체의 사상으로 인해 환자 및 그 유가족이 입은 정신적 고통을 말하며 손해배상에 산정된다. 위자료는 주관적으로 느낄 수 있는 고통에 대한 보상인 한편, 불법행위나 채무불이행으로 인해 상실한 정신적 이익(자기결정권 등)에 대한 보상이다.

불법행위의 경우 민법 제751조(재산 이외의 손해의 배상) 및 제752조(생명침해로 인

---

66) 서울지법 1996.9.18 선고 94가합101443 판결.
67) 대법원 1989.5.9 선고 88다카23193 판결; 대법원 1991.3.12 선고 90다19794 판결.
68) 대법원 1984.12.11 선고 84다카1125 판결.
69) 대법원 1990.11.23 선고 90다카21022 판결; 대법원 1996.1.26 선고 95다41291 판결.

한 위자료)에서 명문규정을 두고 있으나, 채무불이행에서는 학설과 판례상 민법 제393
조(손해배상의 범위) 제2항의 특별손해에 대한 배상청구권으로 이를 인정하고 있다.[70]
그리고 의료과실에서는 민법 제752조에 의하여 피해자의 직계존속과 직계비속 및 배
우자가 위자료청구권을 가진다. 다만 학설 및 판례는 이 규정에 나오는 근친자는 위자
료청구 시 증명책임을 감면하는 것일 뿐이며 그 이외의 자(예컨대 형제자매)도 피해자
와 특별관계에 있다는 것을 증명하면 위자료청구권을 가진다고 보고 있다.[71]

또한 위자료를 산정할 때에는 피해자 측 사정과 가해자 측 사정 등 제반사유가 참
작된다. 여기서 가해자 측 사정에는 가해자 측 과실, 사고 후의 태도, 가해자의 재산
상태 및 사회적 지위, 직업 및 학력과 연령 등의 요소가 고려된다.

---

70) 대법원 1971.2.9 선고 70다2826 판결.
71) 대법원 1967.9.5 선고 67다1307 판결.

　　의료과오로 인한 손해배상의 범위는 민법 제393조의 해석에 따라 결정되는데, 보통 그 결과를 발생케 하는 상당성이 있는 원인으로 인한 손해를 배상하게 된다(상당인과관계설). 그런데 손해배상액을 산정할 때에는 3가지 사항이 고려된다. 이득공제(손해를 입은 자가 동일한 원인에 의해 재해보상금 등 다른 이익을 얻은 경우 그 이익을 공제하는 것), 중간이익공제(일실이익을 일시에 지급받게 되는 경우 중간이자를 공제하는 것)와 환자 측 과실상계가 그것이다.

　　오늘날 의사와 환자의 관계가 종래 수직적 관계에서 수평적 관계로 변화됨에 따라 환자의 의료행위 협조의무가 중요성을 띠게 되고, 이에 따라 환자 측 과실이라는 개념이 등장했다. 민법 제396조(과실상계)는 채권자(피해자)에게 과실이 있는 경우 손해배상의 책임과 금액을 정함에 있어 이를 참작해야 한다고 규정하고 있다. 여기서 가해자의 과실은 주의의무를 위반한 것인 데 비하여 피해자의 과실은 자신이 손해를 입지 않도록 할 주의를 위반한 것을 의미한다.

　　소송상으로 피해자 측 과실은 법원이 이를 참작해야 하며, 과실의 기초가 되는 사실은 가해자 측이 입증해야 한다. 또 과실상계에서 말하는 피해자 측의 범위에는 피해자(환자) 본인은 물론 환자와 신분상 내지 사회생활상 일체를 이루고 있는 제3자(예컨대 보호자, 간병인, 개호인, 치료보조자 등)도 포함된다.[72]

　　여기서 피해자 측 과실은 손해의 발생에 기여한 과실과 손해의 확대에 기여한 과실로 구별할 수 있다. 이러한 경우에는 손해부담의 공평이라는 면에서 손해의 일부를 피해자에게 분담시켜 가해자가 부담하는 손해배상금을 경감시키는 것이 타당하다.

　　구체적으로 환자 측 과실의 유형으로는 다음과 같은 것이 있다. 그리고 우리나라의 판례는 환자 측 과실의 비율은 낮게는 10%[73]에서부터 높게는 80%[74]까지 인정하고 있다.

　　① 진료 시 참고사항의 불고지: 환자는 진료에 앞서 자신의 치유력과 기왕증 및 그 소질요인과 과민반응 경험 등의 사실을 의사에게 고지해야 하며, 문진 시는 물론 진료과정에서 나타난 병상의 구체적인 내용을 알려서 의사가 시도한 처치와 관련된 생체반응에 관한 정보를 의사에게 제공할 의무가 있다.

---

72) 대법원 1993.5.25 선고 92다54753 판결.
73) 수원지법성남지원 1997.1.23 선고 95가합4595 판결(분만 후 소아마비사건).
74) 서울지법 1998.6.3 선고 95가합17767 판결(허혈성신경손상사건).

② 의료행위 실시에 관한 비협력: 예컨대 특단의 위험을 예정하지 않는데도 불구하고 이를 거부한 경우(검사거부), 관례적이고 상당한 결과의 호전을 기대할 수 있는 수술을 권유했는데도 이를 거부한 경우(수술거부),[75] 약제복용이나 수면시간 등 의료에 관한 지시사항을 성실히 이행하지 않은 경우(수진태도 및 지시불이행)[76]에는 환자 측 과실이 된다.

③ 사병(詐病: malingery): 실제로는 병이 없는데 있는 것처럼 보이게 하거나 행동하는 허병(꾀병: false disease), 이와 반대로 실제로 병이 있는데 없는 것처럼 보이게 하거나 행동하는 익병(dissimulation)의 경우 의사로 하여금 오진을 하게 하는 경우에는 환자 측 과실이 된다.

④ 위험의료 또는 위법의료의 의뢰: 예컨대 방사선조사나 항암제치료 또는 '실험적 치료'와 같이 적절한 치료가 이루어지더라도 필연적으로 어느 정도 위험을 수반하는 경우(위험의료) 환자가 이를 감수하고 그 처치를 해 줄 것을 요구하였다면 환자 측 과실이 인정된다.[77] 그러나 모자보건법(제14조 제1항)에서 금지하고 있는 임신중절은 위법의료가 된다.

---

75) 대법원 1992.9.25 선고 91다45929 판결.
76) 대법원 1996.6.25 선고 94다13046 판결.
77) Nace v. Hitch, 76 SE 2d 461, NC 1593.

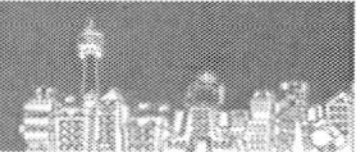

　　의료소송에서 의료과실에 의한 손해배상청구권이 인용(받아들여짐)되기 위해서는 위법한 행위(불법행위책임) 또는 불완전한 이행(채무불이행책임: 계약책임)과 발생된 손해 사이에 인과관계가 존재하여야 한다. 인과관계(Kausalzusammenhang)란 일반적으로 일정한 선행사실과 후행사실과의 사이에 필연적 관계, 즉 두 개 내지 그 이상의 존재 사이에 원인과 결과로서 결부되는 긴밀한 관계가 있는 것을 말한다.

　　의료과오에 있어서 인과관계의 특징으로는 다음과 같은 것을 들 수 있다.

　　① 의료과오가 행해진 시점과 소송을 제기하기까지의 시간 사이에 상당한 시간적 간격이 있기 때문에 환자가 입은 상처가 확대되어 인과관계의 입증을 곤란하게 할 수 있다.

　　② 환자의 특이성으로 말미암아 악화된 상태의 원인이 환자 자신의 기왕병 때문인지 의사의 의료상의 과실 때문인지 판단하기 어렵고 의료사고 전후의 상태를 구분하기도 곤란하여 인과관계의 입증을 어렵게 한다.

　　③ 의료행위의 전문성으로 인하여 의료과오소송에 있어서는 반드시 전문가의 증언이 필요하게 되는 등 소송절차의 진행이 어렵게 되고 시간과 비용이 많이 들게 되는 특성을 가진다.

　　일반적으로 손해배상에 있어서의 인과관계는 실체적으로 책임성립적 인과관계와 책임범위적 인과관계로 나누어 볼 수 있다.

　　먼저 가해행위와 손해발생 사이의 원인결과관계가 있는 것을 책임성립적 인과관계(사실적 인과관계)라고 하는데 이는 손해배상책임의 발생요건과 관련하여 과책 유무의 판단에 속하는 문제이다. 이러한 책임성립적 인과관계의 성립을 전제로 하여 가해행위와 그로 인해 발생한 손해 중 어느 범위까지를 배상시킬 것인지를 법적으로 평가하는 것을 책임범위적 인과관계(법률적 인과관계)라고 하며, 이는 손해배상의 범위와 관련하여 손해요건에 해당하는 문제이다.

　　그런데 불법행위 성립에 관한 문제는 가해자(채무자)에게 책임을 부담하게 할 것인지 가부를 결정하는 측면이 강한 반면, 배상범위의 결정에 관한 문제는 손해전보의 탄력적 운용과 관련하여 손해배상의 정도를 결정하는 것이다.

　　민법규정에서 살펴보면, 책임성립적 인과관계는 민법 제750조에 따라 불법행위의 구성요건의 단계에서 검토되는 인과관계이며, 책임범위적 인과관계는 민법 제393조에 따라 일단 책임이 성립된 경우에 발생한 손해를 어느 범위(정도)까지 배상시킬 것인지를 정하기 위한 인과관계이다. 예컨대 교통사고와 같이 통상의 경우에는 다른 원인이 개재될 가능성이 희박하여 가해행위와 피해의 결과 사이에 사실적 인과관계 자체는 극명한 경우가 대부분이므로 이때 가해자 측에 어느 범위까지 책임을 물을 것인가 하는 손해배상의 범위(책임범위적 인과관계)가 주로 문제가 된다.

이와는 달리 의료소송에 있어서는 의료행위의 특수성으로 인하여 가해행위(의료행위)와 환자에게 발생한 악결과 사이에 사실적 인과관계가 있는가, 즉 의사의 책임 자체의 성립을 인정할 수 있는가(책임성립적 인과관계) 하는 문제가 논의의 중심이 되는 것이 보통이다.

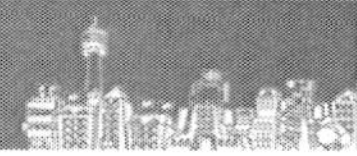

　　의료소송에서 사실적 인과관계는 직접증거에 의하여 바로 증명되는 경우는 드물고, 대부분의 경우에는 경험칙을 준거로 하여 간접사실이 가지는 증명력에 의하여 주요사실을 추인시키는 사실상의 추정방법에 의하여 그 존부가 판단된다. 따라서 어떤 사실이 어느 정도로 증명될 때 인과관계의 존재를 인정할 수 있는가 하는 문제가 중요하며, 이는 어떤 사정이 있는 경우에 인과관계를 추정하고 있는가 하는 의미가 된다.

　　인과관계의 존부를 판단함에 있어서 고려해야 할 간접사실은 무엇인가 하는 점에 대해서는 다음과 같이 유형별로 정리할 수 있다.

　　① 의료행위의 규준위반: 원인이라고 보이는 의료행위가 의학상식 내지 의학원칙에 위반하는 것을 말하며, 이는 민법상의 과실의 개념과는 달리 법적 평가를 받기 이전의 의학원칙위반을 의미한다.[78]

　　② 의료행위와 결과와의 시간적 관계: 원인이라고 보이는 규준위반의 의료행위와 결과와의 시간적 접착성을 말한다.[79]

　　③ 일반적·통계적 인과관계: 동종의 의료행위에 의해서 동종의 결과가 발생할 가능성이 일반적 또는 통계적으로 어느 정도 존재하는가 하는 문제이다.[80]

　　④ 의료행위의 양과 결과발생률: 의료행위에 양적 차이가 있는 경우, 양이 많을수록 당해 결과발생률이 높아지고 양이 적거나 의료행위가 존재하지 않을 때에는 결과발생률도 낮아지는 관계를 말한다.

　　⑤ 의료행위의 내용과 결과발생률: 의료행위에 여러 종류의 내용(방법)이 있는 경우, 당해 의료행위의 전후에 다른 동종 내지 이종의 의료행위를 실시함에 있어서 어떤 반응이 인정되는가 여부를 말한다.

　　⑥ 의료행위와 생체반응의 생물학적 관련: 의료행위를 원인이라고 생각하는 경우, 그 작용기구가 임상의학적으로 모순 없이 설명될 수 있는가 여부를 말한다.

　　⑦ 환자의 특이성: 당해 환자가 통상인과 현저하게 다른 특이체질을 가지고 있기 때문에 앞의 ⑵～⑹번의 관계를 받아들이지 않는 특성의 보유자로 보이는 가능성의 유무를 말한다.[81]

---

78) 대법원 1969.9.30 선고 69다1238 판결; 대법원 1981.6.23 선고 81다413 판결; 서울고법 1998.4.30 선고 97나17249 판결; 내법원 1994.11.25 선고 94다35671 판결.
79) 대법원 1972.5.9 선고 71다2731,2732 판결; 대법원 1974.12.10 선고 73다1405 판결; 서울고법 1995.11.16 선고 93나39524 판결.
80) 대법원 1989.7.11 선고 88다카26246 판결; 대법원 1997.8.29 선고 96다46903 판결.

⑧ 다른 원인의 개입: 당해 결과발생의 가능성이 있는 다른 원인이 개입할 여지가 어느 정도인가 하는 문제이며, 통계론적 및 확률적인 산술과 임상병리학적 파악이 시도된다.[82]

⑨ 불가항력: 현대의학상 당해 의료행위의 유무에 불구하고 결과발생이 회피 불가능한 것인가 여부의 문제이다.

인과관계가 쟁점으로 되는 사례의 대부분은 위와 같은 간접사실의 전부 내지 일부를 검토해야 할 필요가 있을 것이며, 어떤 간접사실 단독만으로 명확한 결론을 얻을 수 없는 경우라 할지라도 상호 보강에 의해 총합(總合)적으로 고려함으로써 판단에 도달할 수 있는 경우가 적지 않을 것이다. 따라서 고려해야 할 간접사실이 많이 존재할수록 인과관계의 추정이 강력해진다고 할 수 있으며, 또한 인과관계와 과실의 관련에서 본다면 의료행위의 규준위반이 중대할수록 인과관계의 추정도 용이하게 이루어진다고 볼 수 있다.

---

81) 서울지법 1992.5.29 선고 91가합51684 판결; 서울지법 1998.7.29 선고 97가합75156 판결.
82) 서울지법 1998.6.3 선고 95가합17767 판결; 서울지법 1998.12.2 선고 98가합81080 판결; 대법원 1995.2.10 선고 93다52402 판결.

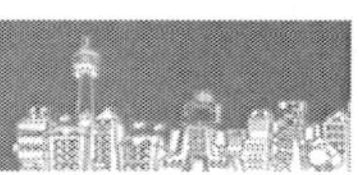

　의료과오에 있어서 손해배상책임의 성립요건으로서 인과관계와 과실은 서로 밀접한 관계를 맺고 있으며, 실무상으로도 과실의 인정과 인과관계의 인정은 불가분의 작업으로 되는 경우가 많다. 즉 인과관계는 원인행위와 결과와의 관련을 묻는 것이고, 과실은 그 원인행위에 대한 법적 평가를 하는 것을 의미하는데 원인행위는 과실의 사실적 측면이라는 관계에 있다는 것이다. 그런데 과실은 주의의무를 전제로 하고 다시 그 주의의무는 대부분의 경우 인과관계를 전제로 하고 있다.

　주의의무 가운데 예견의무는 일정한 주의 내지 행위라고 하는 원인이 있다면 일정한 예견(예컨대 특이체질 발현의 예견)이라는 결과가 생긴다고 하는 인과관계를 전제로 한다. 그리고 회피의무도 일정한 주의 내지 행위라는 원인이 있다면 일정한 회피(예컨대 쇼크사의 회피)라는 결과가 생긴다고 하는 인과관계를 전제로 하는 것이다.

　이렇게 볼 때 일반적으로 인과관계의 의학적 선명도 및 개연성이 높아짐에 따라 그것을 전제로 하는 주의의무도 보다 강하게 요구된다고 할 것이고 그 위반으로 되는 과실의 추인도 보다 용이하다. 반대로 인과관계의 개연성이 낮아질수록 주의의무도 약화되고 그에 따라 주의의무를 위반할지라도 과실을 인정하는 것이 어렵게 된다.

　그러나 양자가 밀접한 관계에 있다고 하여 이를 과실이 있으면 항상 인과관계가 있고 인과관계가 있으면 항상 과실이 있다는 것으로 당연히 보아서는 안 된다는 점에 유의해야 한다. 인과관계가 있는 것으로 증명되었으나 어떠한 과실도 없는 경우가 있을 수 있기 때문이다.

　한편 특이체질이란 과민반응 또는 이상반응이라는 예기할 수 없는 소인을 가져 정상인에게는 문제시되지 않는 자극(예컨대 약물투여, 주사, 마취 등)에 의해서도 쉽게 이상반응을 일으키는 것을 말한다. 이러한 경우로는 약물독성 특이체질과 약물면역성 특이체질, 특이체질이라고는 할 수 없으나 외부자극에 대하여 특이체질과 유사한 이상반응을 보이는 소인을 가졌기 때문에 간기능 저하와 부신기능 및 갑상선기능 이상 등을 나타내는 경우가 있다.

　이와 같은 특이체질의 경우에는 그 기전이 충분히 밝혀지지도 않고 또 의사가 이를 인지하기도 극히 곤란하기 때문에 만일 그 특이체질이 결정적인 원인이 되어 발생한 악결과에 대해서 의사에게 책임을 묻고자 한다면 그 인과관계를 확정하기가 곤란한 경우가 많다. 이 경우에는 악화된 상태의 원인이 환자 자신의 상태나 이미 가지고 있었던 질병 때문인지 또는 의사의 의료상의 개입이나 치료상의 과실 때문인지 판단하기 어렵게 된다.

　그러나 엄밀히 말한다면, 특이체질의 문제는 인과관계의 문제라기보다는 의료행위를 담당하는 의사가 그러한 특이체질을 예견하기 위하여 얼마나 주의를 기울였고 그로 인해 발생할 수 있는 악결과를 회피하기 위하여 얼마나 노력했는가 하는 주의의무에 관한 문제이다.

　현대의학의 방법이나 수단으로 특이체질을 미리 알아내는 것은 불가능하다고 할 것이다. 그러므로 일반적으로 의사는 특이체질을 염두에 두고 면밀히 문진을 행하는 것이 특별히 요청된다. 문진은 단순히 환자의 기왕력만이 아니라 투여하려는 약물을 과거에 투여받은 사실이 있는지 여부와 그 당시의 이상반응의 유무, 가족 가운데 그 약물에 이상반응을 보인 사람이 있는지 여부 등을 주도면밀하게 물어보아야 한다.

　의료소송에서 입증책임이 있는 당사자는 법관의 확신에 이를 정도로 인과관계 등을 입증해야 한다. 이때 과학적으로까지 입증할 필요는 없고 일반적으로 선행사실과 후행사실 사이에 고도의 개연성만 있으면 반증이 없는 한 입증이 된 것으로 본다.

　대체로 의료과오소송은 의료행위라고 하는 극히 전문적인 분야에 관한 분쟁이고 과실 여부를 감정하는 전문감정인의 도움을 필요로 하는 것인데, 감정인인 의사는 동료의식(이른바 침묵의 공모: conspiracy of silence)에 의해 환자 측에 유리한 감정을 기대하기 어렵다. 그리고 의료행위의 특성상 그에 관한 증거의 대부분은 의사(병원) 측에게 편재하고 있기 때문에 환자 측에서 증거수집이 쉽지 않으며, 또 의료사고 가운데 현대의학으로도 해명이 불가능한 불가항력적인 경우도 있다.

　이러한 사정으로 인해 의료과오소송에 있어서는 특히 환자 측에서 의사의 과실(주의의무 위반) 또는 인과관계에 관한 입증이 곤란한 상황에 빠지게 되는 것이 일반적인 현상으로 나타난다. 이러한 점은 공해소송·제조물책임소송 등 현대형 소송과 약해소송에서도 비슷한 현상이다.

　따라서 의료과오소송에서 일반적인 입증책임분배의 기본원칙을 적용한다면 입증책임제도의 기본이념이라고 할 수 있는 정의와 공평의 정신 및 정책적 고려에 맞지 않는 결과가 초래될 수도 있다. 그 때문에 가능한 한 환자 측에게 유리하도록 하기 위해 실체법적 측면 또는 소송법적 측면에서 입증책임을 완화하거나 전환시켜 주는 등의 입증책임분배에 관한 수정원리가 대두되기에 이르렀다.

　실체법적 측면에서는 의료과오를 채무불이행책임으로 구성하여 귀책사유(과실)의 입증책임을 의사 측에게 부담시키는 방법이 논의됐으나, 환자 측이 진료채무의 불완전이행을 증명하는 것은 불법행위책임에서 의사의 귀책사유(과실)를 입증하는 것과 동일하게 된다는 점에서 거의 실익이 없는 것으로 판명되었다.

　그리하여 소송법적 측면에서 입증책임분배의 원칙을 따르되 입증의 정도를 완화하거나 개연적 경험법칙을 통한 추인(追認)방법을 이용하여 원고인 환자 측의 입증책임 부담을 완화시켜 주려는 시도로 입증책임경감론이 나타나게 되었다. 나아가 원고인 환자 측이 입증해야 할 사항을 피고인 의사가 입증하도록 입증책임의 전환을 인정하려는 시도의 하나로 입증책임전환론이 대두되었고, 그 밖에 소송에서 환자의 입증작업을 방해하는 요소를 제거해주는 방편으로 입증방해론이 강구되기도 한다.

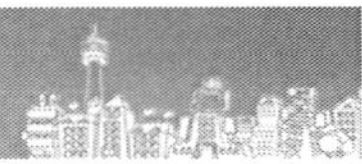

　입증책임(burden of proof)이란 소송상 일정한 사실의 존재가 입증되지 아니한 경우 그로 인한 불이익한 법률판단을 받게 되는 당사자 일방이 부담하는 위험을 말한다. 즉 분쟁사안에 관하여 법률효과가 발생될 수 있는 사실의 존부와 진위불명의 경우 부담하게 되는 불이익을 의미한다.

　이는 다시 주관적 입증책임(형식적 입증책임: 증거제출책임)과 객관적 입증책임(실질적 입증책임: 입증책임)으로 나누어지는데, 입증책임분배이론에서 말하는 것은 후자의 경우이다.

　주관적 입증책임은 당사자가 개별 구체적인 실제 소송에서 패소의 위험을 면하기 위하여 법원에 대하여 증거를 제출할 행위책임을 말하는데, 각 재판의 단계에서 원고 및 피고에게 귀속 여부가 이전될 수 있다. 또 객관적 입증책임은 일정사실의 존부가 확정되지 않는 경우 불이익한 법률판단을 받을 것으로 미리 정해진 당사자의 불이익 부담을 말한다.

　이 입증책임분배이론은 로마법상 "사실을 주장하는 자는 입증을 해야 하고 부정하는 자는 입증을 하지 않아도 된다(ei incumit probatio, quidicit, non qui negat)", "입증은 긍정하는 자에게 있고 부정하는 자에게는 없다(affirmanti incumbit probatio non neganti)"는 법칙에서 유래된다.

　그리고 입증책임의 기본이념은 공평(公平)과 정의(正義), 그리고 실체법상 정책적 고려에 있다. 입증책임을 다하지 못하면 결과적으로 당사자의 불이익이 되며, 책임이라는 용어를 사용하고 있으나 이는 법원에 대한 공법상의 의무도 아니고 상대방에 대한 사법상의 의무도 아니다.

　종래 입증책임의 분배원칙에 관해서는 완전성이론, 법규분류설, 요증사실분류설이 있었다. 우리나라의 통설 및 판례는 법률에 규정되어 있는 법률효과의 발생을 주장하는 당사자가 그 구성요건에 해당하는 주요사실의 입증책임을 부담한다는 법률요건분류설(근거요건설)을 지지하고 있다.

　그리하여 소송에서 권리를 주장하거나 법률효과를 받고자 하는 자(원고)는 권리근거규정의 요건사실을 증명해야 하고, 권리의 발생을 부정하거나 법률효과를 거부하고자 하는 자(피고)는 권리장애규정, 권리소멸규정, 권리행사저지규정의 요건사실을 증명해야 한다.

　요컨대 입증책임 문제에 있어서 쟁점이 되는 것은 당사자 가운데 입증책임이 누구에게 있는가(특히 과실의 경우), 어떤 사실이 어느 정도까지 증명되었을 때 인과관계의 존재를 인정할 수 있는가(특히 인과관계의 경우) 하는 점이다.

　의료과오를 불법행위책임으로 구성하는 경우에는 의사의 고의·과실(주의의무 위반), 발생한 손해, 의사의 위법한 행위(설명의무 위반, 환자동의 없었음)와 발생한 손해 사이의 인과관계는 환자 측이 입증해야 하고, 이에 대해 의사 측은 자신의 위법한 행위가 없었다는 점(설명의무 이행, 환자동의 있었음)을 입증해야 한다.

　또 의료과오를 채무불이행책임으로 구성하는 경우에는 의사의 불완전한 이행, 발생한 손해, 그 불완전한 이행과 발생한 손해 사이의 인과관계는 환자 측이 입증해야 하고, 이에 대해 의사 측은 자신의 고의·과실(주의의무 위반)이 없었다는 점을 입증해야 한다.83) 그런데 의사의 진료채무는 통상적으로 결과채무가 아니라 수단채무라고 보기 때문에 환자 측이 의사 측의 채무불이행(불완전한 이행)을 입증하기 위해서는 결과적으로 불법행위책임에서 의사의 귀책사유, 즉 과실(주의의무 위반)이 있었다는 것을 입증하는 것과 동일하게 된다.

　요컨대 의료과오로 인하여 손해배상책임을 묻기 위해서는 그 구성을 불법행위로 하든 채무불이행책임으로 하든, 진료행위에 관하여 의사에게 과실(주의의무 위반)이 있어야 하고 그 진료행위로 인하여 손해가 발생하여야 하며 진료행위와 발생된 손해와의 사이에 인과관계가 있어야 한다.

　일반적으로 의료과오소송에서 대다수 사건들은 우선 인과관계를 다루고, 그다음에 인과관계가 인정된다고 해도 과실은 없다고 하는 형태로 진행되고 있다.

　그리고 의료과오를 불법행위책임으로 구성하는 경우 의사의 위법한 행위(설명의무 위반, 자기결정권 침해)에 대한 입증책임에 대해서는, 설명의무와 동의권이 의사의 과실에 대한 환자 측의 입증곤란을 우회적으로 경감해주기 위해 발생한 것이라는 정책적 배경에서 볼 때 의사 측(피고)에서 설명의무를 이행하였고 환자의 동의가 있었다는 것을 입증하는 것이 다수설 및 판례의 입장이다.

　결론적으로 의료과오소송에서의 입증책임분배원칙은 다음과 같이 정리할 수 있다.

　① 과실(주의의무 위반)에 관한 입증책임은 불법행위책임의 경우에는 환자 측(과실이 있음을 입증), 채무불이행책임의 경우에는 의사 측(과실이 없음을 입증)에게 있다.

　② 위법성(설명의무위반 및 자기결정권침해)에 관한 입증책임은 의사 측(설명을 했음, 환자동의가 있었음)에게 있다.

---

83) 대법원 1964.4.28 선고 63다617 판결; 대법원 1969.3.18 선고 69다56 판결.

③ 불완전이행(의사의 과실과 동일)에 관한 입증책임은 환자 측(과실이 있음을 입증)에게 있다.

④ 발생한 손해에 관한 입증책임은 환자 측(손해가 있음을 입증)에게 있다.

⑤ 인과관계에 관한 입증책임은 환자 측에게 있다. 이 경우 책임성립적 인과관계는 민법 제750조의 손해배상책임의 발생단계에서 심사되고, 책임범위적 인과관계는 민법 제393조의 손해배상의 범위를 결정하는 단계에서 심사된다.

한편 입증책임의 당사자는 법관의 확신에 이를 정도로 인과관계 등을 입증해야 하는데, 과학적으로까지 입증할 필요는 없고 일반적으로 역사적인 사실로서의 입증, 즉 선행사실과 후행사실 사이에 그 인과의 고도의 개연성만 있으면 반증이 없는 한 입증이 된 것으로 보고 있다.

그러나 의료과오소송에 있어서는 의료행위의 전문성으로 인하여 인과관계의 입증 자체가 곤란하며, 나아가 입증의 정도를 법관의 확신에 이를 정도에까지 입증해야 한다는 원칙을 적용하게 되면 환자 측의 구제가 거의 불가능하게 될 것이다.

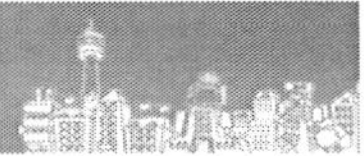

　의료소송에서 입증책임분배원칙을 따르되 원고인 환자 측의 입증책임 부담을 완화시켜 주려는 시도로 입증책임경감론이 나타났다. 지금까지 입증책임경감론은 소송법상에서 크게 4가지 이론으로 발전해오고 있다.

　첫째, 개연성설 이론이다.

　공해소송에서 鑛害(광산손해)로 인한 손해배상을 청구하는 경우 피해자로서는 환경오염의 특성상 법관의 심증이 확신(100%)에 도달할 정도로 입증한다는 것은 불가능하므로 피해자의 입증책임을 완화하려는 목적으로 일본에서 제창된 이론이다.[84] 의료소송에서도 의료행위의 특성상 법관이 확신을 가질 정도로 엄밀하게 입증하는 것이 사실상 곤란하고 의료과실의 증거는 거의 병원이나 의사 측에 편중되어 있기 때문에 원고(환자 측)의 입증부담을 경감할 필요성이 제기되어 이 이론이 응용되기에 이르렀다(증거우월설, 사실상추정응용설, 역학적인과관계론, 간접반증론).

　둘째, 사실추정원칙(Res Ipsa Loquitur 법리)이다.

　미국의 민사소송에서 입증의 정도는 우월적 개연성(증거우월)으로 족하다고 하고 환자는 그 손해가 의사의 과실로 인한 가능성이 다른 원인에 의한 가능성보다 많다는 정도(적어도 51% 이상)만 입증하면 된다. 그리고 환자가 감정인을 선임하도록 되어 있는데, 감정인을 유사지역 의사로 확대하고 의사직종에 한정하지 않으며 감정인 대신 의학교과서나 연구논문으로 대체하는 것을 인정하는 등 환자의 감정인 선임상의 곤란을 완화시키고 있다. 이 법리의 적용은 의사에 대한 무과실책임을 인정하는 방향으로 나아갈 수 있고 그 반작용으로 새로운 의료기술의 발전을 저해한다는 비판도 있으나, 다른 한편으로는 의사들에 의한 침묵의 공모를 깨뜨리고 환자의 입증을 도와준다는 점에서 긍정적인 평가를 받고 있다.[85]

　셋째, 표현증명이론(일응의 추정)이다.

　이 이론은 사실상 추정의 하나로 개연성설보다 한 단계 더 입증책임을 경감한 이론인데, 요증사실(증명을 요하는 사실)에 갈음하여 간접사실을 증명하고 이 간접사실로부터 고도의 개연성을 가진 경험칙에 의거하여 요증사실을 추정하는 것을 말한다. 이는 강한 개연성을 가지는 하나의 경험칙에 의하여 사실을 추정하는 사실판단의 법칙으로, 추정이 번복되지 않는 한 본래 입증책임을 부담하는 당사자는 간접사실의 증명으로 입

---

84) 대법원 1974.12.10 선고 72다1774 판결; 대법원 1984.6.12 선고 81다558 판결.
85) Boucher v. Larochelle 사건.

증을 다할 수 있으므로 입증완화의 한 방법이 된다. 이 이론은 독일·일본의 의료소송에서 적용되어 과실 및 인과관계를 인정하고 있는 판결이 많으나,[86] 우리나라 판례에서는 이를 인정한 것으로 볼 수 있는 사례가 없지 않으나 정책했다고 보기 어렵다.[87]

넷째, 사실상 추정론이다.

이 이론은 입증책임을 부담하는 당사자가 주요사실의 증명에 갈음하여 간접사실을 증명한 경우 경험칙을 적용하여 그 간접사실로부터 주요사실을 추인하는 것을 말한다. 일본에서 등장한 이 이론은 원고 측에서 법익침해의 결과가 의료행위에 즈음하여 생겼다는 것과 그것이 의료행위에 의하여 생겼다는 정도의 개연성에 관하여 일응의 주장을 하면 그것으로 입증책임은 다한 것이며, 전문가인 의사 측에서 반증을 하지 않는 한 인과관계를 인정해야 한다는 것이다. 우리나라 판례[88]는 의료소송에 있어서 확고하게 사실상 추정론의 방법을 이용하여 환자 측의 입증책임을 경감하고 있는 것으로 판단된다. 이 경우 의사는 환자에게 생긴 중대한 악결과의 발생과는 무관한 경미한 과실이 있는 경우에도 환자 측에서 의료행위 이전에 아무런 결함이 없었음을 증명하거나 의사 측에서 전혀 다른 원인으로 그러한 악결과가 발생하였다는 것을 증명하지 못하는 한 의사 측이 그 악결과에 대한 책임을 부담하게 되므로 의사 측에게 다소 불리한 결과가 발생할 가능성이 높다.

---

86) OLG Nurnberg MDR 1953, S. 483; 일본 최고재판소 소화 32.5.10 판시 民集 11권 5호, 715면.
87) 대법원 1977.8.23 선고 77다686 판결(콜레라예방접종사건); 대법원 1981.6.23 선고 81다413 판결(염화카리주사 사망사건); 대법원 1989.7.11 선고 77다686 판결(자전거사고 뇌실질내 출혈상 사망사건).
88) 대법원 1995.2.10 선고 93다52402 판결(다한증사건); 대법원 1996.6.11 선고 95다41079 판결; 대법원 1996.12.10 선고 96다28158,28165 판결; 대법원 1999.2.12 선고 98다10472 판결 등.

　독일에서는 입증책임의 완화만으로는 의료과오소송의 특성상 환자의 권리를 보호하는 데 부족한 면이 있다는 점에서 특수한 경우에는 입증책임분배의 일반원칙을 예외적으로 수정하여 입증책임을 상대방인 의사 측에게 완전히 전환시키자는 견해가 있다.

　그러나 우리나라에서는 과실과 인과관계 모두에 대하여 입증책임을 전환하는 것은 지나치게 입증상의 공평을 해치는 것이고 현행 우리 법체계와의 조화에도 무리가 있어 채택하기 어렵다. 다만 입증책임전환론이 의료과오소송에서 피해자인 환자 측의 입증곤란 문제를 해결하는 이론으로 등장한다면, 청구원인을 불법행위책임으로 구성하는 경우 인과관계에 대한 입증책임전환에 한정해서 채택할 가능성이 있다.

　이에 대해 독일에서는 이론적인 틀이 완성되어 있지 않으나 입증책임전환을 인정하는 견해와 입증책임전환에 비판적인 견해로 나누어지고 있다.[89] 또 입증책임전환을 인정하는 근거에 대해서도 개연성고려설, 공평손해분담설, 위험영역설, 기대가능성설, 규범목적설로 대립되고 있다.

　이러한 입증책임전환을 예외적인 경우에 입증경감을 위해 특별법규를 둠으로써 인정하고 있는 예로는 자동차손해배상보장법이나 공해소송 등에서 가해자 측이 무과실의 입증책임을 부담하도록 하고 있는 것이 있다. 여기서 그러한 특별법규가 없는 경우에도 이익형량의 필요에 따라 법원이 판례로서 입증책임의 전환을 선언하는 것이 가능할 것인지는 논란이 될 수 있다.

　우리나라 의료과오소송 실무에서는 입증책임전환론이 채택된 적이 없으며 소송법체계상으로도 당장 도입될 가능성은 거의 없는데, 다만 학설에서는 도입 긍정론과 부정론이 다투어지고 있다.

　인과관계에 대한 입증책임전환을 인정하는 견해에 따르면, 그 요건으로 다음 두 가지를 제시하고 있다.

　첫째, 의사에게 중대한 치료과오가 존재해야 한다. 중대한 치료과오란 기본적인 의학기술법칙을 위반하는 것을 의미한다.[90] 중대한 치료과오가 있는 경우에 중대한 치료과오의 존재에 대해서는 원고(환자 측)가 입증해야 하고 피고(의사 측)는 손해의 결과가 과오에 기인하는 것이 아니라는 것을 입증하여야 한다.[91]

---

89) Hanau, NJW 1968, S. 2291f.(Urteilsanmerkung); Musielak, a. a. O., S. 153.

90) Kaufmann, Die Beweislastproblematik im Arzthaftungsprozeβ, 1984, S. 15.

91) BGH NJW 1956, S. 1835; BGH VersR 1965, S. 91.

둘째, 그 치료과오가 손해를 야기하는 데 적합한 성격을 가지고 있어야 한다.[92] 이 '적합성'이라는 요건이 실질적으로 입증책임전환의 실질적인 범위를 확정하게 된다. 여기서 치료과오의 원인적합성은 고도의 개연성 내지 우월적 개연성을 요구하는 것이 아니며, 치료과오가 이미 발생한 것과 같은 종류의 손해를 야기할 수 있을 것이라는 가능성만으로 충분하다.[93]

---

92) BGH NJW 1967, S. 1508; BGH NJW 1978, S. 1683.
93) Nüßgens, Zwei Fragen Zur zivilrechtlichen Haftung des Arztes, Festschrift für Fritz Hauß, 1978, S. 287.

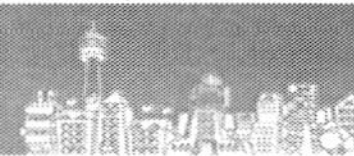

　의료소송에서 환자는 의사에게 과실이 있다는 것과 위법한 행위와 발생한 손해 사이에 인과관계가 있다는 것을 입증하기 위해 의사(병원)의 지배영역에 있는 입증자료(예컨대 의무기록)가 필요한 경우가 많다. 이때 의사 측에서 자신의 지배영역에 있는 입증자료를 유책적으로 훼손하거나 정정하는 것과 같은 방법으로 입증방해를 하는 경우, 일반적인 입증책임분배의 원칙에 변경을 가해 상대방(환자 측)의 입증경감을 해주는 수단이 필요하게 된다.[94]

　이를 입증방해론이라고 하는데, 당사자의 증거수집활동을 적정하게 규율하고 상대방의 증거수집활동을 방해하지 못하도록 하는 예방적 기능과 일단 입증방해행위가 있는 경우에는 방해자에게 불리한 사실을 의제하는 제재적 기능을 함으로써 증거에 관한 당사자의 실질적 평등을 보장하는 목적을 가지고 있다.

　우리나라 민사소송법은 입증방해행위에 대한 일반적인 규정을 두고 있지 않고 몇 개의 개별적인 규정을 두고 있을 뿐이다. 서증에 관한 규정, 검증의 목적물에 관한 규정, 당사자 본인 신문절차에 관한 규정 등이 그것이다.[95] 입증책임자의 입증을 불가능하게 하거나 곤란하게 한 경우에 소송상 제재를 가하는 근거에 대해서는, 민사소송법 제1조 신의성실의 원칙에서 도출되는 소송상 협력의무와 제34조 등의 당사자의 문서제출의무에서 도출되는 공법상 의무 규정들을 유추하여 이를 위반한 제재로 보는 것이 타당하다.

　그리고 입증방해에 대하여 소송상 부담을 어느 정도 가할 것인지에 대해서는, 민사소송법 제349조 등의 규정을 유추하여 법관은 자유로운 심증으로 그 증거에 관하여 입증책임자가 주장하는 사실을 진실한 것으로 인정할 수 있다는 것이 다수설과 판례의 견해이다.[96]

　독일의 의료과오소송에서 입증방해의 유형으로 인정되는 것을 보면 다음과 같은 것이 있다.

　① 서증(書證)에 관한 입증방해행위: 의사가 진료기록부를 작성·보존하지 않아 의사가 치료할 당시의 하자를 증명할 수 없게 된 경우, 진료기록부에 당연히 기재되어

---

94) 대법원 1994.10.28 선고 94다1711 판결(교통사고신체감정); 대법원 1995.3.10 선고 94다39567 판결(의료과오소송).
95) 민사소송법 제34조, 제350조, 제360조, 제361, 제366조, 제369조.
96) 대법원 1974.10.8 선고 74다1153 판결; 대법원 1993.11.23 선고 93다41938 판결; 대법원 1999.4.13 선고 98다9915 판결 등.

있어야 할 사항이 결여된 경우 등이 있다.[97]

② 검증물에 대한 입증방해행위: 의사가 2차 수술에서 1차 수술 당시 수술부위에 잔류된 탈지면을 꺼내어 폐기해버린 경우 등이 있다.[98]

③ 감정에 대한 입증방해행위: 의사가 X-선 사진의 제출을 거부하는 경우, 의사가 치료의 내용을 밝혀줄 수 있었던 X-선 사진을 분실한 경우, X-선 조사(照射) 후 조사 기간과 결과에 관한 기록을 자세하게 하지 않아 X-선 화상에 대한 의사의 과실판단을 불능케 한 경우 등이 있다.[99]

④ 증인에 관한 입증방해행위: 입증책임을 부담하지 않는 당사자가 상대방이 신청한 증인을 잠적하게 한 경우 등이 있다.[100]

---

97) RG 1935.3.21; BGH 1972.5.16, NJW 72, S. 1520; BGH 1972.5.16, Ⅵ ZR 7/71 NJW 72, S. 1520.
98) BGH 1955.4.16.
99) RG Recht 1923 Nr. S. 501; BGH NJW 63, S. 389=JR 63, S. 369; RG Warn. 1936 Nr. 169. RGZ 171, S. 168.
100) RG 1910.11.13.

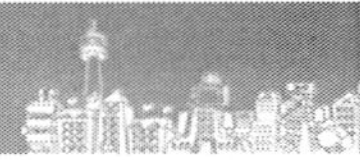

　의료사고로 인한 분쟁이 발생하여 환자 측과 의사(병원) 측 사이에 합의가 이루어져 원만히 해결된 경우 그 합의의 효력은 어디까지 인정되는 것일까? 다시 말하자면 환자 측에서 일정한 금액을 지급받고 그 나머지 청구를 포기한다는 합의를 한 이후에 환자가 새로운 손해에 대해서 또는 합의내용을 무시하고 다시 손해배상을 청구할 수 있는가 하는 것이다.

　아래에서 살펴보는 대법원판례에 따르면, 구체적인 사안과 정황에 따라 합의의 효력이 해석되고 손해배상청구를 할 수 있는 경우와 없는 경우로 나누어진다고 볼 수 있다.[101]

　환자 A는 2월 산부인과의원에서 제왕절개수술을 받고 퇴원한 후 다시 수술창상 감염에 따른 농양제거수술을 받았다. 그러나 경과가 좋지 않아 4월 상급병원에서 진찰을 받은 결과 복강 내 농양 및 S자대장천공이 발견되어 복강내농양배농술·S자대장조루술·대장조루복원술·충수돌기절제술을 받았고, 그 이후 10월에는 소장 유착에 의한 장폐쇄증상이 나타나 그 치료를 위해 유착박리술을 받았다.

　그런데 환자는 유착박리술을 받기 전인 5월에 산부인과의원으로부터 일정금액의 합의금을 받고 이 의료사고에 대해 합의를 했다. 그러나 환자는 이 합의가 농양배농술을 하면 다른 후유증이 없을 거라는 상급병원 의사의 말을 믿고 한 것이었는데 장폐쇄증상으로 인한 유착박리술까지 받게 되었고 그 수술을 후에도 장폐쇄증상이 완치되지 않아 평생 채소류와 육류를 먹지 못하는 불구의 몸이 되었다고 하고, 합의 당시 도저히 예상할 수 없었던 후유장애로 인한 손해에까지 합의의 효력이 미치지 않는다고 주장하면서 손해배상청구소송을 제기했다.

　이에 대해 대법원은 일반적으로 대부분의 개복수술 후에는 장유착이 초래될 가능성이 있고 이를 예방하는 것은 불가능하며, 5월 농양배농술을 받을 당시 일부 소장과 대장이 유착을 일으키고 있었으나 병적인 소견은 없었고 그 수술을 받은 후 상당한 기간이 경과된 10월에 장폐쇄가 초래되어 유착박리술을 받게 되었는바, 유착박리술을 받은 이후에는 새로운 장폐쇄 증상으로 치료를 받은 일이 없고 복부 엑스선사진 및 소장조영술상 어떤 장애가 남아 있는 것이 발견되지 않기 때문에 환자의 주장을 배척하였다.

　또 대법원은 후유증으로 인한 손해는 소장 유착에 의한 장폐쇄증상으로 유착박리

---

101) 대법원 1991.4.9 선고 90다16078 판결.

술을 받은 손해를 말하고 합의금액과 농양배농술까지의 기왕치료비 및 유착박리술 치료비 금액을 살펴보면 유착박리술로 인한 손해는 합의 당시 사정으로 보아 환자가 전혀 예상이 불가능한 손해는 아니었다고 판단했다.

이 판결에서는 의료사고로 인한 손해배상에 관한 합의가 나머지 손해배상청구권의 포기로써 유효하다고 판시했다. 즉 불법행위로 인한 손해배상에 관하여 가해자와 피해자 사이에 피해자가 일정한 금액을 지급받고 그 나머지 청구를 포기하기로 합의가 이루어진 때에는 그 후 그 이상의 손해가 발생하였다고 해서 다시 그 배상을 청구할 수 없다.

그러나 그 합의가 손해발생의 원인인 의료사고 후 얼마 지나지 아니하여 손해의 범위를 정확히 확인하기 어려운 상황에서 이루어진 것이고 후발 손해가 합의 당시 사정으로 보아 예상이 불가능한 것으로 당사자가 후발 손해를 예상했더라면 사회통념상 그 합의금액으로는 화해하지 않았을 것이라고 보는 것이 상당할 만큼 그 손해가 중대한 것일 때에는 당사자의 의사(意思)가 이러한 손해에 대해서까지 그 배상청구권을 포기한 것이라고 볼 수 없으므로 다시 그 배상을 청구할 수 있다고 보아야 한다.102)

---

102) 참조판례: 대법원 1995.11.7 선고 93다41587 판결, 대법원 1997.4.11 선고 97다423 판결, 대법원 1997.8.29 선고 96다46903 판결, 대법원 1999.6.22 선고 99다7046 판결, 대법원 2001.9.04 선고 2001다9496 판결, 대법원 2001.9.14 선고 99다42797 판결.

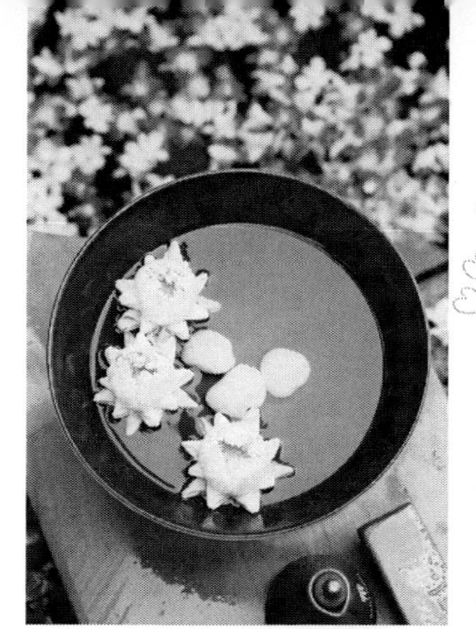
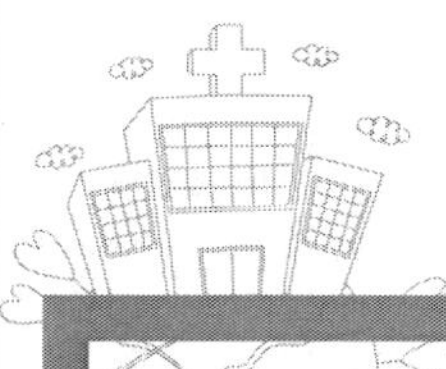

제 **4** 장

특수한 의료책임

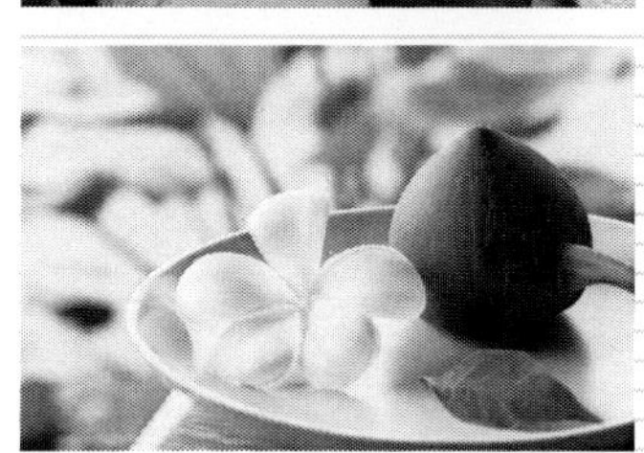

072 의료형법

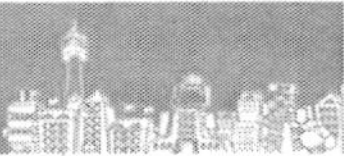

의료행위로 인해 예기치 못한 사고가 발생한 경우에는 환자 측이나 의사 측 모두 고통을 당하게 되는 것이 현실이다. 이러한 의료사고를 규율하기 위한 국가의 형사법적 조치로는 형법상 업무상과실치사상죄(과실이 있는 경우)로 규율하는 방법과 의료법·약사법 등 의료 관련 법률에 따라 의료행위의 안전한 행위기준과 그 위반에 대한 처벌규정을 두는 방법이 있다.

의료형법의 규제대상은 의료행위(medical practice)이다. 의료기본법인 의료법에서는 의료행위를 "보건복지부장관의 면허를 받은 5종의 의료인이 행하는 의료·조산·간호 등 의료기술의 시행"이라고 정의하고 있으나 구체적이지 못하다.[1]

우리나라 판례는 의료법 제27조(무면허의료행위금지)의 입법목적에 비추어 의료행위를 "의학적 전문지식을 기초로 하는 경험과 기능으로 의료기술을 시행하여 행하는 질병의 예방 또는 치료행위와 의료인이 행하지 않으면 보건위생상 위해가 생길 우려가 있는 행위"라고 해석하고 있다.[2]

최근에 들어와서 의료사고가 발생하면 일단 형사 사건화되는 경향을 보이고 있다. 환자 측에서 의사 측과 합의를 하거나 조정 또는 민사소송에 가기 전에 먼저 형사고소를 하는 이유는 다음 몇 가지로 분석된다.[3]

첫째, 의료과정에 어떤 과실이 있는지 구체적으로 알 수 없고 진료기록부 등의 사실확인도 어렵기 때문에 일단 형사고소를 통해 수사과정에서 과실이나 사실관계가 밝혀지기를 기대하는 심리가 있다.

둘째, 변호사비용 등이 소요되는 민사소송에 비해 형사고소는 고소장만 제출하면 바로 수사가 진행되고 비용을 들지 않더라도 과실을 밝혀낼 수 있으며, 수사결과에 따라 과실을 밝힌 후 민사소송을 제기하거나 고액의 합의금을 받아낼 수 있다는 심리가 있다.

---

1) 의료법 제12조 1항, 의료법 제2조 1항.
2) 대법원 1999.3.26 선고 98도2481판결; 대법원 1999.6.25 선고 98도4716판결; 대법원 2000.2.25 선고 99도4542판결; 대법원 2000.2.22 선고 99도4541판결 등.
3) 최재천·박영호·홍영균, 의료형법, 2003, 31~32쪽 참조.

셋째, 특히 사망사고의 경우에는 가족들이 보상보다는 보복적인 차원에서 신체적 처벌을 바라는 감정이 생길 수 있기 때문이다.

그러나 형사고소가 이루어지면 환자 측은 물론 의사(병원) 측도 경찰과 검찰의 조사를 받아야 하므로 결국 양측 사이의 감정이 악화되고 나중에 조정이나 합의를 이끌어내는 데 장애가 될 수 있다. 또한 형사고소에 의한 의사 측의 기소율이나 유책률은 민사소송의 그것보다 훨씬 낮은 실정이라는 점을 감안해야 한다.

따라서 환자 측에서는 무조건적인 형사고소를 자제할 필요가 있고, 의사 측에서도 가능한 한 형사고소로 진행되지 않도록 사안에 대한 적극적인 해명과 최후의 경우 합의를 염두에 둔 합리적인 대처가 필요하다고 할 것이다.

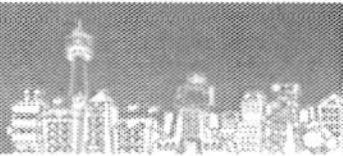

　의료행위는 사람의 신체에 관한 침습을 전제로 하는 것이지만 일반적인 침습과는 달리 특별한 사정이 없는 한 형법 제252조의 일반적인 형사처벌과는 달리 취급된다. 즉 일반적인 의료행위에서 의사가 살해나 상해의 고의를 가지는 경우는 드물며, 형법 제268조의 '업무상과실·중과실치사상'에 해당하는 경우에 한해서 형사적 책임을 진다.

　이처럼 침습적 의료행위가 정당성을 인정받기 위해서는 ① 주관적으로 치료의 목적이 있어야 하고(치료의 목적), ② 그 시술이 환자의 생명과 건강을 유지하거나 질병을 치유하기 위한 것이어야 하며(의학적 적응성), ③ 그 당시에 의학적으로 인정된 의술의 법칙에 따라 시술이 행해져야 하고(의술의 적정성), ④ 그 침습행위를 받아들일지 여부에 대해 의사의 적당한 설명에 근거하는 환자의 승낙이 있어야 한다(환자의 동의).

　의사가 치료의 목적을 가지고 있지 않은 경우라면 당연히 상해죄의 구성요건에 해당한다. 그리고 주관적으로 치료의 목적을 가지고 객관적으로는 의술의 법칙에 맞추어 행하여진 경우에는 형법 제20조의 정당행위로 보아 가벌성이 조각(阻却: 없게 함)된다.[4] 최근 대법원 판례는 환자의 자기결정권을 중시하여 위법성 조각의 요소로 '환자의 승낙'을 필요로 한다는 경향을 보이고 있다.[5]

　요컨대 의료과오로 인해 일정한 악결과가 발생하였을 경우 민사책임과는 별도로 형사상 책임을 진다.[6] 과실에 의한 신체상해행위 중에서도 의사에 의한 침해행위를 통상의 과실범에 비해 가중처벌하고 있는 것은 의사의 업무 자체가 위험을 내포하고 있으므로 위험 실현의 예견 가능성이 높기 때문이다.

　이와 같이 의사가 의료행위를 함에 있어서 고의 또는 과실이 있고, 그 의료행위로 인하여 환자에게 위법한 결과가 발생하고, 고의 또는 과실 있는 의료행위와 발생한 결과 사이에 인과관계가 있는 경우에는 의사에게 형사책임이 부과된다. 성립요건으로 핵심적인 것은 업무자로서 의사의 과실(주의의무 위반)이며 위법성 판단에 있어서는 환자의 동의와 의사의 설명의무가 중요한 논의대상이다.

　우리나라 판례에서는 동일한 사안에 대하여 민사책임은 인정하면서 형사책임은 인

---

4) 대법원 1976.6.8 선고 76도144 판결.
5) 대법원 1993.7.27 선고 92도2345 판결.
6) 의료과오로 인한 형사고소·고발건수 305건, 민사소송건수 69건, 검찰의 기소율: 업무상과실치상 6.7%, 업무상과실치사 9.1%(1989년 통계 기준).

정하지 않는 사례가 많이 있다.7) 이처럼 의료과오에 있어서 민사책임과 형사책임이 다르게 인정되는 이유는 다음 두 가지 때문인 것으로 보인다. 첫째, 양 책임에 있어서 객관적 주의의무 위반이 필요한 것은 공통적이나 형사책임을 인정하기 위해서는 그와 함께 형사책임을 객관적으로 의사에게 귀속시킬 수 있어야 한다는 조건이 추가로 필요하다는 것이다. 둘째, 민사소송에서는 여러 가지 입증책임전환론을 통하여 의사 측에 입증책임을 부담시키고 있으나 형사소송의 경우에는 'in dubio pro reo 원칙'에 따라 검사가 입증책임을 지고 의사 측에는 아무런 입증부담이 없다는 점을 들 수 있다.

그렇다면 민사상 의료과실과 형사상 의료과실은 서로 다른 것인지 의문이 생긴다. 이에 대해 종래에는 과실의 양적인 측면에서 형사책임에서는 주의의무를 엄격히 파악하는 데 비해 민사책임에서는 이를 완화하여 인정한다거나, 과실의 질적인 측면에서는 형사책임은 행위자의 능력을 감안한 구체적 과실로 파악하는 데 비해 민사책임에서는 평균인을 표준으로 한 추상적 과실로 족하다고 설명하였다.

그러나 과실의 판단 기준에 관한 객관설(판례, 통설)에 따르면 민사상 의료과실이나 형사상 의료과실 모두 평균인을 표준으로 파악하고 있기 때문에 양 과실의 기초개념에는 차이가 없다고 한다. 다만 위법성의 정도에서 형사책임이 더 높은 위법성 즉 사회적으로 더 많은 비난 가능성이 있어야 된다는 점과 형사책임은 유·무죄만을 선택하는 데 비해 민사책임은 손해의 공평한 부담을 목표로 하고 있다는 점에서 민·형 사상 과실의 판단이 다소 차이가 날 수 있다고 할 것이다.

그 밖에 의료행위의 형사책임과 관련한 것으로는 진료거부금지의무,8) 무면허의료행위금지,9) 허위진단서작성죄,10) 비밀누설금지의무,11) 태아성감별금지,12) 낙태죄,13) 진료기록부작성 및 보존의무14) 등이 있다. 최근 국내외적으로 쟁점이 되고 있는 사항으로는 안락사(존엄사),15) 뇌사 및 장기이식,16) 인공수정 및 생명복제17) 등에 관한 문제도 주요쟁점이다.

---

7) 대법원 1984.2.24 선고 82도1882 판결.
8) 의료법 제15조 제1항, 응급의료에 관한 법률 제6조 제2항.
9) 의료법 제25조, 보건범죄단속에 관한 특별조치법 제5조, 의료법 제33조 제2항.
10) 형법 제233조.
11) 의료법 제19조, 의료법 제21조 제1항, 형법 제317 제1항, 후천성면역결핍증 예방법 제7조, 전염병예방법 제54조의6.
12) 의료법 제19조의2, 2008년 헌법불합치판결.
13) 형법 제270조.
14) 의료법 제22조 제1항 및 제69조, 의료법 제23조.
15) 일명 보라매병원사건, 2008년 신촌세브란스병원사건.
16) 장기 등 이식에 관한 법률(1999.2.8 제정).
17) 생명윤리 및 안전에 관한 법률(2004.1.29 제정).

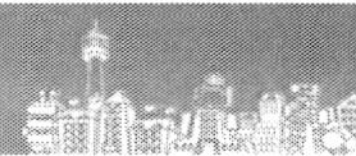

형사상 문제가 되는 의료행위의 형태는 크게 5가지로 분류해볼 수 있다.

첫째, 무면허의료행위가 문제가 된다. 이는 신체적 침습을 가하는 의료행위의 위험성과 국민건강상의 위해성을 감안하여 국민의 생명권을 보호하기 위해 일정한 자격을 갖춘 자에 의해 의료행위가 이루어지도록 국가가 규제하고 있는 것이다.

의료법 제27조(무면허의료행위 등 금지)의 3개 조항이 여기에 해당한다. ① 의료인이 아니면 누구든지 의료행위를 할 수 없으며 의료인도 면허된 것 이외의 의료행위를 할 수 없다(제1항). ② 의료인이 아니면 의사·치과의사·한의사·조산사 또는 간호사 명칭이나 이와 비슷한 명칭을 사용하지 못한다(제2항). ③ 누구든지 국민건강보험법이나 의료급여법에 따른 본인부담금을 면제하거나 할인하는 행위, 금품 등을 제공하거나 불특정 다수인에게 교통편의를 제공하는 행위 등 영리를 목적으로 환자를 의료기관이나 의료인에게 소개·알선·유인하는 행위 및 이를 사주하는 행위를 하여서는 아니 된다(제3항)는 규정이 그것이다. 이들 규정을 반하여 제1항 위반 시 5년 이하 징역 또는 2천만 원 이하 벌금, 제2항 위반 시 300만 원 이하 벌금, 제3항 위반 시 3년 이하 징역 또는 1천만 원 이하 벌금에 처하도록 하고 있다.[18]

또 의료법의 특별법인 보건범죄 단속에 관한 특별조치법 제5조(부정의료업자의 처벌)도 의료법 제27조를 위반하여 영리를 목적으로 의사가 아닌 자가 의료행위를, 치과의사가 아닌 자가 치과의료행위를, 한의사가 아닌 자가 한방의료행위를 업으로 한 자는 무기 또는 2년 이상의 징역에 처하고 100만 원 이상 1천만 원 이하의 벌금을 병과하도록 규정하고 있다.

둘째, 진료거부행위가 문제가 된다. 일반적으로 진료계약은 계약체결자의 의사가 존중되는 사법상의 계약관계이지만, 사람의 생명과 신체의 건강을 보호법익으로 하는 특성으로 인해 계약체결이 법률에 의해 강제되고 공법상의 계약의무로 간주되어 진료거부를 할 수 없게 되는 것이다. 이에 따라 의료법 제15조(진료거부 금지 등)에서는 의료인은 진료나 조산 요청을 받거나 응급환자를 발견할 때에는 정당한 사유 없이 거부하지 못한다고 규정하고 처벌규정도 두고 있다.

셋째, 치료의 목적이 없는 경우도 문제가 된다. 예컨대 환자를 상대로 한 인체실험과 같이 치료의 목적이 없이 신체를 침습한 의료행위는 형사상 상해죄의 구성요건에

---

18) 의료법 제87조, 제90조, 제88조.

해당한다. 다만 임상연구는 아직 보편적인 치료방법이 없을 경우 치료목적을 가지고 시도하는 것이라고 볼 수 있기 때문에 일정한 요건하에 허용된다고 할 수 있다. 그러나 이 경우 환자의 동의가 선행되어야 하며 임상연구 시도로 인해 환자가 얻는 사실상의 이익이 위험에 비해 클 경우에 한해서 허용된다고 할 것이다.

넷째, 치료를 했으나 실패한 경우도 문제가 된다.[19] 여기에는 두 가지 경우를 생각해볼 수 있다. 먼저 의술의 법칙에 적합하지만 실패한 의료행위는 법률적으로 진료의무는 수단채무로 보아 질병치유라는 결과가 발생하지 않았다고 하더라도 민·형사상 책임을 지지 않는다. 그리고 의술의 법칙에 적합하지 않고 실패한 의료행위에 대해서는 통상적으로 형사상으로는 업무상과실치사상죄의 해당 여부가 문제 된다.

다섯째, 환자의 동의(승낙)가 없는 상태에서 행한 의료행위가 문제가 된다. 치료의 목적을 가지고 의술의 법칙에 합치된 치료를 해서 결과가 성공적이었다고 하더라도 환자의 동의가 없었던 경우 즉 환자의 자기결정권을 침해한 경우에는 위법한 의료행위로 평가되는 것이 오늘날의 통설이다.

---

19) 최재천·박영호·홍영균, 의료형법, 육법사, 2003, 49~50쪽 참조.

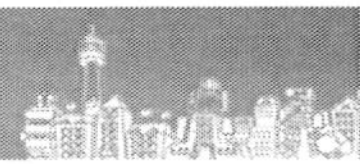

치료행위는 의사가 치료목적을 가지고 있지 않은 경우라면 당연히 상해죄의 구성요건에 해당하지만, 환자의 승낙을 전제로 하여 치료목적과 의학적 적응성을 가지고 의술의 법칙에 맞추어 행해진 경우에는 형법 제20조의 정당행위 또는 긴급피난으로 보아 가벌성이 면제된다는 것이 판례의 태도이다.[20]

첫째, 치료목적은 주관적 구성요건요소에 해당하는 것이다. 의사의 치료행위가 적법한 행위로 평가되려면 범죄행위에 해당하는 상해행위와는 달리 치료의 목적을 가지고 있어야 한다. 따라서 치료목적을 갖지 않고 치료행위를 한 경우에는 설사 그 치료의 효과로 질병이 치료되었다고 하더라도 정당한 의료행위라고 할 수 없다. 예컨대 오직 실험목적으로만 환자에게 신약을 투여했다고 한다면 정당한 의료행위가 아닌 것으로 평가된다.

둘째, 의료시술은 환자의 생명과 건강을 유지하거나 질병을 치유하기 위한 경우에 한해 환자에 대한 신체적 침습행위가 허용되는데 이를 객관적 구성요건요소로서 의학적 적응성이라고 한다. 의학적 적응성은 다시 절대적 적응성과 상대적 적응성으로 나누어진다. 수술과 같이 치료행위가 반드시 요구되는 상황은 전자에 해당하며, 채혈과 같은 진단적 조치나 예방접종과 같은 예방적 조치 또는 불치병에서 단순한 진통억제조치는 후자에 해당한다. 그런데 치료유사행위에서는 의학적 적응성 여부가 달리 적용된다. 장기이식수술에서 장기공여자, 미용목적의 성형수술의 경우에는 의학적 적응성이 부정되므로 환자의 승낙이 있는 경우에만 신체적 침습행위가 가능하다.

셋째, 객관적 구성요건요소에 해당하는 것으로 치료행위가 그 당시에 의학적으로 인정된 의술의 법칙에 따라 행해져야 하는 의술의 적정성이 필요하다. 여기에는 두 가지 요건을 포함하는데, 일반적으로 의학적으로 승인된 수단 및 방법을 사용할 것과 그 수단 및 방법에 따라 의술의 법칙에 합치되게 행해져야 한다는 것이다. 다만 예컨대 환자상태로 보아 치료가 시급한 응급상황이라면 수술환경이나 시술자능력이 일반적 수준에 미치지 못하는 경우라 하더라고 시술 필요성이 크기 때문에 치료행위가 허용된다는 견해가 있다.[21]

넷째, 이러한 치료행위가 주관적으로 치료목적이 있고 객관적으로 의학적 적응성 및 의술의 적정성을 갖춘 경우라고 하더라도 환자의 동의가 전제되어야 적법한 의료

---

20) 대법원 1976.6.8 선고 76도144 판결, 대법원 1993.7.27 선고 92도2345 판결 등.
21) 추호경, 의료과오론, 육법사, 1992, 79쪽 참조.

행위가 될 수 있다는 것이 오늘날 판례의 견해이다. 여기서 말하는 동의는 환자가 '그냥 알고 있는 정도'가 아니라 그 치료행위의 성질과 그에 수반하는 위험성을 인식하고 동의하는 것이어야 한다. 이러한 환자의 동의가 실질적으로 인정되기 위해서는 먼저 의사가 환자에게 질병의 종류, 내용, 치료방법, 위험, 예후 등에 대해 충분한 설명을 해주고 환자가 여기에 동의를 해야 한다는 것이 반드시 전제되어야 한다. 따라서 불충분한 설명으로 이루어진 수술승낙은 수술행위의 위법성을 면제시키는 유효한 승낙이라고 볼 수 없다.22)

---

22) 대법원 1993.7.27 선고 92도2345 판결 등.

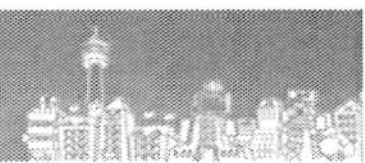

　의료과오를 불법행위책임으로 구성할 때 민법 제750조에 따르면 불법행위로 인한 손해배상책임이 인정되기 위해서는 그 의료행위가 '위법성'이 있어야 한다. 여기서 위법이라 함은 실정법을 객관적으로 위반하는 형식적 위법뿐 아니라 사회공동생활을 해하는 실질적 위법을 포함한다.

　그리고 위법성이 있는 경우라 할지라도 어떤 특별한 사유가 있는 때에는 위법성이 없는 것으로 된다. 민법이 위법성 조각사유로 규정하고 있는 것으로는 민법 제761조의 정당방위와 긴급피난이 있으나, 그 밖에 자력구제, 피해자의 승낙, 정당행위로 명문화된 것이 아니어도 일반적으로 위법성 조각사유로 인정되고 있다.

　침습적 의료행위는 본질적으로 신체와 건강의 완전성을 침해하는 것이지만 그것이 치료의 목적과 의학적 적응성 및 의술의 적정성을 갖추고 있는 경우에는 법적 정당성이 인정되고, 이는 형법 제20조의 정당행위에 해당하는 것으로 보아 위법성이 조각된다고 본다. 그러나 의료행위가 '주관적 치료목적'과 '객관적 의술의 법칙'(의학적 적응성 및 의술의 적정성)을 결여한 경우에는 신체와 건강의 완전성을 침해한 것으로 당연히 위법성이 있다고 보아야 한다.

　그런데 더 나아가 치료목적과 의술의 법칙에 따른 의료행위라고 할지라도 환자가 그 침습적 의료행위를 받아들이겠다는 승낙을 하지 않은 경우에는 위법성이 조각되는가에 대해서는 논란이 있다.

　한 견해를 보면, 그러한 침습적 의료행위를 초래한 원인이 환자와 의사 사이에 있는 설명과 승낙(동의)에 기초하는 것이기 때문에 위법성이 조각된다고 보고, 따라서 의사의 설명과 환자의 승낙이 없는 의료행위는 위법성이 조각되지 않아 위법한 것이 된다고 한다.

　이에 따르면 의사는 환자를 치료함에 있어 미리 환자나 그 가족에게 병상과 진료의 내용 및 예후 등을 설명해주어야 하고 특히 후유증이나 사망 등의 악결과가 발생할 가능이 있는 진료의 경우(예컨대 수술 등)에는 승낙을 받게 되는데, 이때 환자의 승낙(동의)은 침습적 의료행위의 위법성을 조각하는 사유가 된다는 것이다. 반면에 의사가 환자에 대하여 그러한 설명을 하지 않았거나 충분히 하지 않은 경우에는 설사 환자의 승낙이 있었다고 할지라도 그 침습적 의료행위는 위법성을 면할 수 없게 되는 것이다.

　이상에서 살펴본 바와 같이 의료과오에서 위법성 문제는 결과적으로 환자의 승낙

(동의)에 귀착하게 되며, 환자의 승낙의 전제조건으로서 의사의 설명의무가 논의된다. 따라서 위법성론에서는 의사의 설명의무 및 환자의 자기결정권에 근거한 승낙(동의)이 주요 쟁점이 된다.

그런데 다른 한편으로 의사의 설명의무가 어디에서 발생하는지 그 법적 근거를 추적하게 되면 이는 의료계약의 내용에 포함되는 계약상 의무라고 할 수 있는 것이기 때문에 설명의무는 채무불이행책임(계약책임)에서도 논의될 수 있다.

　질병관리본부가 2008년 2월 발표한 '뇌졸중·심근경색 통합조사' 결과에 따르면, 우리나라 심장마비환자의 생존율은 4.6%로 선진국의 15~40%보다 훨씬 낮다고 한다. 그 이유는 환자나 가족의 응급증상에 대한 이해 부족과 전문적인 치료를 받기까지 상당한 시간이 걸리기 때문이라고 분석하고 있다. 뇌졸중 증상 발생 후 1시간 이내에 119구급차를 호출한 경우는 50.3%에 그쳤고, 응급실 도착 후에도 뇌졸중환자의 2.0%, 심근경색환자의 6.0%만 적정한 응급치료를 받은 것으로 파악됐다.

　비록 뇌졸중·심근경색에 국한된 조사이나 또 다른 조사에서 3대 응급질환의 하나인 예방 가능 외상사망률도 39.6%(2005)에 이르는 것을 감안한다면, 응급의료체계가 정상적으로 가동되어 이른바 '황금의 1시간(golden 1hour) 규칙'이 적절하게 지켜진다면 응급상황에서 생명을 잃어가는 소중한 생명들을 구해낼 수 있다는 뜻이기도 하다. 이러한 의미에서 사고나 재난 등으로 인한 응급환자에 대처하기 위해 나라마다 국가차원에서 응급의료체계를 정비하고 있는 것이다.

　응급의료체계(EMSS)란 응급환자가 발생했을 때 현장에서 적절한 처치를 시행한 후, 신속하고 안전하게 치료에 적합한 병원으로 이송하고, 병원에서는 응급의료진이 의료기술과 장비를 집중하여 응급환자를 치료하도록 지원하는 체계를 말한다. 이 개념을 장소에 따라 나누어보면, 응급의료체계는 크게 병원 전(前)단계(신고단계 → 현장단계 → 이송단계) → 병원단계로 진행된다.

　우리나라도 보건의료기본법에서 국가 및 지방자치단체에게 모든 국민이 응급상황에서 신속하고 적절한 응급의료서비스를 제공받을 수 있도록 응급의료체계를 구축할 의무를 부여하고 있다.[23] 이에 따라 의료법[24]과 1994년 1월 7일 제정된 응급의료에 관한 법률 등[25]에 근거하여 국가응급의료체계를 갖추고 있다. 그 후 응급구조사(1, 2급) 자격시험이 1995년 11월, 응급의학전문의 자격시험이 1996년 2월에 처음 시행되었다.

　대개 응급환자가 발생한 때에는 응급의료정보센터(1339번)·구급대(119)·경찰(112) 등에 신고하면 응급구조사나 구급대원이 탑승한 구급차가 출동하여 현장에서 응급처

---

23) 보건의료기본법 제30조.
24) 의료법 제15조 제2항, 제21조 제3항, 제41조 등.
25) 응급의료에 관한 법률(시행령, 시행규칙), 구급차 및 이송업자의 시설 등에 관한 규칙, 응급의료수가기준, 응급의료비 중 미수금 대불청구 심사기준 등.

치가 이루어지고, 가까운 병원으로 이송하게 된다. 여기까지가 병원 전단계이다. 그리고 병원단계(의료인·응급의학전문의·전문간호사 등)에서도 만일 응급환자를 처음으로 이송받은 병원에서 치료가 불가능한 경우에는 초진의무기록과 함께 다른 병원으로 이송하는 단계로 진행된다.

여기서 말하는 '응급환자를 처음으로 이송받은 병원'이나 '다른 병원'이란 의료법에 따라 개설된 모든 의료기관을 말한다. 당연히 여기에는 응급의료에 관한 법률에 따라 지정된(2008년 3월 기준26)) 중앙응급의료센터(국립의료원)와 권역응급의료센터(16개), 지역응급의료센터(101개), 지역응급의료기관(325개), 전문응급의료센터(4개)가 포함되는 것은 물론이다.

그런데 간혹 응급환자가 여러 병원을 전전하다가 결국 사망했다거나 적절한 치료시기를 놓쳐 회복될 수 없는 상태가 되었다는 등의 안타까운 뉴스가 보도되어 사회문제가 되는 사례가 있었다. 이와 관련해서 '응급의료거부 등 금지'에 관한 내용은 응급의료에 관한 법률 제3장(응급의료종사자의 권리와 의무)에 규정되어 있다.

즉 응급의료종사자는 정당한 사유 없이 응급환자의 진료를 거부하거나 기피하지 못한다.27) 응급의료를 요청받은 경우 응급환자와 비(非)응급환자를 구분하고 응급환자가 아닌 자에 대하여는 응급실이 아닌 의료시설에 진료를 의뢰하거나 다른 의료기관에 이송할 수 있다.28) 응급환자를 다른 환자에 우선하여 진료해야 하며 응급환자가 2인 이상인 경우에는 의학적 판단에 기초한 위급 정도에 따라 진료를 해야 한다.29)

또 응급의료종사자는 정당한 사유가 없는 한 응급환자에 대한 응급의료를 중단해서는 안 된다.30) 당해 의료기관의 능력으로는 적정한 응급의료를 행할 수 없다고 판단한 때에는 지체 없이 적정한 응급의료가 가능한 다른 의료기관으로 이송해야 하며 이때 안전한 이송에 필요한 의료기구 및 인력과 의무기록을 제공해야 한다.31)

여기서 응급환자인지 비응급환자인지 구분하는 기준은 응급의료에 관한 법률 및 시행규칙에서 정하고 있다.32) 또 '정당한 사유'가 있는 경우에는 응급의료를 거부·기피하거나 중단할 수 있다고 보는데, 이에 관한 명문규정이 없기 때문에 판례나 보건복지가족부 유권해석이 그 기준이 된다. 판례 등에 따르면, 응급의료를 거부·기피하거나 중단할 수 있는 '정당한 사유'는 일반 진료의 그것보다 매우 엄격하게 해석되고 있다.

---

26) 중앙응급의료센터 홈페이지 <http://webzine.nemc.go.kr / > 참조.
27) 응급의료에 관한 법률 제6조 제2항.
28) 응급의료에 관한 법률 제7조 제1항.
29) 응급의료에 관한 법률 제8조 제1항, 제2항.
30) 응급의료에 관한 법률 제10조.
31) 응급의료에 관한 법률 제11조 제1항, 제2항.
32) 응급의료에 관한 법률 제2조 제1항 및 시행규칙 제2조(별표1).

예컨대 환자의 병 상태에 해당하는 진료과목 내지 진료시설이 없어 진료가 불가능한 경우, 입원실의 만원으로 입원치료가 불가능한 경우, 전신마취를 필요로 하는 수술환자에 대해 마취전문의의 지원이 불가능하여 수술을 못하는 경우, 환자의 과량음주 등으로 적정진료를 할 수 없는 경우, 진료비 지불능력이 있음에도 고의로 그 지불을 회피하는 경우[33] 등은 이러한 '정당한 사유'에 해당하지 않는다.

다음 대법원 판결을 하나 살펴보자. 부부싸움을 벌인 뒤 농약을 마시고 자살을 기도해 S병원으로 옮겼으나 환자의 진료거부로 위세척 등을 하지 않은 채 인근 대형병원으로 후송하여 3일 만에 숨진 사건에서 유족에게 9,900만 원을 지급하라는 판결이 내려졌다. 즉 "치료를 거부하더라도 병원은 결박하거나 진정제를 투여해 반항을 제압한 뒤 위세척을 실시하고 활성탄을 투여하는 등 필요한 조치를 취할 수 있었다"며 "응급환자의 경우에는 의사의 의료행위 중지가 환자의 생사를 결정하므로 환자의 자기결정권보다는 의사의 생명보호의무가 우선한다"고 밝혔다.

한편 2008년 6월 응급의료에 관한 법률 개정으로 민간인이 응급처치를 하거나 의료종사자 등이라도 업무수행 중이 아닌 때 응급처치를 하다가 재산상 손해 또는 사상이 발생한 경우 민·형사상 책임을 감면해주도록 하는 이른바 '선한 사마리안법(Good Samritan Law)' 조항이 마련되어 신속한 응급조치가 활성화될 것으로 기대된다.[34]

---

33) 응급의료에 관한 법률 제19～22조(응급의료비용 미수금대불제도).
34) 응급의료에 관한 법률 제5조의2(선의의 응급의료에 대한 면책).

　　임신부 본인이나 배우자 또는 가족이 뱃속에 있는 아이가 남자인지 여자인지 궁금하게 생각하는 것은 어떻게 보면 자연스럽다고 할 수 있다. 다만 이 궁금증이 남아선호 경향에 따라 아들을 낳으려는 심리로 연결되어 낙태로까지 이어질 경우 문제가 된다고 하겠다.

　　이러한 점을 고려하여 특히 1980년대 남녀성비 불균형 등 사회문제가 심각해지자 1988년 3월 29일 의료법 제19조의2(태아의 성감별행위 등의 금지) 조항을 신설하고 태아의 성감별을 금지해왔던 것이다. 그 이전에는 1962년 3월 20일 개정 시행된 의료법 제33조(비밀의 누설금지) 또는 1973년 8월 17일 개정 시행된 의료법 제19조(비밀누설의 금지)에 따라 의료인이 진료 중에 지득한 '타인의 비밀'이나 '환자, 임부 또는 해산부의 비밀'을 누설·발표하지 못하도록 하는 조항이 여기에 해당한다고 볼 수 있다.

　　1988년 이후 의료법 제19조의2(현행 제20조)는 제1항에서 의료인이 태아의 성감별을 목적으로 임부를 진찰 또는 검사해서는 안 되고 같은 목적으로 다른 사람의 행위를 도와줘서도 안 된다고 규정하였다. 또 같은 조 제2항에서는 태아나 임부의 진찰 또는 검사를 통해 알게 된 태아의 성별을 임부 본인이나 가족 또는 다른 사람이 알 수 있도록 해서는 안 된다고 하고 이를 위반할 경우 벌칙규정을 두었다. 의료법상 벌칙으로는 면허취소(제65조), 3년 이하 징역 또는 1천만 원 이하 벌금(제88조)이다.

　　이러한 법조항에도 불구하고 그간 우리나라에서는 암암리에 성감별이 있어 왔고 특히 성감별에서 낙태 문제까지 이어지는 이슈가 논란이 되어온 것이 사실이다. 그 와중에 의료법상 성감별 조항이 헌법에 위배된다는 헌법소원이 제기되어 주목을 받다가 지난 2008년 7월 31일 헌법재판소에서 헌법불합치결정이 내려졌다.[35]

　　이에 따라 2009년 12월 31일 의료법 제20조(태아의 성감별 행위 등 금지) 제2항이 개정되어, 임신 32주 이전에는 태아나 임부를 진찰·검사하여 알게 된 태아의 성(性)을 임부나 가족 또는 다른 사람에게 고지할 수 있도록 허용된 것이다.

　　한편 앞서 말한 헌법재판소의 위헌판결요지를 살펴보면 다음과 같다.[36][37][38]

---

35) 헌법재판소 2008.7.31 결정, 2004헌마1010, 2005헌바90(병합).

36) 헌법 제10조: 모든 국민은 인간으로서의 존엄과 가치를 가지며, 행복을 추구할 권리를 가진다. 국가는 개인이 가지는 불가침의 기본적 인권을 확인하고 이를 보장할 의무를 진다.

37) 헌법 제15조: 모든 국민은 직업선택의 자유를 가진다.

38) 헌법 제37조: ② 국민의 모든 자유와 권리는 국가안전보장·질서유지 또는 공공복리를 위하여 필요한 경우에 한하여 법률로써 제한할 수 있으며, 제한하는 경우에도 자유와 권리

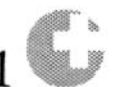

"태아성별 고지금지는 낙태, 특히 성별을 이유로 한 낙태를 방지함으로써 성비의 불균형을 해소하고 태아의 생명권을 보호하기 위해 입법된 것이다. 그런데 임신기간이 통상 40주라고 할 때 낙태가 비교적 자유롭게 행해질 수 있는 시기가 있는 반면, 낙태를 할 경우 태아는 물론 산모의 생명이나 건강에 중대한 위험을 초래하여 낙태가 거의 불가능하게 되는 시기도 있다. 성별을 이유로 하는 낙태가 임신기간의 전 기간에 걸쳐 이루어질 것이라는 전제에서 본다면, ① 낙태가 사실상 불가능하게 되는 임신 후반기에 이르러서도 태아에 대한 성별 정보를 태아의 부모에게 알려주지 못하게 하는 것은 최소침해성원칙을 위반된다. ② 이와 같이 임신 후반기 공익에 대한 보호의 필요성이 거의 제기되지 않는 낙태 불가능시기 이후에도 의사가 자유롭게 직업수행을 하는 자유를 제한하고, 임부나 그 가족의 태아 성별 정보에 대한 접근을 방해하는 것은 기본권 제한의 법익균형성요건도 갖추지 못한 것이므로 헌법에 위반된다"는 요지이다.

현재 활용되고 있는 태아 성감별 방법은 융모막검사(임신 9주), 양수검사(임신 16주), 초음파검사(임신 20주)가 있으며, 최근에는 네덜란드 연구진에 의해 임신 7주 만에 할 수 있는 혈액검사법이 발표되기도 했다.

한편 이러한 법 개정이 잘못됐다는 지적에서부터 모자보건법 조항과의 관계,[39] 그리고 태아의 성 고지를 허용하는 적정시기가 임신 24주인가 32주인가를 놓고 논란과 우려가 아직도 제기되고 있는 실정이다.

의 본질적인 내용을 침해할 수 없다.

39) 모자보건법 제14조는 일정한 우생학적 또는 유전학적 정신장애나 신체질환이 있는 경우와 같은 예외적인 경우 낙태를 허용하고 있지만, 모자보건법 시행령 제15조 제1항에서는 이러한 예외적인 낙태도 임신한 날로부터 28주가 지나면 이를 하지 못하도록 금지하고 있다. 임신 후반기에 접어들면 대체로 낙태 그 자체가 위험성을 동반하게 되므로 태아와 산모를 보호하기 위해 이를 절대적으로 금지한다는 취지이다.

　　낙태(落胎)의 의학적 용어는 인공유산(induced abortion)이라고 할 수 있는데, 태아가 생존능력을 갖기 이전의 임신시기에 인공적으로 임신을 종결시키는 것을 말한다. 이는 적응증에 따라 치료적 유산과 선택적 유산으로 나눌 수 있다. 치료적 유산은 모자보건법에서 정하는 의학적, 법의학적 적응증에 의한 인공유산을 말하고, 선택적 유산은 사회적 적응증 및 선택결정 요구에 의한 여성 권리적 측면의 적응증에 의한 인공유산을 의미한다.

　　최근 국내에서는 저출산문제나 여성인권보호 등의 차원에서 낙태의 범위에 대해 논란이 제기되고 있다. 논란의 핵심은 크게 두 가지로 볼 수 있는데, 하나는 임신 몇 주까지 낙태를 허용할 것인가 하는 것이고 다른 하나는 사회경제적 이유를 낙태사유에 포함시킬 것인가 하는 것이다.

　　낙태에 대한 각국의 법제는 다르게 되어 있는데, 우리나라 법제는 형법에서 기본적으로 낙태를 금지하는 규정을 두고 모자보건법에서 예외적으로 허용하는 규정을 두고 있다.

　　형법은 낙태죄의 종류를 다음 5가지로 나누고 있다.

　　① 자기낙태죄: 부녀가 약물 기타 방법으로 낙태한 때에는 1년 이하의 징역 또는 200만 원 이하의 벌금에 처한다(제269조 1항). 이 죄의 주체는 임신한 부녀이며, 죄의 객체는 태아이다. 태아란 수정란이 자궁에 착상하여 분만이 개시될 때(자연분만기)까지이다. 모자보건법의 인공임신중절수술보다 넓은 개념이다.

　　② 동의낙태죄: 부녀의 촉탁 또는 승낙을 받아 낙태하게 한 자도 1년 이하의 징역 또는 200만 원 이하의 벌금에 처한다(제269조 2항). 이 죄의 주체는 형법 제270조 제1항의 특별규정에 따른 의사·조산사 등을 제외하고는 제한이 없다. 촉탁이란 부녀가 낙태를 부탁하는 것을 말한다.

　　③ 업무상 동의낙태죄: 의사, 한의사, 조산사, 약제사 또는 약종상이 부녀의 촉탁 또는 승낙을 받아 낙태하게 한 때에는 2년 이하의 징역에 처한다(제270조 1항). 이 죄의 주체는 여기에 열거된 사람에 국한된다. 다만 모자보건법 제14조(인공임신중절수술의 허용한계)는 이 죄의 위법성을 배제시킬 수 있다.

　　④ 부동의 낙태죄: 부녀의 촉탁 또는 승낙 없이 낙태하게 한 자는 3년 이하의 징역에 처한다(제270조 2항). 이 죄의 주체에는 제한이 없다. 부녀가 모르게 하거나 부녀의 무지를 이용하는 경우도 포함된다.

　　⑤ 낙태치사상죄: 동의낙태죄를 범하여 부녀를 상해에 이르게 한 때에는 3년 이하의

징역에 처하고, 사망에 이르게 한 때에는 7년 이하의 징역에 처한다(제269조 3항). 또 업무상 동의낙태죄 또는 부동의낙태죄를 범하여 부녀를 상해에 이르게 한 때에는 5년 이하의 징역에 처하고, 사망에 이르게 한 때에는 10년 이하의 징역에 처한다(제270조 3항).

한편 낙태를 예외적으로 허용하고 있는 모자보건법 제14조에서는 아래와 같이 일정한 요건을 갖춘 경우 본인과 배우자의 동의를 받아 인공임신중절수술을 허용하고 있는데, 이러한 경우에는 형법상 위법성이 조각된다.

먼저 보건의학적, 우생학적, 윤리적 적응유형(허용사유)으로 아래 5가지에 해당하는 경우에 허용하고 있다.

① 보건의학적 허용사유: 임신의 지속이 보건의학적 이유로 모체의 건강을 심각하게 해치고 있거나 해칠 우려가 있는 경우(제14조 1항 5호)

② 우생학적 허용사유: 본인이나 배우자가 대통령령으로 정하는 우생학적 또는 유전학적 정신장애나 신체질환이 있는 경우(제14조 1항 1호), 본인이나 배우자가 대통령령으로 정하는 전염성 질환이 있는 경우(제14조 1항 2호)

③ 윤리적 허용사유: 강간 또는 준강간에 의하여 임신된 경우(제14조 1항 3호), 법률상 혼인할 수 없는 혈족 또는 인척간에 임신된 경우(제14조 1항 4호)

그러나 위의 적응유형에 해당하더라도 방법상 요건으로 시술자는 반드시 의사라야 하고 본인과 배우자의 동의를 얻어야 한다(제14조 1항). 만일 배우자의 사망, 실종, 행방불명이나 기타 부득이한 사유로 동의를 받을 수 없으면 본인의 동의만으로 그 수술을 할 수 있으며(제14조 2항), 본인이나 배우자가 심신장애로 의사표시를 할 수 없을 때에는 그 친권자나 후견인의 동의로, 친권자나 후견인이 없을 때에는 부양의무자의 동의로 각각 그 동의를 갈음할 수 있다(제14조 3항).

안락사(安樂死)는 Good(eu)과 Death(thanasia)의 합성어인 '아름다운 죽음'을 뜻하는 그리스어 'Euthanasia'에서 유래하고 아직 통일적인 개념이 형성되지 않았지만, 본래는 불치의 질병으로 사경을 헤매는 고통받는 환자가 편안하게 임종하는 것을 돕는 것을 의미한다.

법학적으로는 대체로 현대의학상으로 구제 가능성이 전혀 없는 불치의 환자가 격렬한 육체적 고통으로 신음하는 경우에 그 육체적 고통을 제거하기 위해 환자의 진지한 요청에 의해서 사기(死期: 사망시기)를 단축시켜 사망에 이르게 하는 경우를 말한다.[40]

이러한 안락사는 자연적인 사기(死期)를 앞당기지 않는 경우와 앞당기는 경우로 크게 나눌 수 있는데, 특히 후자에 대해서는 종교적·윤리적·법률적인 입장에서 논쟁이 되어 왔다. 그리고 학술적 개념상의 논란과 더불어 국내외적으로 주목할 만한 사건에 대한 판례가 형성되어 왔다.

안락사의 유형은 범위에 따른 유형과 시술 방식에 따른 유형으로 크게 나눌 수 있는데, 먼저 범위에 따른 안락사의 유형은 다음 4가지로 분류된다.[41]

① 최광의(最廣義)의 안락사: 무가치한 인간의 생명은 불필요하다는 입장에서 사회적으로 쓸모없고 해악만 끼치는 신체장애자나 정신병자의 생명을 인위적으로 단축하는 행위를 말한다. 여기서는 환자의 고통이나 사망시기의 임박성을 문제 삼지 않고 환자의 승낙이나 촉탁을 요구하지 않는다. 이러한 안락사는 나치정권에서 행해지기도 했다.

② 광의(廣義)의 안락사: 현대의학상 불치의 질병으로 사경을 헤매는 환자에 대해 고통 여부와 관계없이 환자 자신이나 보호자의 진지한 뜻에 따라 인간다운 죽음을 맞이할 수 있도록 그 생명을 인위적으로 단축하는 조치를 말한다. 여기서는 환자의 고통 해소를 목적으로 하지 않는다. 또 여기에는 암·에이즈와 같은 불치병인 경우와 식물인간이 된 경우로 나눌 수 있는데, 후자의 경우를 특히 인간답게 죽음에 이르게 한다는 의미에서 존엄사(death with dignity)라고 부른다.

③ 협의(狹義)의 안락사: 현대의학상 불치의 질병에 걸려 그에 수반된 견디기 힘든

---

40) 백형구, 안락사의 법적·의학적 측면, 대한변호사협회지 제93호, 11쪽.
41) 허일태, 안락사에 관한 연구, 한국형사정책연구원, 25~32쪽. 최재천 외, 의료형법, 육법사, 2003, 224쪽 이하 참조.

육체적 고통을 제거하기 위해 환자 자신의 진지한 요구의 그 생명의 종기를 인위적으로 단축시키는 조치를 말한다. 여기에는 환자의 고통을 완화시키거나 억지시키고자 하는 목적이 있는 것이다.

④ 최협의의 안락사: 임종에 직면한 환자에게 고통 없이 자연사할 수 있도록 죽음을 도와주는 행위이다. 이것은 진정한 안락사라고 부르기도 한다.

다음으로 시술 방식에 따른 안락사의 유형은 두 가지로 분류된다.

① 적극적 안락사: 감내하기 어려운 고통에 직면한 환자에 대해 조용히 즉시 죽음에 이르게 할 수 있는 약물을 주사하는 방법으로 적극적 행위방식으로 하는 안락사를 말한다. 이 적극적 안락사는 대부분의 국가에서 불법으로 되어 있다.

② 소극적 안락사: 현대의학 수준에 따른 정상적인 생명유지조치를 강구하지 않거나 현재 시행되고 있는 생명유지조치를 차단하는 생명이 단축되는 경우를 말한다. 흔히 병원에서 치료를 받다가 회생 가능성이 없는 환자에 대해 인공호흡기를 제거하거나 집으로 퇴원시켜 연명치료를 중단시키는 경우가 여기에 해당할 수 있다.

오늘날 대부분 국가에서는 적극적 안락사는 허용되지 않는다. 다만 미국, 영국, 일본 등은 소극적 안락사(생명유지장치 제거행위)가 판례를 통해 허용되고 있다. 미국에서는 1975년 퀸란사건과 2005년 시아보사건에서는 소극적 안락사를 허용하였으나 1998년 케보키언사건에서 적극적 안락사를 불법으로 판결했다.

반면에 네덜란드는 2000년 세계 최초로 안락사를 허용하는 법이 통과됐다. 안락사의 전제조건은 대상자가 불치의 환자여야 하고 고통이 견딜 수 없을 만큼 심해야 하며 환자가 이성적인 판단으로 안락사에 동의하여야 한다는 것이다. 프랑스도 2005년 입법을 통해 존엄사를 허용하였고, 호주는 3개 주에서 입법으로 생명연장장치 제거를 의료행위로 허용하고 있다.

우리나라에서는 1997년 보라매병원사건 이후, 2009년 세브란스병원 김 할머니사건에서 존엄사를 인정하는 판례가 나오는 시기를 전후해서 사회적 논란이 확산됐다.

이 판결에 대해서는 존엄사 허용의 보편적 기준을 세웠다는 평가와 치료주권이 의사로부터 환자에게 이동한 것이라는 평가가 있는 반면, 의학적 회생 가능성이 없는 환자가 많다는 점에서 유사 소송이 잇따르는 등 부작용을 우려하는 견해도 많다. 또 이를 계기로 존엄사법 의원입법안이 발의되고 보건복지부는 입법에 참고하기 위해 존엄사 즉 연명치료의 중단에 대한 연구용역을 실시하기도 했으며, 의료계에서는 존엄사(연명치료) 가이드라인 또는 사전의료지시서를 제정하기도 했다.

그러나 아직까지 말기 암과 식물인간 등 대상 환자의 범위를 어떻게 할 것인가, 사전의료지시서를 남기지 않은 환자의 의사표시를 어디까지 인정할 것인가, 인공호흡기 사용이나 영양공급 등 연명치료 중단 범위를 어디까지 인정할 것인가 하는 쟁점에 대해서는 논란이 진행 중이다.

지금까지 학계에서는 안락사의 허용여부에 대해 법률적으로 찬반견해가 대립되어 왔다.[42)]

첫째, 허용설에서는 고통스런 생명의 억지 연장이 더 잔인하다고 하고 인간에게는 고통에서 벗어나 인간적 품위를 지키며 죽을 권리가 인정되어야 한다고 주장한다. 이러한 안락사의 정당화 근거로는 사회상규에 위배되지 않는 정당행위라는 점에서 위법성이 조각된다고 한다(통설).

---

42) 최재천·박영호·홍영균, 의료형법, 2003, 육법사, 253~256면.

둘째, 부정설에서는 환자의 고통 제거보다 생명의 존엄성에 더 중점을 두어 인간의 생명은 어떠한 상황에서도 인간이 자유로이 결정해서는 안 된다는 입장에서 환자의 동의가 명시적이고 진지하다고 할지라도 위법성은 조각될 수 없다고 주장한다.

한편 앞에서 언급한 세브란스병원 김할머니사건의 대법원판례에서 '연명치료 중단의 허용기준'으로 제시된 다음 사항을 주목할 필요가 있다.[43]

① 회복 불가능한 사망의 단계에 이른 후에 환자가 인간으로서의 존엄과 가치 및 행복추구권에 기초하여 자기결정권을 행사하는 것으로 인정되는 경우에는 특별한 사정이 없는 한 연명치료의 중단이 허용될 수 있다. 환자가 회복 불가능한 사망의 단계에 이르렀는지 여부는 주치의의 소견뿐 아니라 사실조회, 진료기록 감정 등에 나타난 다른 전문의사의 의학적 소견을 종합하여 신중하게 판단해야 한다.

② 환자가 회복 불가능한 사망의 단계에 이르렀을 경우에 대비하여 미리 의료인에게 자신의 연명치료 거부 내지 중단에 관한 의사를 밝힌 경우(사전의료지시)에는, 비록 진료 중단 시점에서 자기결정권을 행사한 것은 아니지만 사전의료지시를 한 후 환자의 의사가 바뀌었다고 볼 만한 특별한 사정이 없는 한 사전의료지시에 의해 자기결정권을 행사한 것으로 인정할 수 있다. 이러한 사전의료지시는 진정한 자기결정권 행사로 볼 수 있을 정도의 요건을 갖추어야 한다.

③ 환자의 사전의료지시가 없는 상태에서 회복 불가능한 사망의 단계에 진입한 경우에는, 환자의 평소 가치관이나 신념 등에 비추어 연명치료를 중단하는 것이 객관적으로 환자의 최선의 이익에 부합한다고 인정되어 환자에게 자기결정권을 행사할 수 있는 기회가 주어지더라도 연명치료의 중단을 선택했을 것이라고 볼 수 있는 경우에는 환자의 의사를 추정할 수 있다고 인정하는 것이 합리적이고 사회상규에 부합된다. 이러한 환자의 의사 추정은 객관적으로 이루어져야 한다.

④ 환자 측이 직접 법원에 소를 제기한 경우가 아니라면, 환자가 회복 불가능한 사망의 단계에 이르렀는지 여부에 관하여는 전문의사 등으로 구성된 위원회 등의 판단을 거치는 것이 바람직하다.

---

43) 대법원 2009.5.21 선고 2009다17417 판결(무의미한 연명치료장치 제거 등).

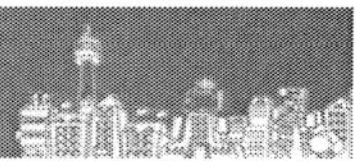

　세계 각국의 통계를 보면, 인구 100만 명당 뇌사기증자 수가 스페인 34.3명, 프랑스 25.3명인 데 비해 우리나라는 3.1명(2007년 기준)이라고 한다. 이는 장기기증을 받을 사람은 많은데 제공자는 적다는 얘기다.

　때문에 우리나라는 2010년 5월 현재 뇌사 추정자에 대한 의료기관 신고를 의무화하여 장기기증 숫자를 높여보자는 요지로 장기 등 이식에 관한 법률 개정안이 국회에서 의결되어 앞으로 관련 업무가 활성화될 것으로 기대하고 있다.

　일반적으로 장기이식(organ transplantation)이란 어떤 질병이나 사고로 인해 손상이 생겨 기능이 떨어지거나 소실된 장기를 대신하기 위해서 신체 내 장기를 다른 부위로 옮기거나 타인에게서 받은 장기를 병든 장기 대신 옮겨 넣는 일련의 과정을 말한다.

　의학적 개념으로는 환자를 치료하기 위해 장기공여자의 생체 내지 사체로부터 적출된 장기를 장기수령자의 체내에 이식하는 외과적 치료방법이라고 정의한다. 따라서 장기이식은 환자의 치료를 목적으로 장기를 이식하는 행위(장기이식행위)와 필요한 장기를 제공자로부터 적출하는 행위(장기적출행위)로 성립된다.

　장기이식은 이식장기의 성질에 따라 자가이식, 이종이식, 동종이식으로 나누어진다.

　① 자가이식(autotransplantation)은 이식용 장기를 환자 자신의 다른 신체 부위에서 취하는 경우를 말한다. 자기 자신의 장기나 조직이 이식되는 것이므로 거부반응이 일어나지 않고 감염이 없는 한 대부분 성공적이다. ② 이종이식이란 인간과 동물 사이의 이식으로 돼지의 폐를 사람에게 이식한다든가 하는 동물복제와 관련하여 이종이식법 제정 등의 윤리적 논란을 불러일으키고 있는 분야이다. 여기서는 특히 면역문제가 가장 큰 장애라고 알려져 있다.

　③ 동종이식(allogeneic transplantation)이란 이식용 장기를 다른 사람의 생체(生體) 또는 사체(死體)에서 적출하는 경우이다. 보통 장기이식이라고 하면 이 유형을 말하는 것이다.

　장기이식의 또 다른 유형으로는 살아 있는 사람이 기증하는 경우를 생체이식이라고 하고, 뇌사자가 기증하는 장기인 경우는 뇌사자이식(deceased donor transplantation)이라고 표현한다. 면역억제요법(X-Ray조사)이 처음으로 등장한 1959년 이후에 임상치료법으로 장기이식이 확립되기에 이르러 의료기술의 발달로 안정적으로 생착시킬 수 있었으나, 장기기부자(Donor)가 없으면 장기이식은 이루어질 수 없는 것이다.

여기서 뇌사자의 장기를 활용함으로써 장기이식을 활성화하자는 논의가 제기됐고 이로부터 장기이식의 윤리적, 종교적인 문제와 뇌사를 사망으로 인정할 수 있는가, 뇌사자의 장기적출을 상해죄로 처벌할 것인가 하는 법률적 문제가 이슈가 되었다.

1985년 로마교황청 과학아카데미에서 뇌사를 사람의 죽음으로 인정한다는 견해가 발표되면서 장기이식의 종교적 문제는 어느 정도 해결되었고, 우리나라는 1999년 장기 등 이식에 관한 법률이 제정되어 2000년 2월부터 시행됨에 따라 윤리적, 법률적 장애를 극복하게 되었다.

또 2000년 2월 국립장기이식관리센터(KONOS: Korean Network for Organ Sharing)가 설립되어 국내의 장기이식 전반에 관한 사항을 총괄하고 있다. KONOS는 장기 등 이식대상자의 선정 및 승인, 장기기증 활성화를 위한 대국민 홍보 및 교육, 장기 등 이식에 관한 의학적 표준 마련, 장기이식정보망의 운영, 관련 통계자료의 발간, 장기 등 기증 및 이식에 대한 상담 등의 업무를 수행하고 있다.

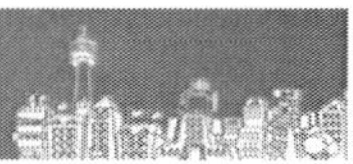

　장기이식에 대하여 법률적으로는 크게 장기이식행위의 정당성 및 장기적출행위의
정당성 문제로 나누어 고찰해볼 수 있다. 양자는 모두 장기이식을 통한 치료행위로 행
해지지만, 이식행위는 전적으로 치료행위라고 할 수 있는 반면 적출행위는 제공자의
신체를 침습하고 건강상태를 저하시킬 수도 있으므로 약간 다르게 볼 수 있다.

　먼저 장기이식행위는 일반적인 치료행위의 성질을 가지므로 의학적인 치료목적과
치료준칙에 따라 행해지고 의사가 환자에게 설명의무를 이행하며 설명을 한 후 환자
의 동의를 얻는 3가지 기존의 치료행위의 정당화 요건을 갖추면 된다. 그리고 장기적
출행위는 살아 있는 사람의 장기·조직을 적출하는 경우와 뇌사자 또는 사망자의 장
기·조직을 적출하는 경우에 이를 위해서는 법률상 별도의 위법성 조각사유(면제사
유)가 필요하다.

　이러한 장기적출행위의 위법성조각사유를 포함해서 장기이식 등의 요건을 엄격하
게 규정하고 있는 것이 장기 등 이식에 관한 법률이며, 그 주요 내용을 살펴보면 다
음과 같다.

　첫째, 뇌사판정에 관한 문제를 정하고 있다. 뇌사는 뇌사판정기준 및 뇌사판정절차
에 따라 뇌 전체의 기능이 되살아날 수 없는 상태로 정지된 상태를 말한다(전뇌사
설). 뇌사는 심장사와는 달리 장기이식과 관련하여 제한적으로 사망의 판정기준으로
인정된다.

　둘째, 장기 등의 적출에 관한 문제를 정하고 있다. 장기이식법은 살아 있는 사람,
뇌사자 및 사망자로부터 장기 등의 적출을 인정하고 있는데, 특히 뇌사자의 장기를
적출할 수 있도록 길을 열어두고 있다. 뇌사판정의료기관 및 뇌사판정위원회(제14조),
뇌사의 판정신청(제15조), 뇌사의 판정(제16조), 뇌사자판정대상자관리전문기관(제16조
의2), 뇌사자의 사망원인(제17조) 등에서 뇌사판정의 정확성과 객관성을 확보하기 위
한 기준과 절차를 엄격하게 규정하고 있다.

　셋째, 적출 또는 이식대상 장기의 범위에 관한 문제이다. 장기이식법에서 정하는
'장기 등'의 범위는 사람의 내장 그 밖에 손상되거나 정지된 기능회복을 위하여 이식
이 필요한 조직으로서 신장·간장·췌장·심장·폐, 골수·각막, 그 밖에 사람의 내
장 또는 조직 중 기능회복을 위하여 적출·이식할 수 있는 것으로서 대통령령이 정
하는 것으로 규정하고 있다(제3조 제1호).

　그리고 특히 '살아 있는 사람으로부터 적출할 수 있는 장기 등'은 신장은 정상적인

것 2개 중 1개, 간장·골수 및 대통령령이 정하는 장기 등은 의학적으로 인정되는 범위 안에서 그 일부로 엄격히 제한하고 있다(제10조 제5항). 또한 장기 등의 매매행위나 유상의 대가로 이루어지거나 이를 교사·알선·방조하는 행위는 금지되며, 이러한 행위들은 형사처벌의 대상이 될 뿐 아니라 반사회질서 법률행위에 해당되어 무효라고 할 것이다(민법 제103조).

　넷째, 장기 등의 적출 시 준수사항에 대해 엄격하게 정하고 있다. 살아 있는 자의 장기 등은 본인이 동의한 경우에 한하여 이를 적출할 수 있으며, 본인이 뇌사 또는 사망 전에 장기 등의 적출에 동의한 경우 또는 본인이 뇌사 또는 사망 전에 장기 등의 적출에 동의 또는 반대하였다는 사실이 확인되지 아니한 경우로서 그 가족 또는 유족이 장기 등의 적출에 동의한 경우에 이를 적출할 수 있다(제18조). 장기 등을 적출하는 의사에게는 위의 동의사실을 확인할 의무와 장기기증 의사표시의 자발성을 확보하기 위한 방안으로 장기기증 전 설명의무를 부여하고(제19조), 기증자에게는 장기 등의 적출을 위한 수술이 시작되기 전까지는 언제든지 적출 동의 의사표시를 철회할 수 있도록 동의철회권을 보장하고 있다(제18조).

　다섯째, 장기 등의 적출·이식 금지사항을 규정하고 있다. 장기 등 이식에 부적합한 전염성병원에 감염된 장기, 암세포에 침범된 장기, 기타 이식대상자의 생명과 신체에 위해를 가할 우려가 있는 것으로서 대통령령이 정하는 장기 등은 적출 및 이식을 금지하고 있다(제10조 1항). 또한 살아 있는 자로서 16세 미만인 자, 임부와 해산한 날부터 3월이 경과하지 아니한 자, 정신질환자와 정신지체인, 마약·대마 또는 향정신성의약품에 중독된 자의 장기 등은 적출할 수 없다(제10조 2항).

　여섯째, 장기기증계약의 법적 구속력 여부에 관한 문제이다. 장기기증계약이 유효하게 성립된 경우 기증자는 해당 장기를 상대방에게 제공해야 할 것이지만, 장기의 제공은 기증자 자신의 생명과 건강을 본질적으로 위해하는 것이기 때문에 강제하는 법적 구속력은 없다고 본다. 민법의 여러 규정상 장기기증을 약정한 기증자는 언제든지 자유롭게 장기기증계약을 해제할 수 있으며 하자 및 이행의 담보책임도 없다고 보아야 한다(민법 제555~557조). 우리나라 장기이식법에서는 장기 등의 기증에 관한 동의를 문서 내지 유언에 의한 방식으로 하도록 하는 한편, 기증자 본인 및 가족·유족의 동의 방식을 나누어서 규율하고 있다(제11조).

　일곱째, 장기이식과 관련된 내용에 대한 비밀유지에 관한 문제이다. 장기이식 등의 업무에 종사하는 자는 관련 종사자 이외의 사람에게 장기 등 기증자와 적출한 장기 등에 관한 사항을 알려주는 행위, 이식대상자와 이식한 장기 등에 관한 사항을 알려주는 행위, 장기 등 기증희망자 및 장기 등 이식대기자에 관한 사항을 알려주는 행위를 하지 못하도록 금지하고 있다(제27조 1항).

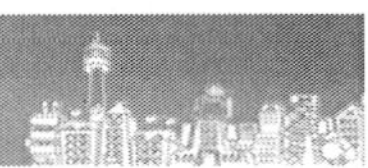

　'약(藥)은 원칙적으로 독(毒)'이라는 지적도 있지만,[44] 의약품은 질병의 치료과정에서 빼놓을 수 없는 필수적인 요소이다. 그 반면에 의약품의 오용·남용·부작용 등으로 인한 피해도 심각한 사회문제로 제기된다. 한 연구보고서에 따르면 우리나라의 연간 약사고 규모는 17,644명(2005)이라고 한다.[45]

　의약품의 개념에 대해서는 약사법 제2조(정의)에서 규정하고 있다.[46]

　즉 '의약품'이란 ① 대한약전에 실린 물품 중 의약외품이 아닌 것, ② 사람이나 동물의 질병을 진단·치료·경감·처치 또는 예방할 목적으로 사용하는 물품 중 기구·기계 또는 장치가 아닌 것, ③ 사람이나 동물의 구조와 기능에 약리학적 영향을 줄 목적으로 사용하는 물품 중 기구·기계 또는 장치가 아닌 것을 말한다. 또 '한약'이란 동물·식물 또는 광물에서 채취된 것으로 주로 원형대로 건조·절단 또는 정제된 생약(生藥)을 말하며, '한약제제(韓藥製劑)'란 한약을 한방원리에 따라 배합하여 제조한 의약품을 말한다.

　이러한 의약품의 사용으로 인해 발생하는 피해를 약해(drug induced sufferings)라고 하고, 약물 이외의 관련 요소(약사 또는 환자의 잘못 등)까지 포함해서 약품에 의하여 야기된 모든 불상사를 약화(drug induced misadventures)라고 한다.

　일반적으로 약화사고의 특징은 다음과 같이 지적하고 있다. 즉 약화사고는 광범위하게 일어날 수 있고, 일반인들은 전문지식이 없어 피해회피를 위한 사전 대비가 거의 불가능하며, 또 약화사고가 발생했을 때 그 원인을 명확히 밝혀내는 것이 곤란하다는 점이다.

　약화사고의 발생 요인을 살펴보면, 의약품 제조단계에서 결함, 처방과정에서 오류, 조제과정에서 오류, 투약과정에서 오류 문제 등으로 분류할 수 있다.

　이러한 각 과정에서 약화사고가 발생할 경우 그 주체인 약품생산회사 및 유통회사, 의사·간호사 등의 의료인, 약사 등이 민·형사상의 책임을 지게 된다. 특히 제조단계에서의 약화사고는 제조물책임(PL)법에 따라 여러 가지 중대한 책임을 부담할 수 있다.

---

44) 허인회 외, 독성학, 신일상사, 1993, 1면.
45) 이주현·전효정·신현택, 한국에서의 연간 약화사고 사망 발생사례의 규모예측, 숙명여자대학교 약학저널 제24권, 2008, 34면(데일리메디 2006.10.13일 자 참조).
46) 약사법 제2조(정의) 제4~6호.

　대법원 판결에 따르면 "위와 같은 의약품에 해당되는지 여부는 반드시 약리작용상 어떠한 효능의 유무와는 관계없이 그 성분, 형상(용기·포장·의장 등), 명칭 및 표시된 사용 목적, 효능, 효과, 용법, 용량, 판매할 때의 선전 또는 설명 등을 종합적으로 판단하여 사회 일반인이 볼 때 한눈으로 식품으로 인식되는 것을 제외하고는 그것이 위 목적에 사용되는 것으로 인식되고 혹은 약효가 있다고 표방된 경우에는 이를 모두 의약품으로 보아 약사법의 규제대상이 된다"고 해석하고 있다.[47]

---

47) 대법원 2001.7.13 선고 99도2328 판결.

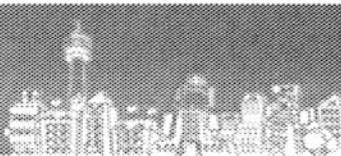

　의약품이란 약사법 제2조 제4호에서 정하는 아래 3가지를 말한다. ① 대한약전에 실린 물품 중 의약외품이 아닌 것, ② 사람이나 동물의 질병을 진단·치료·경감·처치 또는 예방할 목적으로 사용하는 물품 중 기구·기계 또는 장치가 아닌 것, ③ 사람이나 동물의 구조와 기능에 약리학적 영향을 줄 목적으로 사용하는 물품 중 기구·기계 또는 장치가 아닌 것.

　또 약사법 제2조 제5호 및 제6호에서는 위의 의약품 이외에 한약과 한약제제에 대해 다음과 같이 정의하고 있다. '한약'이란 동물·식물 또는 광물에서 채취된 것으로 주로 원형대로 건조·절단 또는 정제된 생약(生藥)이라고 하고, '한약제제(韓藥製劑)'란 한약을 한방원리에 따라 배합하여 제조한 의약품을 말한다고 정의하고 있다.

　일반적으로 환자치료에 사용되는 의약품에 대한 책임문제는 의사의 처방(전), 약사의 조제, 제약회사의 의약품제조에 대한 책임문제로 나누어진다.

　의사의 처방은 의사가 행하는 여러 가지 의료행위 가운데 특히 약품에 의해 내리는 치료지침이라고 할 수 있다. 다시 말하자면 의사가 약제에 의한 처치방법을 의견서로 작성한 조제의뢰문서라고 할 수 있다. 이러한 처방전은 약제를 조제 또는 교부하는 약사에 대한 지시와 그 약품을 복용하는 환자에 대한 지시도 포함한다. 환자가 처방전을 약국에 접수시키면 그 소유권은 약사에게 귀속하고 약사는 보존의무를 부담한다.[48]

　의사는 진단에 부합되고 치료의 필요성과 발생 가능한 부작용을 비교하여 적절한 약품을 선택하여 처방전을 작성해야 한다. 그리고 처방전을 환자에게 교부할 때에는 약품사용에 대한 설명과 복용 후에 발생할 수 있는 위험에 대한 안전설명을 충실히 해야 한다.

　의사의 처방(전)과오로 인해 환자의 생명이나 신체에 손해가 발생한 경우에는 민사책임이론에 따라 의사는 채무불이행 또는 불법행위에 따른 손해배상책임을 부담해야 한다. 처방과오에는 구두에 의한 처방과오, 필체불량에 의한 처방과오, 투여경로의 불명시로 인한 처방과오, 숫자의 불표기로 인한 처방과오, 약자의 오해로 인한 처방과로 등이 있다.

　그러나 의약품책임을 다룰 때, 약품복용 후부터 증상 발생까지 사이에 상당한 시일

---

48) 이덕환, 『의료행위와 법』, 문영사, 2003, 144쪽 이하.

이 경과했다면 약품의 복용사실과 환자에게 발생된 손해 사이에 인과관계가 있는지 입증하기가 곤란한 경우가 많다. 또 특정 약품과 질병의 증상 사이에 인과관계를 밝히기 위해서는 고도의 전문적·기술적 지식을 필요로 하며 이를 자연과학적으로 완전히 증명해내는 것은 곤란하거나 불가능한 경우도 발생할 수 있다.

의약품은 의사의 처방전을 받아 약사가 조제하고 판매할 수 있는데, 다만 일반의약품 가운데 의사의 처방전 없이 약국에서 구입할 수 있는 품목도 있다.

일반의약품이란 ① 오용·남용될 우려가 적고 의사나 치과의사의 처방 없이 사용하더라도 안전성 및 유효성을 기대할 수 있는 의약품, ② 질병 치료를 위하여 의사나 치과의사의 전문지식이 없어도 사용할 수 있는 의약품, ③ 의약품의 제형(劑型)과 약리작용상 인체에 미치는 부작용이 비교적 적은 의약품을 말하며, 전문의약품이란 일반의약품이 아닌 의약품을 말한다.[49]

이때 약사는 약제의 선택과 처방전에 적합한 조제를 했는지에 대해 책임을 부담하게 된다. 약사는 조제한 처방전을 2년 동안 보존해야 하며, 환자의 인적사항, 조제연월일, 처방약품명과 일수, 조제내용 및 복약지도내용 등을 조제기록부로 작성하여 5년 동안 보존해야 한다.[50]

첫째, 약품을 판매하는 경우에는 의사가 교부한 처방전의 내용과 일치되게 의약품의 처방을 부담한다. 따라서 약사는 처방전을 정확하게 해독하고 적합한 의약품을 선택해야 하고 조제한 의약품의 변색이나 분해 또는 부패 여부를 재검토해야 할 의무를 부담한다. 만일 처방전의 문언을 확실하게 독해할 수 없는 경우에는 처방의사에게 다시 문의해야 하며, 불확실한 처방전으로 인해 약화사고가 발생하는 때에는 약사와 의사가 연대해서 책임을 부담하게 된다. 그리고 의사가 약품설명서와 일치하지 않는 특별한 복용지시를 했다면 약사는 이 사실을 약품포장에 기입해야 한다. 또 약사가 의사의 조제지시의 잘못을 인식했다면 의사에게 다시 문의해야 하며 이를 위반한 경우에는 약사와 의사는 공동불법행위책임을 부담하게 된다.

둘째, 약품을 조제하는 경우에는 처방전의 내용을 조제학상으로 재검토할 의무를 부담한다. 이 재검토의무에는 기술적인 부분과 윤리적인 부분이 있다. 기술적으로는 처방전이 의사에 의해 교부됐는지 여부, 처방전이 복사본이 아닌지 여부, 처방전의 기재사항의 결함 여부를 재검토해야 한다. 또 윤리적으로는 용량을 초과한 극약이 처방됐는지 여부, 배합금기 의약품이 처방됐는지 여부, 마약처방전에서 그 마약의 남용 위험 여부, 기타 약물의 상호작용으로 그 효력이 중대한 변화를 초래할 우려가 있는지 여부를 재검토해야 한다.[51]

---

49) 약사법 제2조 9호, 10호.
50) 약사법 제29조, 제30조.

한편 제약회사는 제조물책임법에 따라 의약품에 대한 제조물책임을 부담한다. 우리나라 다수설은 제조물책임을 불법행위책임으로 구성하고 있다.[52]

첫째, 제조상의 결함 즉 생산된 의약품 자체의 하자로 인해 신체적·재산적 손해가 발생한 경우에는 제조자(제약회사)만 책임을 부담한다.

둘째, 의약품 사용지시상의 결함이 있는 경우에는 제조자와 의사(안전설명의무)의 책임 충돌이 발생할 수 있다. 제조자는 특별한 위험에 대해 경고해야 할 의무를 부담한다. 이때 경고는 의사를 지향하는 것이라고 보고 있다.

셋째, 제조자는 규준에 적합하게 사용할 때 어떤 유해한 부작용이 발생하지 않는 의약품만 유통시킬 의무가 있으며, 지속적으로 약품의 무해성(無害性)을 감독할 의무를 부담한다.

---

51) 이덕환, 의료행위와 법, 문영사, 2003, 166쪽 이하.
52) 제조물책임법(법률 제6109호, 2002.7.1 시행).

　　대리모의 종류에는 대리모의 난자와 자궁을 모두 활용하는 인공수정형대리모와 대리모의 자궁만 활용하는 자궁대리모가 있는데, 전자에서는 대리모가 출생자(子)와 직접적인 혈연관계가 있는 반면 후자에서는 혈연관계가 없다.

　　이처럼 대리모로 하여금 부(夫)의 자녀를 임신케 하여 부(夫)에게 인도해주는 것을 내용하는 계약을 대리모계약이라고 한다. 대리모계약은 계약의 내용 가운데 대부분 강제이행을 청구할 수 없는 경우가 예상된다는 점에서 신사협정(gentlemen's agreement)이라고 불린다. 일반적으로 대리모계약에는 대리모에게 지급하는 보수, 대리모 측의 출생자 인도의무, 대리모 부부의 친권 포기 내지 감호권 양도 등을 내용을 포함하고 있다.

　　미국에서는 대리모계약의 분쟁예방 등을 위해 상당히 정교한 내용의 계약서를 작성하고 있는데 작성방식으로는 켄터키방식과 미시간방식이 있다.[53] 그러나 대리모계약의 법적 효력에 대해서 학설 및 판례는 긍정설과 부정설이 대립하고 있는데, 최근에 이르러서는 긍정설이 유력하게 대두되고 있다. 또 입법적으로는 영국과 미국 일부 주에서 대리모계약을 인정하고 있는 반면, 독일과 오스트레일리아에서는 무효로 보고 있다.

　　우리나라에서는 생명윤리법에서 대리모계약을 불법으로 명문화하고 있다. 즉 생명윤리 및 안전에 관한 법률 제13조 제3항에서 "누구든지 금전 또는 재산상의 이익 그 밖에 반대급부를 조건으로 정자 또는 난자를 제공 또는 이용하거나 이를 유인 또는 알선하여서는 아니 된다"라고 하고, 법 제51조 제5호에서 이를 위반할 경우 3년 이하의 징역에 처하도록 하고 있다.

　　그리고 이러한 계약은 반사회적 계약으로 간주되어 민법상으로도 아무런 효력이 없다. 즉 민법 제103조(반사회질서의 법률행위)에서는 "선량한 풍속 기타 사회질서에 위반한 사항을 내용으로 하는 법률행위는 무효로 한다"라고 규정하고 있다.

---

53) 이덕환, 의료행위와 법, 문영사, 2003, 236쪽 참조.

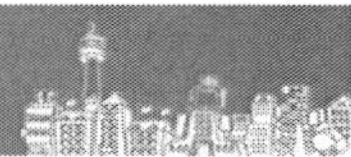

　대리모출산으로 출생한 자(子)의 법률적 지위는 대리모계약이 유효인가 무효인가에 따라 달라진다.

　대리모계약이 무효인 경우에는 그 출생자는 대리모의 자로 인정된다. 대리모계약은 자연적으로 발생하는 친권을 대리모 의뢰자에게 이전시키는 것을 목적으로 하는데 그러한 계약이 무효가 되는 것이므로 대리모가 친권자가 될 수밖에 없게 된다.

　반대로 대리모계약이 유효인 경우에는 출생자의 모(母)를 누구로 할 것인지에 대해서는 영미법에서 견해가 나누어지고 있다. 즉 ① 분만한 자를 모로 하는 방법(분만중시형),[54] ② 유전적인 관계를 가진 자를 모로 하는 방법(유전중시형), ③ 대리모출산을 의뢰한 부부의 처를 모로 하는 방법(의사중시형),[55] ④ 누가 모인가는 자의 최선의 이익에 의해 출생한 후에 판단하는 방법(자의 최선의 이익형),[56] ⑤ 사전에 법원에서 대리모출산의 관련 계약을 심사하고 문제가 없으면 의뢰한 부부의 처를 모로 하는 방법(사전심사형) 등이 그것이다.[57]

　대리모출산계약상에 발생할 수 있는 문제점을 개략적으로 살펴보면 다음과 같다.

　첫째, 인공수정과정에서 대리모가 에이즈 등에 감염되거나 출생자가 그러한 질병에 감염되었을 경우에 문제가 될 수 있다.

　둘째, 출생자가 장애아로 태어난 경우에 문제가 될 수 있다.

　셋째, 대리모가 출생자의 인도를 거부하는 경우에 의뢰자 부부가 대리모계약에 근거하여 자의 인도를 청구할 수 있는지 문제가 될 수 있다.

　넷째, 대리모가 유산하거나 사산하는 경우에 문제가 될 수 있다.

　다섯째, 의뢰자 부(夫)가 대리모의 임신기간 중 사망한 경우에 문제가 될 수 있다.

　여섯째, 의뢰자 부(夫)가 처와 이혼하고 임신 가능한 여성과 재혼함으로써 대리모가 출산을 할 필요가 없는 경우에 문제가 될 수 있다.

---

54) 영국식.

55) Johnson v. calvert 판결의 다수의견(1993.5).

56) Johnson v. calvert 판결의 소수의견(1993.5).

57) 이덕환, 의료행위와 법, 문영사, 2003, 246~249쪽 참조.

이른바 '원치 않은 아이(unwanted child)'란 부모가 임신이나 출산을 원치 않은 아이 또는 이렇게 출생한 아이 본인을 말한다. 건강한 아이와 장애를 가진 아이를 모두 포함한다.

이 문제가 의료과오소송으로 전개되는 경우에는 '원치 않은 임신(wrongful conception / pregnancy)', '원치 않은 출생(wrongful birth)', '원치 않은 삶(wrongful life)'의 3가지 형태로 세분된다.

첫째, '원치 않은 임신'이란 부모가 피임약을 잘못 처방받아 피임효과를 보지 못하고 임신했거나 불임수술이나 인공임신중절수술을 받았으나 수술의 실패로 임신을 하여 아이를 출산한 경우를 말한다.

둘째, '원치 않은 출생'이란 부모가 장애아 출산을 예방하기 위해 산전진단이나 수술을 받았으나 진단 또는 수술의 실패로 장애아를 출산한 경우를 말한다. 이 경우 소송이유는 만일 의사가 적절한 산전진단을 하고 그 결과를 설명해줬다면 부모가 적법하게 임신을 회피할 수 있었는데 그러지 못했다는 것이다.

셋째, '원치 않은 삶'이란 원치 않은 출산에 의해 태어난 장애아가 스스로 원고가 되어 의사의 과실로 부모의 출산권이 침해당했다는 이유로 소송을 제기하는 경우이다. 이 경우 소송이유는 의사가 부모에게 위험에 대한 진단설명을 적절히 하지 않은 과실로 인해 자신이 장애를 가지고 출생하여 고통을 겪게 되었다는 것이다.

이러한 '원치 않은 아이'는 종래에는 문제가 되지 않았으나, 피임시술·불임수술이나 임심중절수술과 산전검사 등 의료기술이 발달한 오늘날에 와서 새로운 의료과오 문제로 등장하게 됐다.

① '원치 않은 아이'에 대한 민사상 손해배상책임은 전통적인 법리로 해결하기 어려운 윤리적·철학적 함의를 내포하고 있지만, 그 밖에 헌법적·형법적 가족법적 영역에서도 쟁점이 된다.

② 헌법적 영역에서는 '원치 않은 아이'는 손해인가, '원치 않은 아이'에 대한 손해배상이 인간의 존엄과 가치를 훼손하는가, 산모의 자기결정권과 태아의 생명권이 충돌하는 문제 등이 발생한다.

③ 형법적 영역에서는 '원치 않은 아이'를 회피하기 위한 임신중절수술이 낙태죄에 해당하는가 또는 모자보건법상 임신중절사유에 해당하는가, 의사나 약사의 과실로 인

해 '원치 않은 임신'을 하게 된 경우 그 자체가 산모에 대한 신체적 상해로 업무상과
실치상죄가 성립하는가 하는 등의 문제가 발생한다.

④ 가족법적 영역에서는 '원치 않은 임신'에 있어서 태아의 권리능력, 피임시술·불
임수술계약의 내용과 효력, '원치 않은 아이'에 대한 부모의 양육권 및 양육의무, '원
치 않은 아이'를 낙태한 배우자의 상속결적 여부 등의 복잡한 문제가 발생한다.

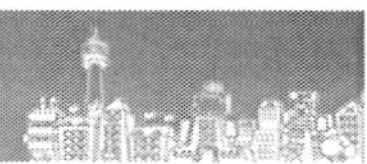

　민사법적 영역에서는 '원치 않은 아이'를 임신 또는 출생한 경우 그 아이의 부모 또는 아이 본인이 의사나 병원을 상대로 손해배상책임을 물을 수 있다. '원치 않은 아이' 소송에서 손해배상청구권의 법적 근거는 대체로 미국은 불법행위로 인한 손해배상청구소송, 독일은 의료계약위반에 따른 손해배상청구소송으로 다루고 있다.[58]

　의사는 '원치 않은 아이'를 임신하거나 출생하지 않도록 주의의무를 다해야 하는데, 이때 의사는 평균적인 의사에게 요구되는 의학지식과 의료기술 및 주의의 수준을 갖추어야 한다. 주의의무의 내용은 설명의무와 상담의무, 조언의무 등이 된다.

　'원치 않은 아이' 소송에서 손해는 장애아의 탄생이고 이에 수반하는 재산적 손해와 정신적 손해이다.

　'원치 않은 아이' 소송에서 입증책임은 미국에서는 의사가 과실 즉 주의의무를 위반했다는 것을 환자가 입증해야 하며, 독일에서는 두 가지 형태로 나누어진다. 즉 의사가 설명의무를 다하지 않아 부모의 임신중절선택권을 박탈했을 경우에는 의사가 설명의무를 다했다는 입증책임을 부담한다. 또 의사가 상담의무를 위반하여 장애아가 출생한 경우에는 의사가 상담의무를 다하지 않았다는 것을 환자가 입증해야 한다.

　우리나라의 주요 판례[59] 가운데 대법원 1999.6.11 선고 98다33062 판결(원치 않은 출산)의 판결요지를 살펴보면 다음과 같다.

　첫째, 다운증후군이 모자보건법상 인공임신중절사유에 해당하는지, 의사가 기형아 판별확률이 높은 검사방법에 관해 설명하지 않아 다운증후군에 걸린 아이를 출산한 것이 부모의 낙태결정권을 침해한 것이라고 할 수 있는지에 대해서는 다음과 같이 판결했다.

　"다운증후군은 모자보건법 제14조 제1항 제1호 및 모자보건법시행령 제15조 제2항에서 정하는 인공임신중절사유에 해당하지 않음이 명백하므로, 부모가 태아가 다운증후군에 걸려 있음을 알았다고 하더라도 태아를 적법하게 낙태할 결정권을 가지고 있었다고 보기 어렵기 때문에 부모의 적법한 낙태결정권이 침해됐다고 할 수 없다."

　둘째, 장애를 갖고 출생한 것 자체를 법률적인 손해로 볼 수 있는지, 장애를 갖고 출생함으로 인하여 치료비 등 비용이 정상인에 비하여 더 소요되더라도 그 장애 자체가

---

58) 이덕환, 의료행위와 법, 문영사, 2003, 363∼364쪽 참조.
59) 서울고등법원 1996.10.17 선고 96나10449 판결(원치 않은 임신), 대법원 1997.11.26 선고 97다36842 판결(원치 않은 출산).

의사를 포함한 어느 누구의 과실에 기인한 것이 아닐 경우 추가 소요되는 비용을 장애
아 자신이 청구할 수 있는 손해로 볼 수 있는지에 대해서는 다음과 같이 판결했다.

"인간생명의 존엄성과 그 가치의 무한함에 비추어 볼 때 어떠한 인간 또는 인간이
되려고 하는 존재가 타인에 대하여 자신의 출생을 막아 줄 것을 요구할 권리를 가진
다고 보기 어렵고, 장애를 갖고 출생한 것 자체를 인공임신중절로 출생하지 않은 것
과 비교해서 법률적으로 손해라고 단정할 수도 없으며, 그로 인해 치료비 등 여러 가
지 비용이 정상인에 비하여 더 소요된다고 하더라도 그 장애 자체가 의사나 다른 누
구의 과실로 말미암은 것이 아닌 이상 이를 선천적으로 장애를 지닌 채 태어난 아이
자신이 청구할 수 있는 손해라고 할 수는 없다."

　첨단 현대의학에서도 특정분야에서는 한계를 나타내고 있기 때문에 이를 보완하는 측면에서 각 국가나 민족마다 내려오는 전통적인 치료방법을 대체의학이라는 모습으로 많이 활용하고 있다.

　일반적으로 대체의학(Alternative medicine)이란 현대의학적 치료방법 이외의 모든 질병치료법을 의미하며, 다른 말로는 보완의학(Complementary medicine) 또는 보완대체의학이라고 부르기도 한다. 또 두산백과사전에서는 '병원의 표준화된 치료 이외에 환자들이 이용하는 요법'이라고 정의하고 있다. 즉 증명되지 않은 비정통적·보조적인 요법으로 과학자나 임상의사의 평가에 근거하여 증명되지 않았거나 현재 권장되지 않는 예방, 진단, 치료에 사용되는 검사나 치료의 방침을 통틀어 지칭한다.

　미국국립보건원에 따르면 식이·영양, 정신·신체기법, 생체자기요법(bioelectrom-agnetics), 전통요법 및 민간요법, 약물 및 생리적 치료, 수지요법(manual healing methods), 약초요법, 향기요법 등을 대체의학이라고 분류하고 있다.

　그런데 의료법 해석 및 판례상 의료행위의 개념에는 '질병의 예방과 치료행위'뿐 아니라 '보건위생상 위해가 생길 우려가 있는 행위'도 포함시키고 있다. 따라서 대체의학 또는 대체의료행위도 보건위생상 위해가 생길 우려가 있다면 의료행위에 해당하며, 이러한 경우에는 의료법상 무면허의료행위 금지규정에 따라 처벌된다.

　의료법 제27조 제1항에서는 "의료인이 아니면 누구든지 의료행위를 할 수 없으며 의료인도 면허된 것 이외의 의료행위를 할 수 없다"고 규정하고, 이를 위반하는 경우 제87조에서 5년 이하의 징역이나 2천만 원 이하의 벌금에 처하도록 규정하고 있다. 즉 의사는 의료와 보건지도, 치과의사는 치과의료와 구강보건지도, 한의사는 한방의료와 한방보건지도, 조산사는 조산과 임부·해산부·산욕부·신생아에 대한 보건과 양호지도, 간호사는 상병자·해산부의 요양을 위한 간호 또는 진료보조 및 대통령령으로 정하는 보건활동만을 할 수 있도록 되어 있다.

　또한 대체의료행위를 한 자가 영리를 목적으로 업으로 의료행위를 했다면 보건범죄 단속에 관한 특별조치법상 부정의료업자 처벌규정에 따라 처벌된다. 즉 보건범죄 단속에 관한 특별조치법 제5조에서는 의료법 제27조의 규정을 위반하여 영리를 목적으로 의사가 아닌 자가 의료행위를, 치과의사가 아닌 자가 치과의료행위를, 한의사가 아닌 자가 한방의료행위를 업으로 한 자는 무기 또는 2년 이상의 징역에 처하고, 이 경우 100만 원 이상 1천만 원 이하의 벌금을 병과하도록 규정되어 있다.

참고로 대법원 판례에 따르면[60] "기공원이라는 간판 아래 척추교정원을 운영하면서 찾아오는 환자들에게 그 용태를 묻거나 엑스레이 필름을 판독하여 그 증세를 판단한 것은 진찰 행위에 해당한다 할 것이고, 이에 따라 척추 등에 나타나는 불균형상태를 교정한다 하여 손이나 기타 방법으로 압박하는 등의 시술을 반복 계속한 것은 결국 사람의 생명이나 신체 또는 공중위생에 위해를 발생케 할 우려가 있는 의료행위에 해당한다"고 보고 있다.

이 판례에서는 "이른바 대체의학이 사람의 정신적, 육체적 고통을 해소하여 주는 기능이 전혀 없지 아니하다 하여도 그것은 단순히 통증을 완화시켜 주는 정도의 수준을 넘어서서 그 행위로 인하여 사람의 생명이나 신체 또는 공중위생의 위해라는 중대한 부작용을 발생시킬 소지가 크다 할 것이어서 이는 쉽게 허용될 수 없다"고 판시하고 있다.

---

60) 대법원 2002.5.10 선고 2000도2807 판결.

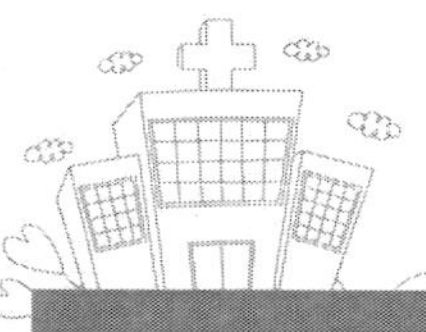
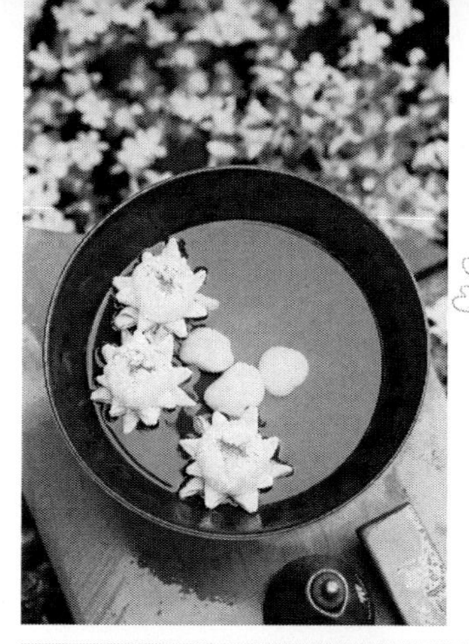
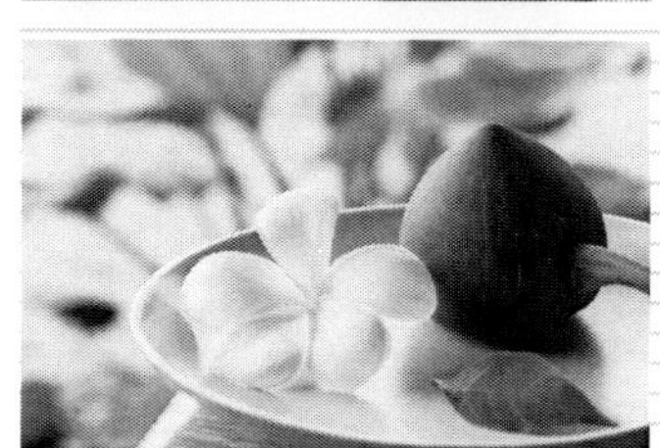

제5장

환자개인정보와 유헬스케어

093 환자개인정보의 법률관계(1)

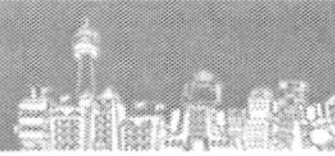

환자개인정보 또는 보건의료정보(health & medical information)는 보건 및 의료행위 과정에서 만들어지는 개인정보의 특수한 형태로, 우리나라 법제에서는 대체로 개인정보(personal information)란 '살아 있는 개인에 관한 정보로서 성명, 주민등록번호 및 영상 등을 통하여 개인을 알아볼 수 있는(식별 가능한: identifiable information) 정보'라고 정의하고 있다. 여기에는 예시한 성명 등 이외에 부호, 문자, 음성, 음향이나 생체특성 등에 관한 정보를 망라하고 해당 정보만으로는 특정 개인을 알아볼 수 없더라도 다른 정보와 쉽게 결합하여 알아볼 수 있는 것을 포함한다.[1]

그리고 의료기관에서 환자의 개인정보를 의미하는 진료정보(협의의 보건의료정보)는 의사 등 의료종사자가 진료과정에서 환자에 대해 지득한 모든 정보를 말하며 일반적으로 진료기록 또는 의무기록(medical record) 형태로 기재된다.

판례와 실정법에서는 '의료 내지 진료라는 특정 상황에서 환자의 상태와 치료경과 등 의료행위에 관한 사항과 소견'[2] 또는 '보건의료와 관련한 지식 또는 부호, 숫자, 문자, 음성, 음향 및 영상 등으로 표현된 모든 종류의 자료'[3]라고 정의하고 있다. 여기서 보건의료란 국민의 건강을 보호 증진하기 위해 국가, 지방자치단체, 보건의료기관, 보건의료인 등이 행하는 모든 활동을 말하는바,[4] 보건의료정보(광의의 보건의료정보)는 의료기관에서 생성되는 진료정보 개념에 국가적 차원의 보건의료정책과 각종 보건의료사업분야 등에서 생성 또는 유통되는 자료를 포괄하는 개념이다.

의료기관에서 의사 등 의료종사자에 의해 의무기록 형태로 작성되는 보건의료정보는 그 생성(수집) → 저장(축적) 및 보존(처리) → 이용(유통) → 폐기라는 생명주기를 거치게 된다.

의료법 제22조에 따르면 의료인(또는 의료기관개설자)은 진료기록부, 조산기록부, 간호기록부, 기타 진료에 관한 기록을 갖추고 의료행위에 관한 사항 및 의견을 상세

---

1) 개인정보 보호법 제2조 1호, 정보통신망 이용촉진 및 정보보호 등에 관한 법률 제2조 6호, 전자서명법 제2조 13호.
2) 대법원 1998.1.23 선고 97도2124판결.
3) 보건의료기본법 제3조 6호.
4) 보건의료기본법 제3조 1호.

히 기록·서명해야 하고 이를 법정기간 동안 보존해야 할 의무가 있으며, 의료법 제
23조는 이러한 의무기록을 전자서명이 기재된 전자문서 즉 전자의무기록(electronic
medical record: EMR) 형태로 작성·보존할 수 있도록 하고 있다. 또한 의료법 제18조
및 제19조에서는 의사·치과의사·한의사는 직접 진료한 환자에게 처방전을 작성하
여 교부할 의무를 부여하고 있는데, 이때 처방전은 전자서명이 기재된 전자처방전 형
태로 작성·발송할 수 있도록 하고 있다.

따라서 의무기록상 보건의료정보의 형식적인 종류는 의료법 시행규칙 제14조(의무
기록의 기재사항)~제15조(의무기록의 보본연한)에서 정하는 내용과 같으며, 구체적으
로는 진료기록부·조산기록부·간호기록부와 처방전·수술기록·검사소견기록·방사
선사진 및 그 소견서·환자명부·진단서 등의 부본 등이 그것이다.

그 밖에 병원행정·경영과 의학연구·의학교육, 국가보건의료정책과 보건의료사업
분야 등의 과정에서 생성되는 보건의료정보는 별도로 정리될 수 있다.

이러한 보건의료정보의 종류에는 인쇄매체 형태의 의무기록(진료차트) 및 처방전
이외에 이들을 전자적 장치를 이용하여 디지털화시킨 디지털보건의료정보(digital health
& medical information)가 있으며, 의무기록과 전자의무기록이 대표적인 보건의료정보
의 집적체라고 할 수 있다.

진료기록부 등 의무기록을 디지털화하는 방법에는 두 가지가 있다. 하나는 의료법
제23조에 따라 처음부터 전자서명이 기재된 전자의무기록 형태로 작성하는 방법이며,
여기에는 후술하는 OCS, LIS, PACS 등에서 생성된 보건의료정보도 포함된다(EMR
단계). 다른 하나는 의료법 시행규칙 제15조 제2항, 제3항에 따라 인쇄매체 형태의
진료기록을 마이크로필름이나 광디스크 등으로 원본대로 보존하는 방법이며, 이 경우
필름촬영책임자가 필름표지에 촬영일시와 본인성명을 기재하고 서명 또는 날인하면
된다(CMR: computerized medical record 단계).

한편 보건의료정보를 디지털화하는 일련의 과정을 보건의료정보화 내지 병원정보
화(HIS: hospital information system: 병원종합경영정보시스템)라고 하고 국내에서는
1978년 경희대학교의료원에서 최초로 병원전산화를 이룬 이래 오늘날 다음과 같이 진
행되고 있다.

① 원무행정분야에서 의료보험청구방식을 전산화하는 EDI(electronic data exchange:
건강보험전자청구시스템), ② 환자에게 발행하는 처방전을 전자적으로 전달하는 OCS(order
communication system: 자동처방전달시스템), ③ 임상병리검사 등 각종 검사정보를 자
동화하는 LIS(laboratory information system: 검사정보자동화시스템), ④ X-Ray·Sono·
MRI·CT 등 각종 방사선촬영장치에서 발생되는 영상데이터를 디지털화해서 저장·검

색·전송하는 PACS(picture archiving & communication system: 영상정보저장전달시스템), ⑤ 환자의 진료기록을 전자적 형태로 기재하는 EMR(electronic medical record: 전자의무기록) 등이 그것이다.

그런데 근년에 이르러 의료기관별 전자의무기록에 기술적 호환성을 갖추고 여러 기관에서 생성되는 개인의 건강 관련 기록을 디지털화 내지 네트워크화하는 전자건강기록(EHR: electronic health record) 개념과 전통적 의료에 대비되는 새로운 의료형태로 Telemedicine(원격의료), u-헬스(ubiquitous healthcare; 유헬스케어), m-teleme-dicine(모바일원격진료) 등이 등장함에 따라 특히 디지털보건의료정보의 공동활용 및 보호문제가 쟁점이 되고 있다.[5]

---

5) 정용엽, 보건의료정보의 법적 보호와 열람·교부, 의료법학 제13권1호, 대한의료법학회, 2012.6.30. 참조.

개별 의료기관에서 환자개인정보 또는 보건의료정보의 집적체인 의무기록은 환자의 주관적 정보와 의료인(의료기관)의 객관적 정보 및 가치판단적 정보로 구성된다. 의료인은 대체로 병력청취와 이학적 검사지식을 체계적으로 기술하는 문제지향식 의무기록(POMR: Problem Oriental Medical Recording) 방식으로 의무기록을 작성한다.

이렇게 보건의료정보가 기재된 의무기록은 환자에 대한 설명자료, 담당의사 및 다른 의료인의 진료 활용, 감독청에 대한 행정목적용 보고문서, 진료종료 후 또는 의료분쟁 발생 시 의료행위의 적정성 증명 및 환자의 권리의무 확정 증거자료로서의 기능을 가지고 있다.[6]

이러한 보건의료정보는 몇 가지 특성을 가지고 있다.

첫째, 보건의료정보는 의료전문가인 의료인과 환자 사이에서 이루어지는 진료행위라는 정보교환과정을 통해 생성된다(전문성, 협동성).

둘째, 보건의료정보는 의료기관 내에서 다수의 의료종사자에 의해 생성되고 이들과 보험자 및 국가기관 등 사이에 필연적으로 공동 활용되는 특성을 가지고 있으며 이는 정보통신기술에 힘입은 디지털 의료정보화로 인해 한층 가속화되었다(유통성, 유출성).

셋째, 보건의료정보는 개인의 건강이나 질병에 관한 정보로서 '민감한 정보(sensitive data)'로 분류되어 강도 높게 보호된다(개인정보 보호법 제23조, 민감정보성).

넷째, 보건의료정보는 의료인(의료기관)과 환자 간 의료계약을 시발점으로 진료과정을 통해 생성되므로 사적인 성질을 가지며(개인정보성), 그 이후에는 직접적인 의료행위 이외에 국가보건의료정책과 각종 보건의료사업분야에서 이용될 수 있는 공적인 성질을 띠고 있다(공익성).

보건의료정보의 법적 성질을 보면, ① 보건의료정보는 인격권적 측면에서 보호되어야 할 개인정보자기결정권에 근거하는 것으로 일종의 기본권에 속한다. ② 그리고 정보주체는 환자이며 정보보유자는 의료기관이라고 보고 있으나, 재산권적 측면에서는 그 법적 소유권이 환자에게 있다는 견해와 의료기관에 있다는 견해가 대립되고 있다. 미국의 경우 진료기록(부)의 소유권은 의료기관에 있으며 그 물적 매체에 내포되어 있는 의료정보의 소유권은 환자에게 있다고 보고 이에 근거하여 환자의 진료기록 접

---

6) 대법원 1998.1.23 선고 97도2124판결; 헌법재판소 2001.2.22 선고 2000헌마604결정.

근권을 인정하고 있다.[7]

요컨대 의료인(의료기관)과 환자 간 협력관계로 이루어지는 진료과정에서 생성되는 개인정보를 바탕으로 의료인(의료기관)의 객관적인 분석자료와 전문지식 및 가치판단이 첨가되어 작성·보관된다는 점에서 보건의료정보의 소유권은 의료기관에 있다는 견해가 우리나라의 다수설이다.

한편 보건의료정보는 환자의 개인정보를 의미하는데, 개인정보와 관련한 국제규범으로는 OECD 개인데이터의 국제적 유통과 프라이버시보호에 관한 가이드라인(1980)[8]이 대표적이며, 그 밖에 UN 개인정보파일의 전산화에 관한 가이드라인(1990), EU 개인정보보호에 관한 유럽연합지침(1995), ILO 근로자의 개인정보 보호규약(1997) 등이 있다.

외국의 개인정보 보호법제는 유럽식 통합방식(권리중심적: Omnibus 방식)과 미국식 분할방식(시장중심적: Segment 방식)이 있다. 전자는 공공부문과 민간부문을 하나의 법률에 의해 포괄적으로 규율하는 것이며(독일, 프랑스, 영국 등 한국의 2011년 개인정보 보호법도 여기에 해당), 후자는 공공부문과 민간부문을 각각 다른 법률로 규율(특정분야를 개별적으로 규율하는 경우도 있음)하는 방식이다(미국, 일본 등).

미국은 건강보험의 이전 및 책임에 관한 법률(HIPAA: Health Insurance Portability and Accountability Act, 1996) II-F(Administrative Simplification) 및 그 시행규칙인 식별 가능한 개인보건의료정보의 보호에 관한 표준(Standards for Privacy of Individually Identifiable Health Information, 2003: 일명 HIPAA 프라이버시규칙)에서 개인의료정보를 다루고 있다.

여기서는 ① 환자의 의료정보에 대한 3가지 권리(권리개시청구권·정정청구권·설명보고권), ② 환자 프라이버시 침해시민·형사처벌, ③ 공중위생·의학연구 등 국가적 우선사항에 대한 프라이버시권의 공적 의무, ④ 의료정보 중 환자의 신원정보 사용의 의료목적 내 제한, ⑤ 의료정보 수탁기관의 프라이버시 보호시스템 및 절차수립 등을 원칙으로 정하고 있다.

---

7) 미국 의무기록접근에 관한 법률(1991).
8) OECD 개인정보보호 8원칙: 수집제한원칙, 정보정확성원칙, 목적명확화원칙, 이용제한원칙, 안전보호원칙, 개인참가원칙, 공개원칙, 책임원칙.

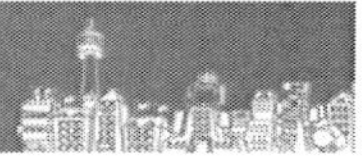

　우리나라의 환자개인정보 또는 보건의료정보 법제는 기본권으로서의 개인정보자기결정권(또는 자기정보통제권)의 법적 근거인 헌법 제17조(사생활의 비밀과 자유)와 제10조(인격권 및 행복추구권)가 최상위법이다.9)

　그 하위에 실정법으로 민법, 형법, 보건의료기본법, 의료법, 장기 등 이식에 관한 법률, 후천성면역결핍증 예방법, 국민건강보험법, 감염병의 예방 및 관리에 관한 법률, 생명윤리 및 안전에 관한 법률, 의료사고 피해구제 및 의료분쟁 조정 등에 관한 법률, 약사법 등에 관련 규정을 두고 있다.

　또한 정보통신 관련법상 종전에는 국공립 의료기관에는 공공기관의 개인정보 보호에 관한 법률, 민간 의료기관에는 정보통신망 이용촉진 및 정보보호 등에 관한 법률(시행규칙 제6조 제11호에 근거)이 적용됐으나, 전자의 법률을 전면 대체 입법한 개인정보 보호법(2011.3.29 제정, 2011.9.30 시행)이 모든 의료기관에 적용되게 되었다.

　그리고 보건복지부는 개인정보 보호법 제12조 제2항에서 법적 근거를 찾을 수 있는 '의료기관 개인정보보호 가이드라인(500병상 이상 의료기관 대상)'을 제정·시행(2010.3.15)하고 있다.

　한편 의료기관 내부 또는 외부에서 보건의료정보의 침해는 그 생성, 저장 및 보존, 이용, 폐기 등 각각의 처리단계에서 분실, 유출, 도난, 위조, 변조, 훼손, 악용, 오용, 남용 등 다양한 형태로 나타날 수 있기 때문에 이를 보호하는 장치가 필요하다. 여기서 개인정보의 '처리'라 함은 개인정보의 수집, 생성, 기록, 저장, 보유, 가공, 편집, 검색, 출력, 정정, 복구, 이용, 제공, 공개, 파기, 그 밖에 이와 유사한 행위를 의미하고, 개인정보처리자란 업무를 목적으로 개인정보파일을 운용하기 위해 스스로 또는 다른 사람을 통해 개인정보를 처리하는 공공기관, 법인, 단체 및 개인을 말한다.10)

　의료법상 환자의 비밀유지 및 의료정보(개인정보) 보호의무는 의사의 직업윤리(묵비의무)와 의료계약상 의무이며, 그 근원은 헌법상 도출되는 개인정보자기결정권에 근거한다. 개인정보자기결정권이란 정보의 조사, 취급, 처리의 형태나 정보의 내용을 불문하고 그 자신에 관해 무엇인가를 말해주는 정보를 누군가가 조사·처리해도 되는지 여부와 그 시기, 방법, 범위, 목적 등에 대하여 그 정보의 주체가 자율적으로 결정하고 관리할 수 있는 권리를 말한다.

---

9) 헌법재판소 2005.5.26 선고 99헌마513결정; 헌법재판소 2007.5.31 선고 2005헌마1130결정 참조.
10) 개인정보 보호법 제2조 제2호, 제5호.

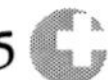

이는 소극적 방어권이자 적극적 청구권으로서의 성격을 가지며, 원칙적으로 생존하고 있는 자연인만이 주체가 될 수 있으나 사회통념상 수인한도를 벗어날 정도로 명예와 신용이 훼손된 경우에는 예외적으로 법인도 그 주체가 될 수 있다. 이 권리에 근거하여 정보주체는 자신의 개인정보에 대한 ① 수집단계에서 수집통제권(수집동의권), ② 저장 및 보존단계에서 보유통제권(개인정보열람청구권, 개인정보정정청구권, 개인정보삭제청구권), ③ 활용단계에서 이용 및 제공통제권(침해중단청구권, 추가적동의권, 개시동의권)을 가진다.

이와 관련하여 개인정보 보호법에서는 5가지 항목의 정보주체의 권리를 규정하고(제3조), 구체적으로 개인정보의 열람(제35조), 정정·삭제(제36조), 처리정지(제37조), 손해배상청구(제39조)에 관한 규정을 두고 있다.

　　환자개인정보 또는 보건의료정보 침해를 예방하고 그 피해를 구제하기 위한 보호장치는 기술적·물리적 보호제도, 관리적 보호제도, 법률적 보호제도로 나누어볼 수 있다.

　　첫째, 보건의료정보처리자(개인정보취급자, 개인정보취급의료기관)는 의료법 및 의료기관 개인정보보호 가이드라인에 따라 기술적·물리적 측면에서 보건의료정보의 안전성 및 신뢰성을 담보할 수 있는 시설 및 장비를 구비해야 한다.

　　의료인 또는 의료기관개설자는 전자의무기록을 안전하게 관리·보존하는 데 필요한 시설 및 장비를 갖추어야 하는데, 구체적으로는 전자의무기록의 생성과 전자서명을 검증할 수 있는 장비, 전자서명이 있은 후 전자의무기록의 변경 여부를 확인할 수 있는 장비, 네트워크에 연결되지 아니한 백업저장시스템을 갖추어야 한다(의료법 제23조 제2항, 의료법 시행규칙 제16조). 이는 전자정보의 기밀성(confidentiality), 무결성(integrity: verification), 진정성(authenticity), 부인봉쇄(non-repudiation)를 위한 장치인데, 다만 이러한 장비의 불비 시 벌칙규정 및 구체적인 품질규격(HL7, DICOM, IHE 등)을 규정하지 않은 것은 디지털 보건의료정보의 중요성에 비추어 볼 때 입법적으로 개선되어야 할 점이다.

　　둘째, 보건의료정보처리자는 개인정보 보호법에 따라 안전조치의무(제29조), 개인정보처리방침 수립 및 공개(제30조), 개인정보보호책임자 지정(제31조) 등 개인정보의 안전한 관리를 위한 조치를 하여야 한다. 또한 개인정보가 유출되었음을 알게 되었을 때에는 유출된 개인정보의 항목, 유출시점과 그 경위, 발생 가능한 피해를 최소화하기 위해 정보주체가 할 수 있는 방법, 개인정보처리자의 대응조치 및 피해구제 절차, 신고접수 담당부서 및 연락처를 지체 없이 해당 정보주체에게 통지해야 한다(제34조).

　　셋째, 보건의료정보에 대한 법제도적 측면의 보호조치는 의료법과 기타 특별법 및 개인정보 보호법 등에서 환자의 비밀 또는 개인정보 보호의무 및 위반 시의 벌칙규정이 그것이다(표 참조).

　　의료법 제19조는 의료인이 의료·조산·간호를 하면서 알게 된 다른 사람의 비밀을 누설하거나 발표하지 못하도록 금지하고, 제22조 제3항에서 진료기록부 등을 거짓으로 작성하거나 고의로 사실과 다르게 추가기재·수정하지 못하도록 금지하고 있다(2012.4.8 시행). 또 의료법 제23조 제3항 및 제18조 제3항은 누구든지 정당한 사유 없이 전자의무기록 또는 전자처방전에 저장된 개인정보를 탐지하거나 누출·변조 또는 훼손하여서는 아니 된다고 규정하고 있다.

　여기서 의료법상 비밀보호는 의료인을 대상으로 하여 '환자의 비밀 또는 진료기록부 작성내용'만을 보호하며 이를 위반하는 경우 3년 이하 징역 또는 1천만 원 이하 벌금에 처한다(의료법 제19조, 제22조 제3항, 제88조). 이에 비해 개인정보보호는 '누구든지'라고 표현하여 행위주체를 모든 의료종사자 및 일반인에게 확대하고 그 보호객체도 비밀보다 확장된 '환자의 개인정보(보건의료정보)'까지 보호하며 이를 위반하는 경우 5년 이하 징역 또는 2천만 원 이하 벌금(의료법 제23조 제3항, 제18조 제3항, 제87조)이나 5년 이하 징역 또는 5천만 원 이하 벌금(개인정보 보호법 제59조 3호, 제71조)에 처한다. 생각건대 환자의 개인정보는 민감정보에 해당한다는 점을 감안한다면 의료법상 벌칙규정을 개인정보 보호법의 수준으로 상향 조정할 필요가 있다.

　한편 개인정보 보호법에서는 개인정보처리자의 개인정보보호 8원칙을 규정하면서(제3조) 그 생명주기 단계별로 법적 보호규정을 두고 있는데, 개인정보의 수집·이용, 개인정보의 제공, 개인정보의 수집·이용·제공 제한, 개인정보의 파기, 동의를 받는 방법, 개인정보의 처리 제한이 그것이다.

법률명	보호규정	벌칙규정
민법	제390조(채무불이행과 손해배상) 제750조(불법행위의 내용)	손해배상책임 손해배상책임
형법	제317조(업무상비밀누설) 제316조(비밀침해) 제127조(공무상비밀누설) 제347조의2(컴퓨터 사용사기)	3년 이하 징역이나 금고, 10년 이하 자격정지 또는 700만 원 이하 벌금 3년 이하 징역이나 금고 또는 500만 원 이하 벌금 2년 이하 징역이나 금고 또는 5년 이하 자격정지 10년 이하 징역 또는 2천만 원 이하 벌금
의료법	제23조 제3항(전자의무기록) 제18조 제3항(처방전작성과 교부) 제19조(비밀누설금지) 제69조 제3항(의료지도원) 제21조(기록열람 등) 제22조 제3항(진료기록부 등 수정)*	(제87조) 5년 이하 징역 또는 2천만 원 이하 벌금 (제87조) 5년 이하 징역 또는 2천만 원 이하 벌금 (제88조) 3년 이하 징역 또는 1천만 원 이하 벌금 (제88조) 3년 이하 징역 또는 1천만 원 이하 벌금 (제88조) 3년 이하 징역 또는 1천만 원 이하 벌금 (제90조) 300만 원 이하 벌금 (제88조) 3년 이하 징역 또는 1천만 원 이하 벌금
장기 등 이식에 관한 법률	제31조(비밀의 유지)	(제49조) 3년 이하 징역 또는 2천만 원 이하 벌금
정신보건법	제42조(비밀누설의 금지)	(제56조) 3년 이하 징역 또는 1천만 원 이하 벌금
응급의료에 관한 법률	제40조(비밀준수의무)	(제60조) 5년 이하 징역 또는 3천만 원 이하 벌금 (제55조) 면허·자격취소 또는 6개월 정지
후천성면역결핍증 예방법	제7조(비밀누설금지)	(제26조) 3년 이하 징역 또는 1천만 원 이하 벌금
의료기사 등에 관한 법률	제10조(비밀누설의 금지)	(제30조) 3년 이하 징역 또는 1천만 원 이하 벌금
국민건강보험법	제86조(비밀의 유지)	(제94조) 3년 이하 징역 또는 3천만 원 이하 벌금
감염병의 예방 및 관리에 관한 법률	제74조(비밀누설의 금지)	(제78조) 3년 이하 징역 또는 3천만 원 이하 벌금
결핵예방법	제29조(비밀누설금지)	(제31조) 3년 이하 징역 또는 3천만 원 이하 벌금

혈액관리법	제7조의2 제5항(채혈금지대상자의 관리) 제12조 제3항(기록의 작성) 제12조의2 제3항(전자혈액관리업무기록 등)	(제19조) 2년 이하 징역 또는 500만 원 이하 벌금 (제19조) 2년 이하 징역 또는 500만 원 이하 벌금 (제19조) 2년 이하 징역 또는 500만 원 이하 벌금
암관리법	제49조(개인정보의 목적 외 사용금지) 제44조(비밀유지의무)	(제51조) 3년 이하 징역 또는 1천만 원 이하 벌금 (제51조) 3년 이하 징역 또는 1천만 원 이하 벌금
모자보건법	제24조(비밀누설의 금지)	(제26조) 1년 이하 징역 또는 1천만 원 이하 벌금
노인장기요양보험법	제62조(비밀누설금지)	(제67조) 2년 이하 징역 또는 1천만 원 이하 벌금
산업안전보건법	제63조(비밀유지) 제52조의6(비밀유지)	(제68조) 1년 이하 징역 또는 1천만 원 이하 벌금 (제68조) 1년 이하 징역 또는 1천만 원 이하 벌금
약사법	제87조(비밀누설금지)	(제94조) 3년 이하 징역 또는 1천만 원 이하 벌금
생명윤리 및 안전에 관한 법률	제35조(유전정보 등의 보호) 제35조의2(유전정보 등의 관리) 제48조(비밀누설 등의 금지)	(제52조) 2년 이하 징역 또는 3천만 원 이하 벌금 (제53조) 1년 이하 징역 또는 2천만 원 이하 벌금 (제51조) 3년 이하 징역
의료사고 피해구제 및 의료분쟁 조정 등에 관한 법률	제41조(비밀누설의 금지)	(제53조) 3년 이하 징역 또는 1천만 원 이하 벌금
개인정보 보호법	제59조 3호(금지행위) 외 제39조(손해배상책임)	(제71조) 5년 이하 징역 또는 5천만 원 이하 벌금 손해배상책임
전자서명법	제24조(개인정보의 보호) 제26조(배상책임)	손해배상책임

　　환자의 개인정보 내지 보건의료정보의 법적 근거가 되는 개인정보자기결정권은 헌법 제37조 제2항의 기본권의 제한원리에 따라 국가안전보장, 질서유지, 공공복리를 위해 필요한 경우 법률에 의하여 활용 및 공개될 수 있다. 이에 따라 개인정보 보호법 제15조, 제17조, 제18조 제2항에 의거하여 개인정보의 이용, 제공, 목적 외 이용 및 제공 등의 활용을 할 수 있으며, 개인정보 보호법 제35조와 보건의료기본법 제11조, 의료법 제21조 등에 따라 열람요구권 등이 법제화되어 있다.

　　보건의료정보의 활용 및 공개제도는 크게 5가지로 나누어 볼 수 있다.

　　첫째, 정보주체 및 그 가족 등에 의해 공개되는 경우이다. 환자는 의료인 또는 의료기관 종사자에 대해 자신의 기록을 열람하거나 사본의 교부를 요구할 수 있다(의료법 제21조 제1항). 다만 환자의 배우자나 대리인이 요청하는 경우와 환자가 사망하거나 의식이 없는 등 동의를 받을 수 없는 경우에는 별도의 요건을 갖추어야 한다(의료법 제21조 제2항 1~3호).

　　둘째, 법률의 규정에 의해 공개되는 경우로 아래 10가지 경우를 규정하고 있다. ① 국민건강보험법 제13조, 제43조, 제43조의2, 제56조(급여비용의 심사 등 업무), ② 의료급여법 제5조, 제11조, 제11조의3, 제33조(의료급여업무), ③ 형사소송법 제106조, 제215조, 제218조(법원의 압수, 검사 또는 사법경찰관의 압수, 수색, 검증, 영장에 의하지 아니한 압수), ④ 민사소송법 제347조(문서송부명령), ⑤ 산업재해보상보험법 제118조(산재보험 진료 등), ⑥ 자동차손해배상 보장법 제12조 제2항, 제14조(자동차보험진료수가 청구 등), ⑦ 병역법 제11조의2(징병검사), ⑧ 학교안전사고 예방 및 보상에 관한 법률 제42조(공제급여의 지급 등), ⑨ 고엽제후유의증 등 환자지원에 관한 법률 제7조 제3항(진료기록 및 임상소견서), ⑩ 의료사고 피해구제 및 의료분쟁 조정 등에 관한 법률 제28조 제3항(의료사고 조사, 2012.4.8 시행)이 그것이다(의료법 제21조 제2항 4~13호).

　　셋째, 환자이송 등에 따른 의료정보 교환의 경우가 있다. 의료인은 다른 의료인으로부터 진료기록의 내용 확인이나 진료경과에 대한 소견 등을 송부할 것을 요청받은 경우에는 해당 환자나 그 보호자의 동의를 받아 송부하여야 한다. 또 응급환자를 다른 의료기관에 이송하는 경우에는 지체 없이 내원 당시 작성된 진료기록의 사본 등을 이송하여야 한다(의료법 제21조 제3~5항).

　　넷째, 의학연구 등 의료정보의 이차적 이용(secondary use)을 하는 경우로는 아래

두 가지를 생각해볼 수 있다.

① 앞에서 말한 법률 규정에 의한 공개 이외에 국세청 연말정산 간소화 서비스시스템에 따른 의료기관 수진자의 의료비 소득공제증명서류를 자료집중기관(국민건강보험공단)에 제출하도록 한 소득세법 제165조 제1항(소득공제증명서류의 제출 및 행정지도)은 위헌이 아니라고 판결한 바 있다(헌법재판소 2008.10.30 선고 2006헌마1401, 1409병합 결정).

② 의학교육이나 의학연구에 2차적으로 활용하는 것을 허용하는 법률 규정이 없는 경우에는 환자의 동의를 받아야 한다. 다만 개인정보 보호법에서는 통계작성 및 학술연구 등의 목적을 위해 필요한 경우로서 특정 개인을 알아볼 수 없는 형태로 개인정보를 제공하는 경우에는 정보주체 또는 제3자의 이익을 부당하게 침해할 우려가 있을 때를 제외하고는 개인정보를 목적 외의 용도로 이용하거나 제3자에게 제공할 수 있도록 허용하고 있다(제18조 제2항 제4호). 또 생명윤리 및 안전에 관한 법률에 의하면 유전자은행은 수집한 모든 유전정보 등을 익명화(정보에서 개인을 파악할 수 있는 식별표지를 제거하는 것)하여 보관·관리해야 한다(제35조의2 제1항).

다섯째, 개인정보 공개법에 의해 공개되는 경우가 있다. 행정기관의 행정정보 가운데 의료에 관련된 정보의 공개제도에 대해서는 헌법 제21조의 국민의 알권리 보장 등에 근거하는 공공기관의 정보공개에 관한 법률의 적용을 받으며, 비공개대상정보(제7조)를 제외하고는 공개될 수 있다.

종래 의료행위는 의사가 환자의 주거지 또는 병·의원 등 현장에서 환자를 직접 마주보면서 진료를 하는 대면진료의 형태가 주류를 이루는 것이었다. 그런데 오늘날 현대의학은 과학기술과 정보통신기술의 발달로 의료영역에서도 이를 활용한 전혀 새로운 형태의 의료방법을 탄생시키고 있다. 예를 들면 의사가 환자를 직접 대면하지 않고 원거리에서 화상통신이나 인터넷 등을 활용하여 간접대면방식으로 진료하는 의료기술 즉 원격의료(telemedicine)가 그 대표적인 것이다. 이를테면 원격의료는 정보통신기술과 보건의료영역이 결합한 새로운 형태의 의료분야라고 할 수 있다.

일반적으로 넓은 의미에서 원격의료란 의학적·기술적 측면에서 상호작용하는 정보통신기술을 이용하여 원거리에 의료정보 및 의료서비스를 전달하는 모든 활동을 말한다(일본의 개념).[11] 그러나 좁은 의미에서는 격지의 환자에 대해 '의료(medical treatment)'의 제공 또는 그 지원을 위하여 정보통신기술을 활용하는 것을 말한다(미국, 말레이시아, 세계의사회, 세계보건기구의 개념).

우리나라는 2002년 3월 30일 의료법 개정으로 원격의료 기본조항(제34조) 및 관련 조항 4개가 신설됨으로써 2003년 3월 31일부터 원격의료가 법률상 적법한 의료행위의 한 가지 형태로 시행될 수 있게 되었다.[12] 의료법 제34조 제1항[13])에 따르면, 원격의료란 '의료인(원격지의료인: consulting physician)이 컴퓨터·화상통신 등 정보통신기술을 활용하여 원격지의 의료인(현지의료인: referring physician)에 대하여 의료지식 또는 기술을 지원하는 것'을 말한다. 이는 위에서 말한 좁은 의미에서의 원격의료의 개념이다.

이 조항은 또 원격의료의 구성요소(법적 기준)를 크게 3가지로 제시하고 있다. ① 원격의료의 시술주체는 의료인(원격지의료인) 및 원격지의 의료인(현지의료인)이다(자격기준). ② 시설 내지 기술적인 측면에서 원격의료는 컴퓨터나 화상통신 등의 정보통신기술을 반드시 필요로 한다(시설기준). ③ 원격의료행위의 구체적인 내용으로는 의료지식이나 기술을 지원하는 것이다(행위기준).

---

11) Bashshur R, Sanders J, Shannon G. Telemedicine Theory and Practice. Springfield, IL: Charles C Thomas: 1997.

12) 의료법 제34조(원격의료), 의료법 제23조(전자의무기록), 의료법 제18조(처방전의 작성과 교부: 전자처방전), 의료법 시행규칙 제23조의3(원격의료의 시설 및 장비), 의료법 시행규칙 제18조의2(전자의무기록의 관리).

13) 의료법 제34조(원격의료) ① 의료인(의료업에 종사하는 의사·치과의사·한의사만 해당한다)은 제33조 제1항에도 불구하고 컴퓨터·화상통신 등 정보통신기술을 활용하여 먼 곳에 있는 의료인에게 의료지식이나 기술을 지원하는 원격의료(이하 '원격의료'라 한다)를 할 수 있다.

지금까지 국내외 학계 및 실무계의 연구결과를 살펴보면 원격의료의 종류를 원격방사선·원격병리·원격피부과·원격정신과·원격응급의학·원격수술·원격상담·원격검진·원격간호 등 여러 가지로 분류하고 있으며, 실제로 의료계에서는 이러한 원격의료가 상용화되어 진료에 활용되고 있는 것을 볼 수 있다. 그런데 현재 시행되고 있는 원격의료의 모든 종류를 포괄할 수 있도록 원격의료를 시행하는 행위주체를 기준으로 하여 원격의료의 유형을 분류해보면 다음 4가지로 나눌 수 있다.

① 의사 등 의료인(의료기관) v. 의사 등 의료인(의료기관) 간 원격의료, ② 의사 등 의료인(의료기관) v. 기타 의료인 및 보건의료인(의사 없는 의료 관련기관) 간 원격의료, ③ 의사 등 의료인(의료기관) 또는 기타 의료인 및 보건의료인(의사 없는 의료 관련기관) v. 환자(가정) 간 원격의료(이른바 재택진료), ④ 사이버병원 또는 보건의료포털사이트 형태의 원격의료가 그것이다(아래 그림 참조).

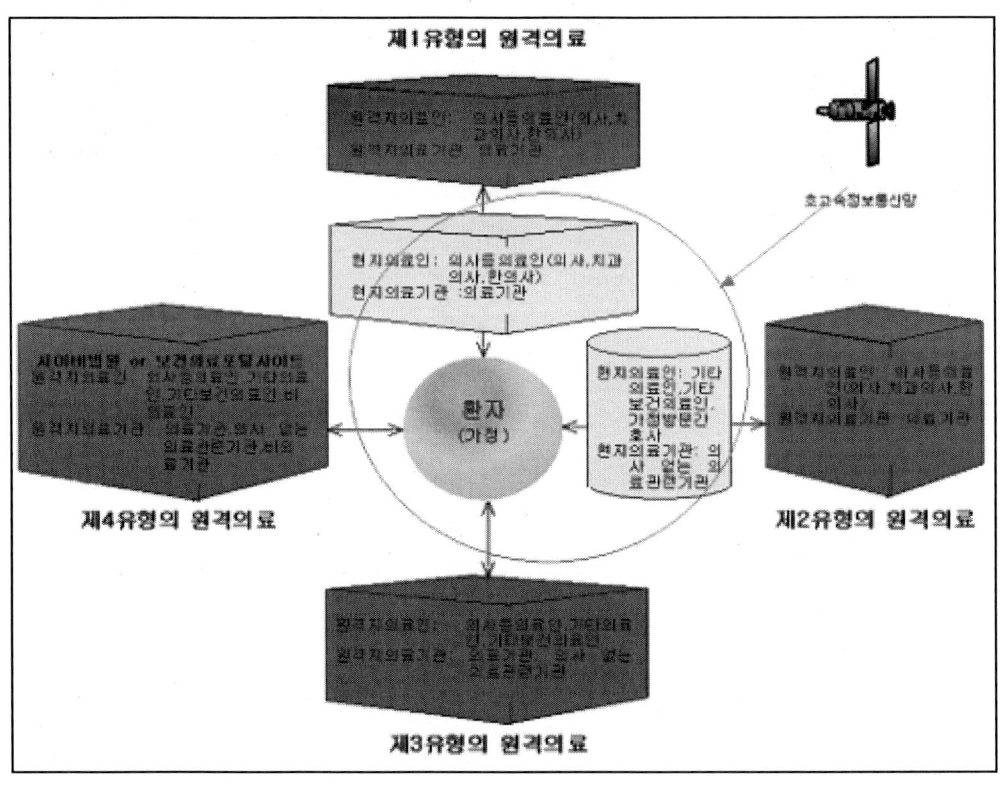

이와 같은 유형을 살펴보면 실제로 원격의료가 시행되고 있는 현실과 법제 사이에 괴리가 발견되는데, 두 가지 사항을 지적하면 다음과 같다.

첫째, 의료법 제34조 제1항은 원격지의료인으로는 의료법상 의료인 가운데 의사·치과의사・한의사만 특정하고 있고 현지의료인으로는 의료법상 의료인 전부(조산사・간호사 포함)에게 그 자격을 부여하고 있다. 이는 원격의료서비스를 제공받을 환자 곁에 현지의료인이 존재하는 경우만 상정하고 있는 것이다. 따라서 위의 유형 가운데 제1유형・제2유형의 원격의료만 의료법상 허용되는 적법한 원격의료가 되고, 현지의료인의 중계 없이 원격지의료인과 환자가 직접적으로 관계하는 제3유형・제4유형은 의료법상 허용되지 않는 원격의료가 된다.

둘째, 이 조항은 의료법 제2조(의료인)에서 정하는 의료인에게만 원격의료인의 자격을 부여하고 있기 때문에 국내면허 소지자만 원격의료를 시행할 수 있고 외국의 의료인이나 의료기관은 원칙적으로 국내의 원격의료자격기준을 획득할 수 없는 것이다.

2002년 원격의료가 법제화된 이래 약간의 법률개정 시도가 있었으나, 원격의료나 원격의료기술을 기초로 하는 유헬스케어(ubiquitous healthcare)가 점차 확대되고 있는 현실을 고려할 때 관련 법제의 개선이 필요한 상황이다.

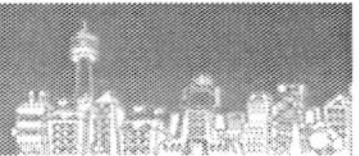

　　우리나라 의료법은 의료인의 민사책임에 관한 원칙적 규정을 두고 있지 않기 때문에 통상의 의료과오 등으로 인하여 민사책임을 다투는 경우 민법의 일반규정에 따라 규율된다. 그러나 원격의료과오에 대해서는 의료법 제34조 제3항 및 제4항에서 원격의료인의 책임에 관한 특별규정을 두고 있으므로 법정책임으로서 먼저 이 규정을 적용하여 원격지의료인과 현지의료인 간 책임분배 문제를 규명하고, 그다음으로 민법의 일반규정이 적용된다.

　　미국의 경우, 원격자문 등 원격의료과오에 있어서 핵심요소는 원격의료인과 환자 간에 어떤 관계가 존재하는지를 판단 기준으로 삼고 있다. 즉 ① 자문의사(원격지의사)와 그 환자가 실제로 서로 대면해서 만나본 적이 있는가, ② 의사가 그 환자를 진찰하였는가, ③ 자문의사가 과거 어느 때 그 환자의 의무기록을 읽어본 적이 있는가, ④ 자문의사가 그 환자의 성명을 알고 있는가, ⑤ 자문의사가 어떤 대가(진료비)를 받았는가 하는 점이 고려된다.[14)

　　앞에서 말한 것과 같이 원격의료과오에 우선 적용되는 법률조항은 아래 두 개 조항이다.

⇨ 원격의료의 자격 및 행위기준

> ● 의료법 제34조(원격의료) ③ 원격의료를 하는 자(이하 '원격지의사'라 한다)는 환자를 직접 대면하여 진료하는 경우와 같은 책임을 진다. ④ 원격지의사의 원격의료에 따라 의료행위를 한 의료인이 의사·치과의사 또는 한의사(이하 '현지의사'라 한다)인 경우에는 그 의료행위에 대하여 원격지의사의 과실을 인정할 만한 명백한 근거가 없으면 환자에 대한 책임은 제3항에도 불구하고 현지의사에게 있는 것으로 본다.

　　이 법률조항을 기준으로 원격지의료인(consulting physician: 원거리에 있는 의료인)과 현지의료인(referring physician: 환자 옆에 있는 의료인)이 부담하는 책임의 내용은 다음과 같이 해석할 수 있다.

　　첫째, 원격지의료인은 환자에 대하여 전통적 대면진료를 시술하는 의료인과 동일한 책임을 부담한다(제34조 제3항, 일반규범적 조항, 제1, 2유형에 적용, 제3, 4유형에 확장적용).[15)

---

14) Stephen J. Schanz, Barry B. Cepelewicz, TELEMEDICINE LAW & PRACTICE, Civic Research Institute, Inc., New Jersey, 2001, p.1~10.

이 규정은 원격지의료인이 격지에 있는 환자를 진료하기 때문에 현지의료인보다 책임이 경감될 것이라는 일반적인 인식의 오해를 사전에 예방하고 또한 원격진료 시 대면진료를 행하는 통상의 의료인 또는 현지의료인과 동일한 책임이 부여되어 있다는 점을 재확인시키려는 입법기술적인 취지에서 명문화한 것으로 해석된다.

둘째, 현지의료인이 의사·치과의사·한의사인 경우, 원격지의료인에게 명백한 과실이 있는 때에는 원격지의료인이 환자에 대한 책임을 부담한다(의료법 제34조 제4항의 반대해석, 과실책임주의조항, 제1유형에 적용).

이러한 해석은 민사책임이론상 동일한 자격기준을 갖춘 원격지의료인(의사·치과의사·한의사)과 현지의료인(의사·치과의사·한의사) 사이의 책임분배에 있어서는 명백히 과실이 있는 쪽이 책임을 부담한다는 과실책임주의 원칙에서 볼 때 당연한 것이다.[16] 또 이렇게 원격지의사에게 책임을 부담시키는 것은 원격의료의 실행에 있어 그만큼 신중함을 원격지의사에게 부담시키기 위한 입법자의 결단이라고 파악할 수 있다.

셋째, 현지의료인이 의사·치과의사·한의사가 아닌 경우 즉 간호사 등 기타 의료인인 경우에는 원격지의료인이 환자에 대한 책임을 부담한다(의료법 제34조 제4항의 반대해석, 이행대행자 및 이행보조자 책임조항, 제2유형에 적용).[17]

이러한 해석은 민사책임이론상 각각 다른 자격기준을 갖춘 원격지의료인(의사·치과의사·한의사)과 현지의료인(간호사 등 기타 의료인·기타 보건의료인·가정방문간호사) 사이의 책임분배에 있어서는 원격지의료인은 현지의료인의 지휘·감독자로서 사용자가 되거나(민법 제756조) 대면진료를 행하는 현지의료인은 원격지의료인의 이행대행자 또는 이행보조자의 지위를 가지게 된다(민법 제391조).[18] 그러나 이 경우에도 원격의료과오를 불법행위책임으로 구성한다면 현지의료인도 이행대행자 또는 이행보조자로서의 공동불법행위책임은 부담한다.

넷째, 현지의료인이 의사·치과의사·한의사인 경우 원격지의료인에게 명백한 과실이 없는 때에는 현지의료인이 환자에 대한 책임을 부담한다(의료법 제34조 제4항, 가중책임조항, 제1유형에 적용).

이 규정은 원격지의사의 책임을 덜어줌으로써 원격진료가 활성화될 수 있도록 배려한다는 측면이 있다. 그리고 격지진료 및 책임분산성이라는 원격의료의 고유한 특

---

15) McKinney v. Schlatter, 78 Ohio St. 3d 1471, 1997; Lopez v. Aziz, 852 S. W. 2d 303, Tex. App. 1993; Miller v. Sullivan, 625 N. Y. S. 2d 102, App. Div. 1995.
16) 세계의사회, 원격의료에 대한 책임·의무 및 윤리지침에 대한 성명, No.13 후단.
17) Wheeler v. Yettie Kersting Memorial Hospital, 866 S. W. 2d 32, Tex. App. 1993.
18) 세계의사회, 원격의료에 대한 책임·의무 및 윤리지침에 대한 성명, No.15.

성에서 볼 때, 동일한 자격기준을 갖춘 원격지의료인(의사·치과의사·한의사)과 현지의료인(의사·치과의사·한의사) 사이의 책임분배에 있어서 원격지의료인의 명백한 과실이 없다면 직접대면진료를 행하는 현지의료인의 책임을 간접대면진료를 행하는 원격지의료인의 그것보다 무겁게 보아 가중시키는 것은 일응 합리적이다.[19]

---

19) 세계의사회, 원격의료에 대한 책임·의무 및 윤리지침에 대한 성명, No.13 전단.

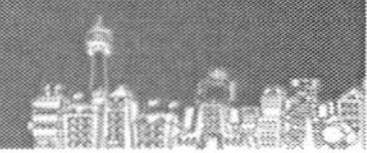

　　의사-환자 간 원격의료 즉 재택원격진료(B2C)를 허용하는 의료법 개정안이 최근 입법예고가 됐다. 이 법안이 시행되면, 쉽게 말해서 제한적이기는 하지만 환자가 아플 때 병원에 가지 않고도 원격의료방식을 이용해서 의사의 진료를 받을 수 있게 된다.

　　원격의료(telemedicine)란 의사가 컴퓨터나 화상통신 등을 활용하여 원거리에 있는 환자를 간접대면방식으로 진료를 하는 것을 말한다. 이는 의료분야와 정보통신기술 영역이 결합한 새로운 의료형태의 하나이며 미래의료의 모습을 가늠케 하는 것이기도 하다. 원래 원격진료는 미국처럼 국토가 넓거나 노르웨이처럼 산간오지가 많은 지리적 환경이나 전쟁터, 우주공간같이 특수한 여건에서 진료상 필요성이 있어 고안된 진료방식이다. 초기에는 전화나 무전기를 활용했는데 화상회의시스템 개발 이후 현대적 의미의 원격진료가 가능해졌다.

　　요즘은 휴대폰으로 화상전화를 할 정도로 IT기술이 진화하면서 마크 와이저의 '유비쿼터스' 시대가 현실화되고 있고, 이에 따라 의료분야에서는 원격의료보다 넓은 개념의 유헬스케어(ubiquitous-healthcare)라는 용어도 등장했다. 이번에 의사-환자 간 원격의료를 허용하는 의료법 개정안은 이러한 시대 흐름에 비추어 볼 때 바람직한 방향이다.

　　우리나라 의료법상 의료행위주체인 의료인(의사·치과의사·한의사·간호사·조산사)을 기준으로 볼 때 원격진료는 4가지 유형으로 분류된다. ① 의사-의사 간 원격진료(제1유형), ② 의사-기타의료인 간 원격진료(제2유형), ③ 의사·기타의료인-환자 간 원격진료(제3유형: 재택원격진료), ④ 사이버병원 형태의 원격진료(제4유형)가 그것이다. 현행 의료법 제34조는 원격의료를 '의사·치과의사·한의사(원격지의료인)가 원거리에 있는 다른 의료인(현지의료인)에게 자문하는 것'이라고 규정해서 환자 옆에 현지의료인이 있는 1, 2유형만 허용하고 3, 4유형은 허용되지 않았다.

　　이번 의료법 개정안에서는 몇 가지 제한을 붙여 의사·치과의사·한의사가 환자에게 직접 원격진료를 할 수 있도록 변경하여 위에서 말한 제3유형의 원격진료가 가능하게 될 전망이다. 다만 원격진료 대상환자를 의학적으로 위험성이 없는 재진환자 가운데 도서, 벽지, 교정시설수용자, 선박탑승자, 장애인, 노인과 같이 의료접근성이 떨어지는 환자 등으로 제한하고 있다. 이는 '초진환자 → 재진환자 → 의학적 위험성이 없는 환자 → 의료접근성이 떨어지는 환자 등'이라는 4단계 규제시스템이다.

　　여기서 '의료접근성이 떨어지는 환자 등'은 건강보험 적용 여부와 관련하여 소위 의료취약지역계층을 예상한 정책적 문제라고 판단되고 재정여건에 따라 확대될 수도 있을 것이다. 다만 원격의료 보급에 효용성과 안전성이 가장 중요한 관건이라고 판단한다면 예컨대 만성질환 등 질병기반의 원격의료행위나 신의료기술로 인증된 원격의료행위에 대해서는 비급여로 원격진료를 허용하는 방안도 고려해볼 만하다. 그리고 초진환자에게 원격진료를 할 수 없도록 한 것이 이미 온라인상 진료의 의학적 안전성을 담보하기 위해 타당한 조치라고 인정한다면, 재진환자 가운데 다시 '의학적 위험성이 없는 환자'만 원격진료를 받을 수 있게 제한한 것은 불필요한 이중규제로 보인다.

또한 개정안에서는 의료기관이 시·군·구청장에게 신고를 하면 원격진료를 할 수 있도록 하고 있다. 이 원격진료의료기관 신고제와는 별개의 문제로, 원격진료의사에게는 의료행위에 필요한 의료지식에 추가해서 원격진료에 소요되는 최소한의 정보통신기술 활용지식이 필수적이다. 따라서 의사가 소정의 교육과 시험을 거쳐 세부 전문의면허증을 취득하는 것처럼, 원격진료의사(치과의사·한의사)도 별도의 인증을 거쳐 면허를 부여하고 보수교육과정도 갖추는 것이 바람직하다.

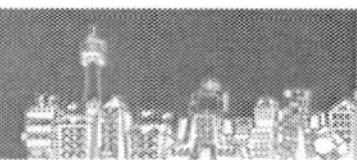

　근래에 유헬스케어(u-헬스: ubiquitous Healthcare)라는 용어가 많이 등장하고 있다. 이것은 센싱기술 및 유·무선 네트워크 등 유비쿼터스 컴퓨팅 환경을 기반으로 하여 환자는 물론 건강한 일반인에까지 언제(anytime) 어디서나(anywhere) 질병치료와 예방 및 건강증진 등 모든 유형의 보건의료서비스를 제공하는 것을 말한다.

　유헬스케어는 오프라인상의 대면진료를 기본으로 하는 전통적인 의료분야에 IT·BT·NT 분야가 융합되어 온라인상의 간접대면방식 형태로 의료서비스의 시간적·공간적 범위 및 유형을 확장시킨 새로운 형태의 보건의료분야라고 할 수 있다. 또 전통적인 의료영역과 비교할 때 유헬스케어는 의료서비스의 공급자, 소비자, 시간적, 공간적, 서비스유형 측면에서 그 범위가 확대되고 유형이 다양화되는 것을 의미한다.

　즉 공급자 측면에서는 전통적으로 의사를 중심으로 하는 병원에서 가정간호기관, 건강증진·관리회사, 통신기업 등으로 확대된다. 소비자 측면에서는 환자 중심에서 건강한 사람을 포함하는 일반인으로 확대된다. 시간적 측면에서는 오프라인상의 특정 시간대에 진료를 받던 것이 24시간 또는 질병발생 전에까지 확대된다. 공간적 측면에서는 전통적으로 의료기관 내에서 제공되던 의료서비스가 노인요양기관·가정·직장과 나아가 이동공간에까지 확대된다. 서비스유형 측면에서는 질병치료에서 질병예방, 건강증진, 맞춤치료로 다양화된다.

　이처럼 u-헬스서비스를 가능하게 하는 것은 1988년 Mark Weiser가 주창한 '유비쿼터스 컴퓨팅(ubiquitous computing: ubiquitous network)' 기술이다.[20] 유비쿼터스 컴퓨팅을 구축하는 요소기술은 모든 사물에 네트워크 주소를 부여하여 사물을 식별하고 관리할 수 있도록 하는 전자태그(RFID), 다양한 서비스 제공을 가능하도록 하는 Application 및 Embedded 등 유비쿼터스 응용기술, 언제 어디서나 누구나 필요한 정보처리를 가능하도록 하는 모바일 컴퓨팅(mobile computing), 대용량의 정보를 신속하고 간편하게 전송할 수 있도록 하는 초고속유·무선통신기술 등을 대표적으로 꼽을 수 있다.

　요컨대 전통적인 의료서비스가 유비쿼터스 컴퓨팅 또는 네트워크 기술과 융합되어 그 개념적·내용적·방법적인 측면에서 새로운 형태의 보건의료서비스 즉 u-헬스서비스로 나타나고 있는 것이다. 다시 말하자면 보건의료서비스는 의료기관 중심의 전통적인

---

20) 논리적 인지가 가능한 스마트 공간을 기반으로 사물-컴퓨터-사람이 연계되는 개념에서 출발하는 것으로 '언제 어디서나 컴퓨터에 접속할 수 있는 환경(computing access will be everywhere).'

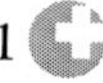

병원진료(hospital Healthcare: Near-Place)에서 병원정보화 단계를 거쳐, 상호작용하는 정보통신기술을 활용하여 원격지에 보건의료서비스를 제공하는 원격진료(telemedicine: Far-Place), 인터넷이나 휴대폰 등 모바일 정보통신기술을 활용하여 어느 장소에서든 보건의료서비스를 제공하는 e-헬스(electronic Health: AnyPlace), 유비쿼터스 컴퓨팅 환경하에서 언제 어디서나 보건의료서비스를 제공하는 u-헬스(ubiquitous Healthcare: AnyPlace & AnyTime)로 진화되고 있는 것이다.

지금까지 국내외에서 실제로 구현되고 있는 u-헬스서비스의 여러 가지 유형과 흐름을 종합해보면 아래 그림과 같은 개념도로 표현해볼 수 있다.

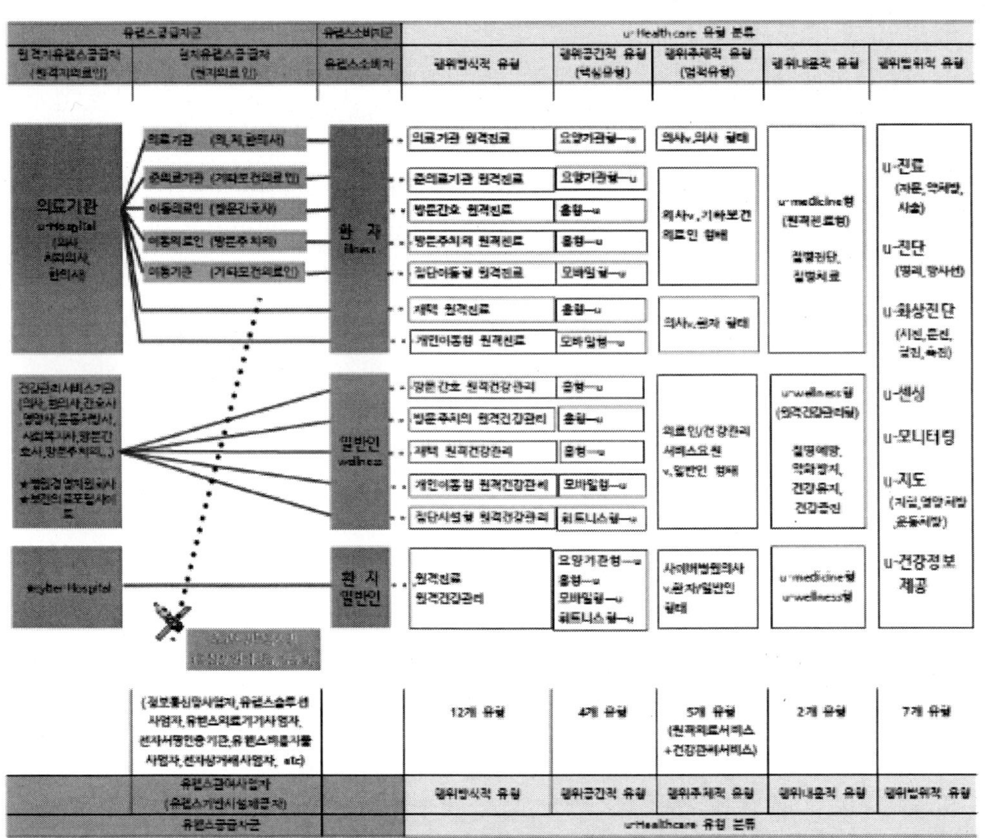

u-헬스 서비스의 기본적인 흐름은 u-Hospital 등 u-헬스공급자가 초고속정보통신망과 u-헬스솔루션 및 u-헬스의료기기 등을 활용하여 환자·일반인 등 u-헬스소비자로부터 생체·의료정보를 습득하고 이를 분석하여 치료지침·약처방·운동처방·식이처방을 하거나 건강정보제공 또는 환자교육을 하는 형태로 이루어진다. 다만 u-헬스

공급자는 u-헬스소비자를 직접 상대해서 건강관리를 하거나 중개자(u-헬스현지의료인)를 통해 간접적으로 건강관리를 할 수도 있다.

우리나라에서 이러한 유헬스케어가 등장하게 된 배경은 다음과 같다. ① 의료공급자 측면에서는 IT·BT·NT 기술이 급격히 발달함에 따라 보건의료정보화의 인프라가 급속하게 구축되고 있다는 점이다.[21] ② 의료소비자 측면에서는 well-being 욕구의 증가 등 사회경제적인 여건 변화로 인해 보건의료에 대한 개념이 질병치료에서 질병예방 및 건강증진 쪽으로 변화하고 있다는 점이다.[22] ③ 국가정책적 측면에서는 인구고령화와 당뇨·고혈압 등 만성질환자의 증가로 인해 보건복지정책상 많은 국민에게 보건의료서비스를 제공하는 방법의 하나로 가정간호서비스·재택원격진료 등 유헬스케어를 보급할 필요가 있다는 것이다.

그러나 유헬스케어의 필요성이 인정된다고 하더라도 이것도 일종의 보건의료서비스의 일부분이라는 점을 감안할 때 u-헬스서비스의 내용 가운데 허용되는 것은 어느 범위까지이며 또 u-헬스공급자, 관여사업자, 기반기술적 측면 등에서도 법제도적으로 선결되어야 할 과제가 여러 가지 놓여 있다.[23]

---

21) 2005년 현재 병원정보화 수준은 OCS 76%, PACS 47%, EMR 21% 정도로 파악된다(건강보험심사평가원, 2005).
22) 2005년 현재 건강정보를 제공하는 보건의료포털사이트 수는 약 852개로 파악된다(한국보건사회연구원, 2005).
23) 정용엽, *u*-Health 시대의 원격의료법, 한국학술정보㈜, 2008.5.10; 정용엽 외10인, u-서비스 추진관련 법적 쟁점 및 이슈: *u*-Health 관련 법적 쟁점 및 이슈, 한국정보사회진흥원(NCA I-RER-07508), 2007.12.15. 참조.

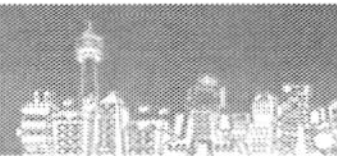

　유헬스케어의 기본적인 흐름은 u-헬스공급자가 초고속정보통신망 등을 활용하여 u-헬스소비자에게 의료서비스를 포함한 u-헬스서비스를 제공하는 것이다. 여기서 유헬스케어의 기초가 되는 기술은 원격진료기술인데, 법제도적인 측면에서는 다음과 같이 여러 가지 해결해야 할 문제가 놓여 있다.

　⑴ 유헬스케어 시행주체 및 서비스내용의 인정 범위: u-헬스서비스는 내용적으로 전통적인 의료행위 및 원격의료의 범주에 속하는 임상진료에서 더 나아가 원격보건 또는 원격건강관리의 범주에 속하는 건강증진과 예방활동까지를 포함한다. 의료법 제34조 제1항에 따르면, u-헬스서비스 행위는 의료인이 아닌 자가 시행하거나 임상진료의 범주에 속하지 않은 경우에는 의료법상 허용되지 않는다.

　그리고 u-헬스원격지의료인은 의사·치과의사·한의사에 한정되며 u-헬스현지의료인은 의사·치과의사·한의사·간호사·조산사가 될 수 있다. 또 의료법은 환자 곁에 현지의료인이 존재하는 경우만을 상정하는 것으로 제3유형(재택원격진료, 홈네트워크아파트, 개인형-모바일원격진료) 및 제4유형(사이버병원, 보건의료포털사이트, 건강증진관리회사)은 허용되지 않는다.

　⑵ 유헬스케어 기반시설제공사업자의 책임: 유헬스케어에 있어서 법령상 또는 기술상 그 전제조건이 되는 시설 및 장비를 구축하고 그와 관련되는 서비스를 제공하는 자를 u-헬스기반시설제공사업자라고 하며, 일반적으로는 인터넷서비스제공자(ISP: internet service provider)로 통칭된다.[24] 유헬스케어에 있어서 통신망장애 등으로 인하여 의료사고 등이 발생하여 u-헬스공급자 또는 u-헬스소비자에게 손해를 가한 경우 초고속정보통신망사업자 등은 형사책임은 별론으로 하고, 민사상으로는 계약책임과 불법행위책임(통신망장애사고, 시스템장애사고, 정보사고)에 근거하여 손해배상책임을 부담한다.[25]

　⑶ 디지털건강정보 보호, 표준화 및 공동활용: u-헬스서비스는 전자태그·웨어러블 컴퓨터 등의 센싱기술을 활용하여 습득된 생체정보와 병원의 진료과정에서 생성된 의료정보 및 처방전 등이 디지털화되어 전자적으로 전송·저장·검색할 수 있는 상태에서 그것의 공동 활용을 통하여 이루어진다. 그러나 디지털건강정보는 그 생성·저

---

24) 전기통신사업법 제2조 제1항 제1호, 제4조 제4항(전기통신사업자), 정보통신망 이용촉진 및 정보보호 등에 관한 법률 제2조 제1항 제3호(정보통신서비스제공자).
25) 전기통신사업법 제33조의2(무과실책임주의).

장·보관과 활용·폐기에 이르기까지 각 단계에서 전자의무기록 내지 전자건강기록과 동일하게 취급되어 모든 취급자에게 동일한 주의의무가 부과되며 동일한 수준에서 법률적으로 보호되어야 한다.

기술적 보호조치로는 의료법 제23조 제2항 및 의료법시행규칙 제18조의2에 따라 시설 및 장비를 갖추어야 한다. 즉 전자의무기록이 작성·보존·재생되는 컴퓨터 및 그와 연결된 다른 컴퓨터 또는 네트워크에 대하여 최소한의 합리적 보안조치를 해야 하며, 의료기관 내외로 전송할 경우 그 유통 및 공동 활용과정에서 내용이 유출되지 않도록 암호시스템을 갖추어야 한다. 또 위조와 변조를 방지하고 작성자의 신분을 증명하며 사후에 부인하지 못하도록 전자서명법 제3조 제1항에 의한 공인전자서명을 하여야 한다. 또 법률적 보호조치로서 비밀유지 및 개인정보 보호의무는 헌법 제10조 등에서 도출되는 개인정보자기결정권과 u-헬스공급자를 포함한 의료종사자의 직업윤리, 의료종사자와 환자 사이의 의료계약 및 각종 법률규정에 의해 규율된다.[26]

⑷ 유헬스케어 의료사고에 대한 책임: 현행법상 의료인의 책임에 관하여 원칙적인 규정을 두고 있지 않으므로 의료사고 등이 발생하는 경우에는 민법의 일반규정에 따라 규율된다. 다만 의료법 제34조의2 제3항·제4항에서 원격의료인의 책임에 관한 특별규정을 두고 있기 때문에 유헬스케어 의료사고가 발생하는 경우에는 법정책임으로서 이 조항이 우선 적용된다.

⑸ u-헬스의료기기의 안전성 및 제조물책임: 유헬스케어의 특성상 생체정보와 의료정보의 습득하고 분석하는 장치가 필수적으로 필요하다. 그런데 u-헬스의료기기는 이 산업기술분류 체계상 '원격 및 재택의료기기'에 해당한다고 보이나, u-헬스의료기기의 종류 및 기능이 다양하기 때문에 의료기기 또는 일반기기 중 어느 것으로 분류되는지 논란이 많다. 만일 u-헬스의료기기가 의료기기로 분류되면 의료기기법에 따라 식품의약품안전청의 제조 및 판매허가를 별도로 득하여야 하며,[27] 일반기기로 분류되는 경우에는 의료서비스 내지 u-헬스서비스에 사용하는 것이 금지되는 것이다.

그리고 u-헬스의료기기는 RFID(무선인식전자태그), LBS(위치기반서비스), Embedded System(내장시스템), Wearable Computer(옷·신발 등에 입는 컴퓨터), Biometrics(생체계측) 등의 기술과 융합되어 사람의 상태나 주변 상황을 인식(sensing)할 수 있는 방향으로 진화하고 있다. 이러한 u-헬스의료기기 융합기술의 문제점도 대두되고 있다.[28]

---

26) 의료법 제19조, 제23조 제3항, 제18조 제3항, 형법 제317조 제1항, 후천성면역결핍증 예방법 제7조, 공공기관의 개인정보보호에 관한 법률 제11조 등.
27) 의료기기법 시행규칙 제15조.
28) RFID 프라이버시보호 가이드라인 제5조, 제9조, 제16조, 위치정보의 보호 및 이용에 등에

특히 u-헬스의료기기는 환자 또는 일반인의 생명·신체 등에 중대한 영향을 미치는 장치이기 때문에 그 결함과 오작동 등으로 인한 위험성을 항시 내포하고 있다. 제조물책임법 제2조 제2호에서는 제조·설계·표시상의 결함 및 기타 결함으로 구분하고 있는바, u-헬스의료기기 개발사업자는 장치의 생산과 사용단계에까지 의료사고를 포함한 제조물책임사고에 대한 예방 및 방어대책(판매관리·기록관리·계약관리·PL보험·사고처리 등)을 강구하여야 한다.

⑹ 유헬스케어 서비스행위에 대한 보험급여: u-헬스서비스는 내용적으로 임상진료와 건강증진 및 예방활동까지를 포함하는 것이다. 따라서 u-헬스공급자는 의료법 제45조(의료보수)에 따라 유헬스케어 의료보수청구권을 가지며, u-헬스소비자는 유헬스케어 의료보수지급의무를 부담하게 된다. 그러나 현행 국민건강보험법은 의료법 제34조에 따른 원격의료행위에 대해서 건강보험 급여를 실시하지 않고 있으므로 유헬스케어 서비스행위에 대해서도 건강보험 급여가 적용되지 않는다.[29]

⑺ 전자상거래의 안전성 및 전자처방전 발급: u-헬스공급자는 정보통신망을 통해 치료지침·약처방·운동처방·식이처방·건강정보 등을 u-헬스소비자에게 전달 또는 제공하고, u-헬스소비자는 u-헬스서비스의 보수를 전자지불시스템을 통해 지불하고 e-약국·e-마켓 등 전자상거래사업자를 의약품·의료기자재·건강식품 등을 구매한 후 그 비용을 전자지불시스템을 통해 지불하는 방식을 갖추고 있다. 이 경우 전자상거래시스템(e-commerce)이나 전자지불시스템(EBPP)의 안전성이 확보되고 이용자를 보호하는 것이 중요하다.[30] 한편 현행 의료법 제34조의 규정상 u-헬스현지의료인의 중개가 없는 제3유형·제4유형의 u-헬스서비스가 허용되지 않기 때문에 u-헬스원격지의료인이 환자 또는 일반인에게 직접 원격으로 전자처방전을 발급할 수 없다.

관한 법률 제16조, 제27조.

29) 국민건강보험법 제39조, 제40조, 국민건강보험 요양급여의 기준에 관한 규칙 제10조 관련.

30) 전자거래기본법, 전자상거래 등에서의 소비자보호에 관한 법률, 전자금융거래법 등.

　유헬스케어 / 원격의료에 있어서 통신망장애 등으로 인해 의료사고가 발생하여 환자에게 손해를 발생케 한 경우 이러한 서비스를 매개하는 초고속정보통신망사업자 등 유헬스케어 / 원격의료 기반시설제공자는 어디까지 책임을 지게 될까?

　유헬스케어 / 원격의료는 격지의 환자를 진료함에도 불구하고 직접 대면하여 보고 듣고 만져보는 전통적인 의료의 경우와 동일하거나 유사한 수준의 효과성 및 안전성이 검증된 의료행위를 시술하는 것이다. 이와 같이 유헬스케어 / 원격의료에 있어서 비대면진료 내지 간접대면진료를 가능하게 하는 것은 첨단 초고속정보통신매체 및 원격의료기기와 같은 유헬스케어 / 원격의료 기반기술에 달려 있다.

　이와 관련해서 의료법 제34조 제2항은 원격의료를 시행하거나 이를 받고자 하는 자는 보건복지부령(의료법 시행규칙)이 정하는 시설 및 장비를 갖추도록 하고, 의료법 시행규칙 제23조의3에서 그러한 시설 및 장비로 원격진료실, 데이터 및 화상을 전송·수신할 수 있는 단말기, 서버, 정보통신망 등의 원격의료기반시설을 갖추도록 규정하고 있다.

　이러한 원격의료기반시설을 구비하는 방법으로는 원격의료인(의료기관)이 직접 이를 구축할 수도 있고, 원격의료인(의료기관)의 시설규모나 자금 사정 등의 여건상 제3의 주체에 의해 구축된 원격의료기반시설을 이용할 수도 있다. 후자의 경우에는 원격의료기반시설 주체와 원격의료인(의료기관) 사이에 기반시설이용계약(인터넷서비스이용계약)을 체결하는 방식을 취하게 될 것이다. 최근 논의되고 있는 응용소프트웨어임대사업자(ASP: application service provider)가 바로 후자의 경우를 말하는데, 이는 일종의 온라인임대서비스로 특정장소(데이터센터)에 설치된 표준프로그램과 통신망을 이용하여 디지털의료정보 데이터를 집적하고 여러 사용자가 사용할 수 있도록 구성해놓은 전산시스템이다.

　이러한 기반시설 임대사업자를 포함하여 정보통신망제공자와 시스템관리자를 총괄해서 유헬스케어 /원격의료 기반시설제공자라고 칭한다. 유헬스케어 / 원격의료 기반시설제공자란 유헬스케어 / 원격의료를 시행함에 있어서 법령상 또는 기술상 그 전제조건이 되는 시설 및 장비를 구축하고 그와 관련되는 서비스를 제공하는 자를 말하며, 일반적으로는 이를 인터넷서비스제공자(ISP: internet service provider)라고 부른다.

　대개 인터넷서비스제공자란 모뎀이나 랜을 통해서 인터넷과 연결된 컴퓨터 또는 컴퓨터네트워크에 접속시켜 주는 자, 또는 자신의 설비나 서버를 이용하여 이용자에게 온라인을 통하여 일정한 서비스를 매개하는 자, 또는 정보제공자가 제공하는 정보에 접근할 수 있도록 인터넷접속서비스를 제공하는 자를 말한다.[31] 우리나라 관련 법령에서는 인터넷서비스제공자는 전기통신사업법상의 전기통신사업자(부가통신사업자)와 정보통신망 이용촉진 및 정보보호 등에 관한 법률상의 정보통신서비스제공자를 모두 지칭한다.[32]

요컨대 정보통신망 장애 등으로 인해 환자에게 손해가 발생하였다면, 유헬스케어 / 원격의료 공급자와 환자와의 법률관계(유헬스케어 또는 원격의료계약)에 있어서 기반시설제공자는 그 계약의 직접적인 계약당사자는 되지 않을지라도 체약보조자 내지 이행보조자로서의 지위를 가지게 되고 일정한 법적 책임을 부담하게 된다.

---

31) 비슷하게 통용되는 용어로는 OSP(online service provider, 우리나라 저작권법 제2조), CSP(content service provider), IPP(internet presence provider), NSP(network service provider), ASP(application service provider), MSP(managed service provider), ICH(internet content host), SYSOP 또는 BBS(bulletin board system operator, 미국의 통칭) 등이 있다.

32) 미국의 패킷통신망(1973)이 세계 최초이며 그 후 TELNET(1975)과 TYMNET(1977)에 의해 본격적인 부가통신서비스시대가 열렸다.

유헬스케어 / 원격의료에서 정보통신망제공자는 전기통신사업자의 전기통신역무를 이용하여 정보를 제공하는 정보제공자 및 정보제공을 매개하는 정보중개자로서의 법적 지위를 가진다.[33)

정보통신망제공자는 유헬스케어 서비스제공자(원격의료인 또는 원격의료기관)와 인터넷서비스이용계약(Internet-Servicevertrag)을 체결하게 되는데, 그 내용은 정보제공계약과 콘텐츠제공계약, 네트워크접속계약으로 구성된다.

이 계약에 근거하여 유헬스케어 / 원격의료에서 정보통신망제공자의 고의 또는 과실로 인하여 인터넷서비스(기본정보제공·인터넷접속·데이터베이스제공서비스 등)를 제공하지 못한 경우 또는 진료정보제공의무를 위반한 경우에는 채무불이행책임을 부담하게 된다.[34)

정보통신망제공자는 인터넷서비스와 관련된 제반설비를 일정한 기술수준에 맞게 설치·운영·유지해야 하고, 정보통신서비스의 정보통신망 및 정보에 관한 보호지침을 준수하여야 한다.[35)

또 정보통신망제공자는 디지털의료정보의 수집과 그 수집된 정보를 취급함에 있어서 분실·도난·누출·변조·훼손되지 아니하도록 안전성 확보에 필요한 기술적 조치 등을 강구해야 하며, 특히 전자의무기록이나 전자처방전에 기재된 환자의 비밀유지 및 개인정보보호에 만전을 기해야 한다.[36)

이와 같은 인터넷서비스이용계약 상의 의무를 위반하여 유헬스케어 / 원격의료 서비스제공자(의사 또는 병원)나 환자에게 피해가 발생한 경우에는 손해배상을 부담하거나 강제이행청구, 계약해지를 당하게 된다.[37)

다음으로 유헬스케어 / 원격의료에서 통신망장애사고(가동중단·파손사고), 시스템장애사고(소프트웨어장애·하드웨어장애·데이터베이스파손사고), 정보사고(정보누출·정보오류사고) 등이 발생한 경우 정보통신망제공자는 인터넷서비스제공과 관련하여 불법행위책임을 부담하게 된다.

---

33) 정보통신망 이용촉진 및 정보보호 등에 관한 법률.
34) 전기통신사업법 제3조의2, 의료법 제21조(기록열람).
35) 전기통신기본법 제16조·제25조, 정보통신망 이용촉진 및 정보보호 등에 관한 법률 제45조.
36) 정보통신망 이용촉진 및 정보보호 등에 관한 법률 제23조·제23조·제28조, 전자거래기본법 제12조, 의료법 제23조(전자의무기록)·제18조(처방전)·제19조(비밀누설금지).
37) 전기통신사업법 제33조의2, 민사집행법 제261조, 민법 제544조·546조.

　이와 같은 사고가 발생하여 유헬스케어 / 원격의료 서비스제공자(의사 또는 병원)나 환자에게 피해를 입히게 된 경우에는 정보통신망제공자는 거래안전의무 즉 거래상 요구되는 주의의무인 관리·감독의무를 이행하지 않은 것으로 간주하여 불법행위가 성립된다. 이때 정보통신망제공자는 그 불법행위로 인한 손배배상책임을 부담하거나 금전손해배상제도를 보충하는 제도로 침해예방청구, 침해제거청구를 당하게 된다.[38]

---

38) 민법 제750조, 민법 제214조(소유물방해제거·방해예방청구권).

유헬스케어 / 원격의료는 인터넷 등 정보통신망을 통하여 이루어지는 의료형태이므로 전자적 형태의 디지털의료정보와 그것의 공동 활용이 전제가 된다.

이에 따라 u-헬스공급자(의사 또는 의료기관)는 진료기록부와 전자의무기록의 작성 및 보존의무,[39] 진료정보표준화 의무를 부담한다. 또 u-헬스공급자는 유헬스케어 또는 원격의료행위에 활용되는 전자의무기록이나 전자처방전에 저장된 환자의 개인건강정보가 탐지당하거나 누출·변조·훼손되지 않도록 비밀유지 및 개인정보 보호의무를 부담하며,[40] 전자의무기록이 작성·보존·재생되는 컴퓨터와 그와 연결되는 다른 컴퓨터 또는 네트워크에 대하여 최소한의 합리적인 기술적 보안조치를 취할 의무를 가진다.

뿐만 아니라, 유헬스케어 / 원격의료에 조력하는 정보통신망제공자(인터넷서비스제공자)도 진료정보의 공동 활용을 위하여 필연적으로 진료정보제공의무를 부담한다.

따라서 u-헬스공급자는 전자의무기록이나 전자처방전의 전송과정에서 그 내용이 유출되지 않도록 암호시스템을 갖추어야 하며, 작성자의 신분증명 및 위조·변조 또는 사후에 부인할 수 없도록 전자서명법에 의한 전자서명을 한 후 공인인증기관의 인증을 받음으로써 유헬스케어 / 원격의료의 안전성 및 신뢰성을 확보할 수 있도록 해야 한다.

전자서명(electronic signature)이란 전자문서와 관련하여 서명자를 확인하고 당해 전자문서에 포함된 정보에 대한 서명자의 승인을 나타내는 데 이용될 수 있는, 전자문서에 첨부되거나 논리적으로 결합된 전자적 형태의 정보를 말한다.[41] 우리나라의 전자서명법은 기술중립주의를 수용하여 일반전자서명과 공인전자서명의 두 가지를 규정하고 있다.[42]

공인전자서명은 법령이 정하는 서명 또는 기명날인으로서의 효력이 인정되고 서명자의 신원확인적 효력과 공인전자서명이 있는 전자문서의 무결성이 추정된다. 그리고 일반전자서명(비공인전자서명)은 당사자 간의 약정에 따른 서명 또는 기명날인으로서의 효력을 가진다.[43]

---

39) 의료법 제23조.
40) 의료법 제23조 제18소.
41) UNCITRAL Model Law on Electronic Signature §2(a).
42) 전자서명법 제2조 제2호, 제3호.
43) 전자서명법 제3조 제1항, 제2항, 제3항.

전자서명의 경우에는 서명자와 서명 간의 관계를 명백히 할 필요성이 있는데, 이처럼 가입자의 신원과 전자서명생성키(정보)와의 관계를 입증하는 기능을 하는 제3자를 전자서명인증기관(CA: certification authority)이라고 한다. 우리나라의 전자서명법은 행정안전부장관의 지정에 의한 전자서명공인인증기관제도를 규정하고 있으며,[44] 정보통신국제협력진흥원을 최상위인증기관(root CA)으로 하고 그 하부에 5개의 공인인증기관(CA)이 지정되어 있다.[45]

의료분야에서 이와 같은 공인전자서명과 관련된 직접적인 규정을 예로 들어보면, 의료법 제23조 1항에서 "……진료기록부 등을 전자서명법에 따른 전자서명이 기재된 전자문서(이하 '전자의무기록'이라 한다)로 작성·보관할 수 있다"고 표현하고 있다.

---

44) 전자서명법 제4조.

45) 한국정보인증(주) signgate.com / (주)코스콤 signkorea.com / 금융결제원 yessign.or.kr / 한국전자인증(주) crosscert.com / 한국무역정보통신 tradesign.net / (주)코스콤 signkorea.com /.

유헬스케어 / 원격의료에 있어서는 전자의무기록이나 전자처방전에 기재된 환자의 질병에 관한 디지털개인건강정보가 정보통신망 등을 통하여 유통된다. 이때 u-헬스 / 원격의료제공자와 정보통신망제공자는 공인인증기관의 전자서명 및 인증을 신뢰하여 그 디지털개인건강정보를 기초로 하여 u-헬스 / 원격의료서비스를 시행하게 된다.

그런데 만일 환자의 디지털개인건강정보가 다른 환자의 것으로 바뀌거나 위조 또는 변조되어 그 결과로 의료과오가 발생하여 당해 환자에게 손해가 발생한 경우, 공인인증기관은 전자서명인증기관의 이용자(유헬스케어 또는 원격의료제공자, 정보통신망제공자, 환자)에게 그 손해를 배상할 책임을 부담하게 된다.

이러한 책임의 근거는 전자서명법 제26조에 따른 것이다. 즉 공인인증기관이 전자서명 인증업무 수행과 관련하여 가입자 또는 공인인증서를 신뢰한 이용자에게 손해를 입힌 때에는 그 손해를 배상하여야 한다(과실책임주의). 다만 그 손해가 불가항력으로 인해 발생한 경우에는 배상책임이 경감되며, 공인인증기관이 과실이 없다는 것을 입증한 경우에는 배상책임이 면제된다(입증책임전환).

이 규정은 공인인증기관의 계약책임(채무불이행책임)과 불법행위책임을 함께 규정한 것이라고 볼 수 있다. 즉 서명자와 인증기관은 계약관계에 있고 또 수신자와 인증기관과의 관계도 제3자를 위한 계약의 법리를 유추 적용할 수 있을 것이므로 계약책임을 지게 되는 것이다. 이렇게 본다면 이 규정은 불법행위책임에 대한 특칙이 되어 민법 제750조에 우선하여 적용된다.

이와 같이 전자서명 인증기관의 책임을 불법행위책임으로 구성하는 경우, 전자서명법상 규정된 다음과 같은 인증기관의 의무와 책임이 그 근거가 된다.

첫째, 인증기관은 공익성에 따라 정당한 사유 없이 인증업무의 제공을 거부해서는 아니 되며 가입자 또는 인증역무이용자를 부당하게 차별해서는 아니 된다.[46)

둘째, 인증기관은 자신이 발급한 인증서가 유효한지를 누구든지 정보통신망을 통하여 항상 확인할 수 있도록 인증관리체계를 안전하게 운영할 의무를 부담한다.[47)

셋째, 공인인증기관은 가입자의 인증서와 인증업무에 관한 기록을 안전하게 보관·관리할 의무를 부담하며 가입자의 인증서 등을 인증서의 효력이 소멸된 날로부터 10년 동안 보관할 의무를 부담한다.[48)

---

46) 전자서명법 제7조.
47) 전자서명법 제19조.

한편 전자서명법 제26조는 인증기관의 손해배상액 한도에 대하여 특별한 규정을 두고 있지 않다. 따라서 인증기관은 원칙적으로 채무불이행과 상당인과관계에 있는 모든 손해를 배상하여야 하고, 예외적으로 특별손해에 대해서는 그 사정을 알았거나 알 수 있었을 경우에 한하여 배상책임을 부담한다.[49] 이때 서명자나 수신자에게 과실이 있는 경우에는 과실상계가 인정된다.[50]

---

48) 전자서명법 제22조.
49) 민법 제393조.
50) 민법 제396조.

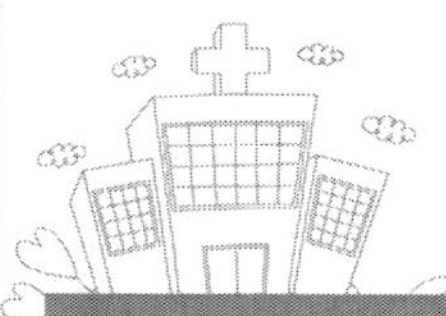

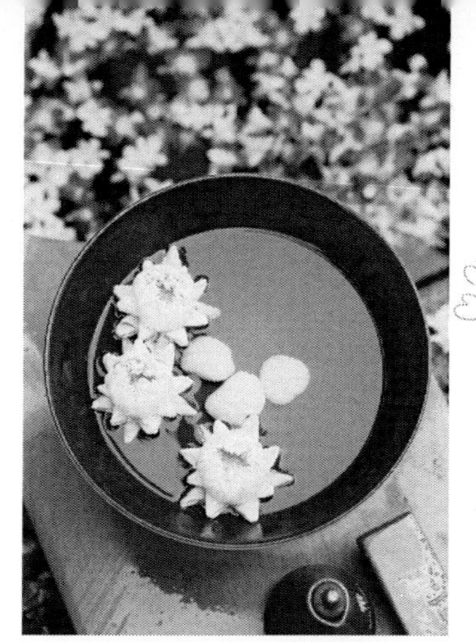

제 6 장

의료관광(글로벌 헬스케어)

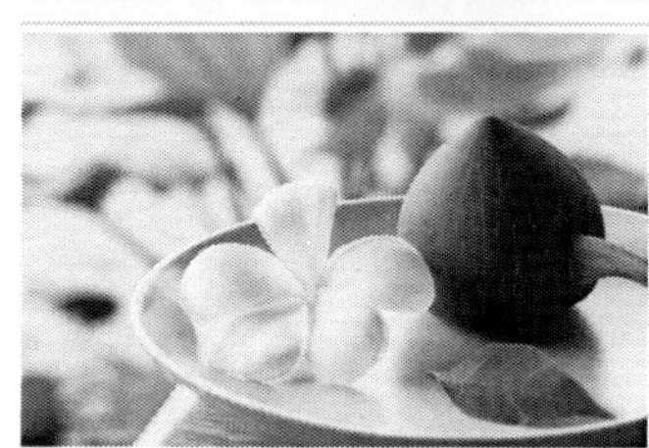

107 의료관광(global healthcare) 

최근에 들어와서 의료관광 또는 국제진료라는 분야가 관심을 끌고 있다. 이전부터 일부 의료계와 관광업계에서 시행한 곳도 있었지만, 2009년 1월 정부가 국가신성장동력 17개 과제 중 하나로 이 분야를 선정하면서부터 본격화된 것으로 보인다. 정부는 우리나라 의료분야의 기술경쟁력을 미국·유럽 등과 견줄 수 있을 만큼 수준이 높다고 하면서 특히 암·성형·미용·한방·치과분야는 세계 최고의 수준으로 국제경쟁력을 갖췄다고 판단하고 의료관광 또는 국제진료 분야를 육성키로 한 것이다.

맥킨지보고서에 따르면 의료관광 또는 국제의료분야의 세계시장규모는 2005년 1,900만 명에서 2010년 4,000만 명, 2004년 400억 불에서 2012년 1,000억 불이 될 것으로 전망하고 있다.

그런데 의료관광 또는 국제진료는 같은 개념의 용어로 통용되고 있다. 이 용어의 시발점을 찾아보면, 2002년 WTO 서비스무역협상 때의 4대 의제(agenda)로 거슬러 올라간다. 당시 4대 의제는 Mode1. 국경 간 공급(원격의료), Mode2. 해외소비(환자의 해외진료), Mode3. 상업적 주재(병원의 해외투자), Mode4. 의료인의 해외이동(면허 상호인정)이 그것이다. 이 가운데 두 번째 의제인 해외소비 즉 환자의 해외진료가 바로 의료관광 또는 국제진료에 해당하는 것이다.

우리나라 관령 법령상 용어를 보면, 우선 관광진흥법 제12조의2에서는 '외국인 의료관광'이라는 용어를 사용하면서 그 지원에 필요한 사항은 대통령령으로 정하도록 하고 있다. 여기서 의료관광이란 '국내 의료기관의 진료·치료·수술 등 의료서비스를 받는 환자와 그 동반자가 의료서비스와 병행하여 관광하는 것'이라고 정의한다.[1]

그리고 제주특별자치도 설치 및 국제자유도시 조성을 위한 특별법 제200조에서도 의료관광이라는 용어를 사용하면서 의료관광 모델 개발을 위한 연구·마케팅·홍보 등에 관한 지원범위 및 방법에 대해서는 도조례로 정하도록 하고 있다. 또 법 제199조에서는 이 법에 따라 개설된 의료기관에서는 재외국민 또는 외국인환자를 소개·알선하거나 유치하는 행위를 할 수 있도록 허용하고 있다.[2]

---

1) 관광진흥법 제12조의2(2009.3.25 신설, 2009.9.25 시행).
2) 제주특별자치도 설치 및 국제자유도시 조성을 위한 특별법 제200조, 제199조(2007.8.3 개정).

한편 2009년 5월 1일부터 시행된 의료법 제27조 제3항 제2호 및 제27조의2에서는 의료관광이라는 용어 대신 '외국인환자 유치'라는 용어를 사용하고 있다. 또 2009년 7월 1일부터 시행된 의료법 시행규칙 제19조의2에서 제19조의7까지 조항에서도 '외국인환자 유치의료기관 및 유치업자'라는 용어를 사용하고 있다.[3]

이와 같이 관광진흥법에서는 전통적인 관광개념에 의료개념을 추가한 의료관광(medical tourism)이라는 용어를 사용하고 있다. 그런데 의료관광은 의료행위에 국한되는 치료(medical care)를 중심으로 하는 관광을 말하고, 이보다 넓은 개념으로는 보건관광(health tourism) 또는 웰빙관광(well-being tourism)이라는 용어도 쓰이고 있으며 그러한 사업영역도 실제로 나타나고 있는 실정이다.

이에 비해 의료법에서는 의료관광이라는 용어 대신 '외국인환자 유치' 즉 '국제진료(global healthcare)'라는 용어를 사용하고 있는데, 이는 WTO 서비스무역협상에서 사용되었던 '해외소비 즉 환자의 해외진료'에서 인용한 것으로 풀이된다.

이처럼 의료관광에 대하여 두 가지 관령 법령에서 서로 다른 용어로 사용하더라도 동일한 개념으로 간주하면 될 것이다.[4]

---

3) 의료법 세27조 제3항 제2호 및 제27조의2(2009.1.10 개정, 2009.5.1 시행), 의료법 시행규칙 제19조의2 ~ 제19조의7(2009.5.1 개정, 2009.7.1 시행).
4) 정용엽, 의료관광의 법적 쟁점 및 제도개선방안, 경희법학 제47권1호, 경희법학연구소, 2012.3.30; 정용엽, 글로벌헬스케어산업의 체계적 발전을 위한 비교법적 연구: 의료관광분야, 한국법제연구원 (비교법제연구 11-16-2-4), 2011.12.15. 참조

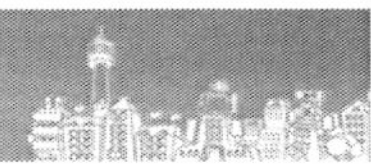

　이제 의료산업은 전통적인 병원·제약·의료기기 분야에 IT·바이오·생명공학과 의료관광 등을 아우르는 융합의료산업 즉 HT(Health Technology) 산업으로 발전하고 있다. 여기서 의료관광(medical tourism)이란 관광서비스와 의료서비스를 결합한 서비스상품으로 고대 로마시대의 온천휴양지 여행에서 유래한다.

　우리나라 법제상으로는 관광진흥법(제12조의2)에서 '외국인 의료관광'을 국내 의료기관에서 진료·치료·수술 등 의료서비스를 받는 환자와 그 동반자가 의료서비스와 병행하여 관광하는 것이라고 정의한 데서 처음 등장했다. 또 의료법(제27조 제3항, 제27조의2)에서는 '외국인환자 유치'라는 용어를 사용하면서 유치의료기관과 유치업자에 관한 사항을 규정하고 있다. 여기서 말하는 '외국인환자 유치'는 웰빙관광이나 보건관광보다는 범위가 좁은 치료에 중점을 둔 의료관광을 말하는 것으로 크게 보면 국제진료(global healthcare)의 범주에 속한다.

　결국 의료관광은 관광업에 외국인환자 유치 또는 국제진료는 의료업에 비중을 둔 용어로 동일한 의미로 통용되고 있다. 사실 이는 2002년 WTO 의료시장개방협상 4대 의제 중 두 번째의 '의료소비자의 국외이동'과 같은 뜻이다.

　이처럼 의료소비자인 환자가 다른 국가의 의료기관으로 이동하는 이유는 진료비용이 고가인 곳에서 저렴한 곳으로, 의료수준이 낮은 곳에서 높은 곳으로, 진료대기시간이 긴 곳에서 짧은 곳으로 찾아가고자 하는 의료서비스의 선택기준 즉 시장원리에 따른 것이다. 보고서에 따르면 세계적으로는 2010~2012년에 의료관광객 수는 4,000만 명, 매출액은 1,000억 달러에 이르고, 우리나라는 2012년에 각각 10만 명과 9,000억 원이 될 것으로 전망한다. 이렇다 보니 의료관광은 외화수익을 벌어들이고 일자리를 창출하는 등 경제효과가 큰 서비스산업으로 주목받고 여러 국가와 산업계에서 적극적으로 투자하고 있다.

　우리나라도 법제도적 정비를 마치고 이미 시장을 선점하고 있는 태국·싱가포르·인도 등과 경쟁에 돌입했으며 보건복지부와 문화체육관광부 등 관련 부처를 통해 각종 육성 및 지원책을 펼치고 있다. 그런데 오늘날과 같은 국경 없는 글로벌사회에서 의료관광은 하나의 산업 내지 그것이 가져다주는 경제효과 이상의 의미들을 가지고 있다고 본다.

　특히 의료관광은 국제사회 공헌을 통해 국가이미지를 외국에 알리고 국격(國格)을 높이는 기회로 삼을 수 있으며 그러한 의미에서 다음과 같이 의료관광에 대한 적절한 품질관리가 이루어져야 한다.

첫째, 의료관광 유치의료기관의 내실화 및 특성화가 필요하다. 예컨대 세계 수준의 의료기술로 평가받는 암·심장·뇌질환·장기이식 등 중증질환 중심 유치의료기관이나 치과·한방·성형·피부미용·종합건진 중심 유치의료기관 등으로 특성화시키고 이를 중점적으로 해외에 홍보하는 방법이다.

둘째, 외국인환자나 의료관광객을 유치·알선하는 의료관광 유치업자의 전문화를 법제화할 필요가 있다. 의료관광은 내용상 관광보다는 의료가 더 큰 비중을 차지하므로 일반적인 관광에이전시보다는 의료지식이나 의료메커니즘에 대한 식견을 갖춘 의료관광 전문에이전시의 활동이 요구된다. 이런 이유로 법제화 당시 유치업자 등록요건에 상담·연락업무 전담 의료인 고용 및 보수교육 이수조항의 포함 여부가 논란이 됐으나 최종적으로 제외된 바 있다.

셋째, 관광계약서·진료계약서·환자동의서 등 관련 문서의 철저한 작성을 기반으로 하는 의료(관광)분쟁 예방시스템을 구축해야 한다. 우리나라에서는 생소한 용어이나 외국인환자에 대해서는 반드시 진료계약서를 작성하는 병원문화 내지 의료문화를 정착시켜야 하며 여기에는 의료분쟁 발생 시 재판관할권·준거법 선택문제나 중재·조정 등 합의방식을 결정해서 명시하는 것이 바람직하다.

넷째, 외국인진료수가(국제수가)와 알선수수료의 가이드라인이 만들어져야 한다. 정부가 국제수가 비교작업을 추진하기도 했으나, 궁극적으로는 국제수가나 알선수수료에 대한 구속력 있는 가이드라인의 제정 또는 관련 조항의 법제화가 필요하다.

<2010.10.6 국민일보 시론>

　실제로 현장에서 의료관광(medical tourism)이 진행되는 절차는 크게 4단계로 대별된다. 그 단계와 내용을 보면, 입국 전 준비단계(의료업무+관광업무 복합), 병원진료단계(의료업무), 숙박 및 관광단계(관광업무), 출국 및 출국 후 관리단계(의료업무+관광업무 복합)가 그것이다.

　여기서 보듯이 의료관광에서 상대적으로 큰 비중을 차지하는 것은 의료업무 분야라고 할 수 있다. 그 이유는 의료관광의 목적적 측면에서 치료·요양목적이 숙박·관광목적보다 비중이 크고 내용적 측면에서는 의료행위의 위험성이 숙박·관광행위의 위험성보다 훨씬 높다고 보기 때문이다. 그리고 한 통계를 보더라도 비용적 측면에서 의료관광객 1인당 의료비용은 370~1,000만 원인 데 비해 숙박·관광비용은 180만 원을 소비하는 것으로 나타나고 있기 때문에 의료업무가 큰 비중을 차지한다고 볼 수 있는 것이다.

　한편 앞서 말한 의료관광 진행의 4단계를 세부적인 업무절차로 나누어보면 아래 그림과 같다. 그런데 의료관광에서는 위에서 보는 세부적인 업무프로세스별로 다음가 같은 여러 가지 쟁점사항이 내재하고 있다.

　① 유치·홍보단계에서는 외국인환자의 개념, 유치의료기관 및 유치업자, 의료광고 등이 쟁점이 되고, 입국 전 준비단계에서는 비자발급 및 연장, 진료비 지불보증제 등이 쟁점이 된다.

　② 진료수속단계에서는 진료신청 시 작성하는 진료계약서, 질환별 표준진료매뉴얼(CP) 등이 쟁점이 되고, 외래진료단계에서는 해당 언어로 작성된 의무기록(진료차트)이 쟁점이 된다.

　③ 입원수속단계에서는 보호자약관을 포함한 입원서약서가 쟁점이 되고, 수술처치단계에서는 수술·처치동의서, 수혈동의서 등이 쟁점이 된다.

　④ 또 전 국민 건강보험제도를 채택하고 있는 우리나라 의료비지불체계에서는 외국인진료수가 책정문제도 쟁점이 되고, 특히 법제도가 상이한 외국의 환자를 진료한다는 측면에서는 추후 발생할지도 모르는 의료사고·의료분쟁에 대한 처리문제가 가장 큰 쟁점이 된다.

　⑤ 출국 후 관리단계에서는 치료결과에 대해 예후관리를 하기 위해 환자의 거주국가에 있는 현지병원을 소개하거나 원격진료(원격상담) 등의 방법을 활용하는 것도 중요한 문제이다.

⑥ 한편 동반가족의 숙박이나 퇴원 후의 관광문제도 실제 외국인환자를 치료하는 의료기관과 의료관광전문 에이전시 또는 여행사 사이에서 업무프로세스상 분담해서 진행되는 쟁점사항이 있다.

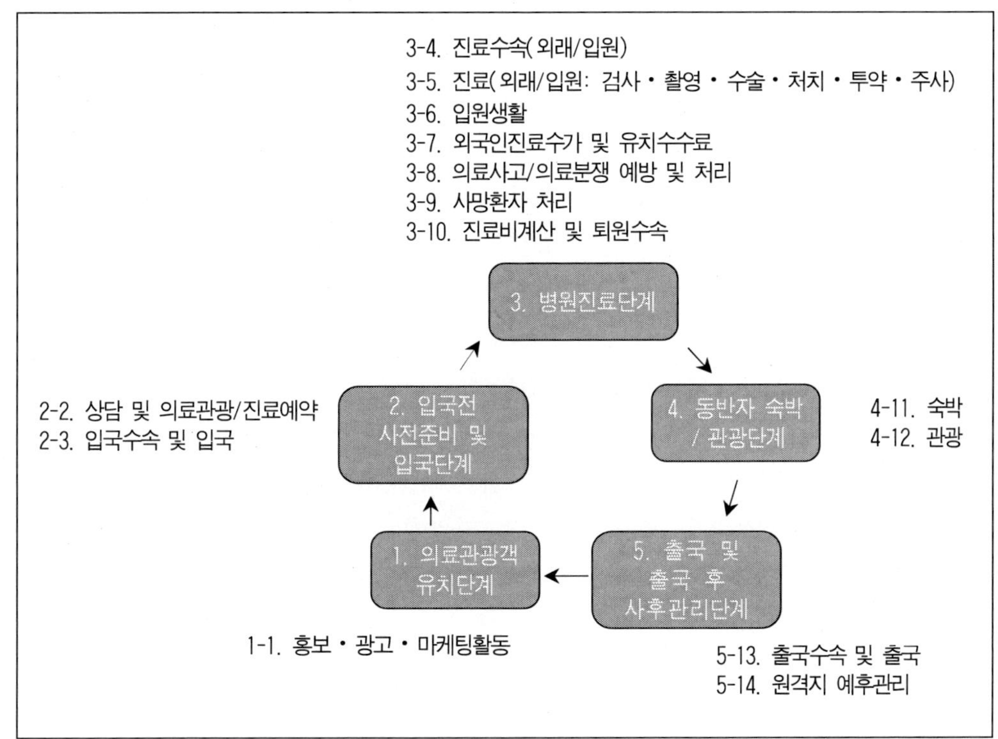

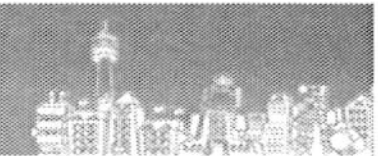

　　의료법 제27조 제3항에 따르면 영리를 목적으로 환자를 의료기관이나 의료인에게 소개·알선·유인하는 행위 및 이를 사주하는 행위는 금지되는데, 다만 예외적으로 외국인환자를 유치하기 위해서는 이러한 소개·알선·유인 등의 행위를 할 수 있도록 허용하고 있다.

　　여기서 의료법 제27조 제3항 제2호는 의료관광 또는 해외환자유치의 대상이 되는 '외국인환자'의 구체적인 범위로 '국민건강보험법 제93조에 따른 건강보험가입자 및 피부양자가 아닌 외국인'이라고 적시하고 있다.

　　그러나 '보건복지가족부령(의료법 시행규칙 제19조의2 제1호 및 제2호)이 정하는 국내에 거주하는 외국인'은 외국인환자의 범위에서 제외하고 있다.[5] 즉 국민건강보험법 제93조에 따른 가입자나 피부양자가 아닌 국내에 거주하는 외국인으로서 ① 출입국관리법 제31조에 따라 외국인등록을 한 자(단, G-1 체류자격을 가진 경우는 외국인환자에 해당)와 ② 재외동포의 출입국과 법적 지위에 관한 법률 제6조에 따라 국내거소신고를 한 외국국적동포는 외국인환자의 범위에서 제외된다. 참고로 말하자면, 재외국민은 우리나라 국민으로서 외국인환자에서 제외되고 외국국적동포는 우리나라 국적을 상실한 외국인으로서 외국인환자에 해당된다.

　　결국 의료관광 또는 해외환자유치의 대상이 되는 외국인환자란 대한민국 내외에 거주하는 주민등록증(또는 국민건강보험증) 미소지자 또는 외국인여권 소지자를 의미한다.

　　구체적으로 정리해보면 ① 대한민국 국적 이외의 국가의 국적을 가지고 있는 자, ② 외국에 주소지를 가지고 있거나 주로 체류하고 있는 자, ③ 관광·상용·사업·세미나 등 다양한 목적으로 대한민국에 입국한 자 가운데 1년 중 체류기간이 90일 미만인 자가 외국인환자에 해당된다.

　　그러나 국내취업·유학 등 목적의 장기체류 해외동포와 불법체류 외국인은 외국인환자에서 제외되고, 다만 국민건강보험법에 따라 국내취업 외국인, 영주권자, 국내취업비자 취득외국인(시민권자)은 국민건강보험수가의 적용이 가능할 수 있다.[6]

---

5)　제주특별자치도 설치 및 국제자유도시 조성을 위한 특별법 제199조에서는 외국인환자의 범위를 '국민건강보험법 제93조에 따른 건강보험가입자 및 피부양자가 아닌 재외국민 또는 외국인'으로 정하고 있다.

6)　국민건강보험법 제93조(외국인 등에 대한 특례) ① 정부는 외국정부가 사용자인 사업장의 근로자의 건강보험에 관하여 외국정부와의 합의에 의하여 이를 따로 정할 수 있다. ② 국

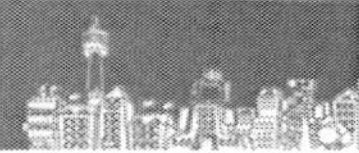

　　모든 병의원이 의료관광에 따른 외국인환자를 유치할 수는 없다. 즉 외국인환자를 유치하려는 의료기관은 일정한 요건 및 절차에 따라 보건복지가족부장관에게 등록해야 한다(등록제).[7] 유치의료기관 등록요건은 외국인환자를 유치하려는 해당 진료과목에서 전문의 1인 이상을 갖추면 되고,[8] 외국인환자 유치의료기관 등록신청서를 작성하여 등록관리기관인 한국보건산업진흥원에 제출하면 된다.[9]

　　당초 의료법 시행규칙 일부 개정령 안에서는 등록기준으로 상담·연락업무를 전담하는 인력 1인 이상을 두도록 하고 이들 인력이 연간 8시간 이내의 범위에서 외국인환자 유치 관련 교육(보건의료 및 출입국 관련 법규, 소양교육 등)을 의무적으로 이수하도록 했으나 개정령에서는 제외되었다. 이와 관련하여 현재 보건복지부 지정교육기관(1곳)과 일부 사설교육기관 등에서 의료관광코디네이터, 병원국제마케팅전문가, 글로벌헬스케어전문가 등의 명칭으로 외국인환자 상담·연락업무 전담인력 양성교육과정이 운영되고 있는 실정이다.

　　이때 등록신청서와 함께 의료기관개설신고증명서 또는 개설허가증 사본, 사업계획서(기관소개, 사업목적, 주요사업내용, 업무조직 포함), 해당 전문의명단 및 자격증 사본을 제출한다.[10] 다만 상급종합병원(종합전문요양기관 44개)에 대해서는 외국인환자 유치병상 수를 전체병상 수의 5/100로 제한하고 있다.[11]

　　외국인환자 유치의료기관은 매년 3월 말까지 전년도 사업실적을 보건산업진흥원에 보고하여야 한다. 보고내용에는 외국인환자의 국적, 성별, 출생연도, 진료과목, 입원기간, 주상병명, 외래방문일수 등이 포함되어야 한다.[12] 이와 같이 보고의무를 둔 것은 외국인환자의 국적·인원·병상이용률 등을 파악하여 체계적인 외국인환자 유치행위를 위한 기본 통계데이터로 활용하고 나아가 의료시장 질서유지 및 정부(보건복지가족부)의 정책수립 자료로 활용하려는 목적이라고 한다.

내에 체류하고 있는 재외국민 또는 외국인으로서 대통령령이 정하는 사람은 제5조의 규정에 불구하고 이 법의 적용을 받는 가입자 또는 피부양자가 된다.

7) 의료법 제27조의2 제1항, 제6항.
8) 단 진료과목이 전문의의 수련 및 자격 인정 등에 관한 규정 제3조에 따른 전문과목이 아닌 경우는 제외.
9) 의료법 시행규칙 제19조의3, 의료법 시행령 제42조.
10) 의료법 시행규칙 제19조의6.
11) 의료법 제27조의2 제5항, 의료법 시행규칙 제19조의5.
12) 의료법 제27조의2 제3항, 의료법 시행규칙 제19조의9.

외국인환자 유치의료기관으로 등록된 이후에는 ① 등록요건을 충족시키지 못할 경우, ② 의료법에서 정하는 외국인 이외의 외국인환자를 유치하는 경우, ③ 의료법 제63조에 따른 시정명령을 이행하지 않은 경우, ④ 상급종합병원이 유치병상 수를 초과하여 외국인환자를 유치한 경우에는 등록이 취소될 수 있다.[13)

---

13) 의료법 제27조의2 제4항.

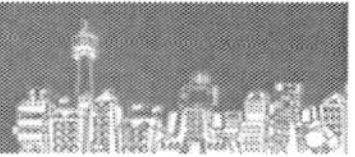

　　의료기관에 외국인환자를 소개·알선할 수 있는 사업자로는 의료관광을 위한 전문 에이전시나 여행사가 있는데 전 세계적으로 400여 개가 영업을 하고 있는 것으로 추산되고 있다.

　　우리나라 의료법 제27조 제3항 및 제4항, 제27조의2 제2항에서는 의료관광에 따른 외국인환자 유치업자에 관한 규정을 두고 있다. 이 조항에 따라 의료관광전문에이전시나 여행사는 외국인환자 유치의료기관에 의료관광환자를 소개·알선하고 유치의료기관으로부터 일정한 금액의 수수료를 받을 수 있게 되었다.

　　외국인환자를 유치업자로 활동하기 위해서는 보건복지가족부령(의료법 시행규칙)으로 정하는 일정한 요건 및 절차에 따라 보건복지가족부장관(등록관리기관은 한국보건산업진흥원)에게 등록하면 된다(등록제).[14] 다만 보험업법 제2조에 따른 보험회사·상호회사·보험설계사·보험대리점·보험중개사는 외국인환자 유치업자가 될 수 없다.[15]

　　유치업자로 등록하려면 ① 외국인환자 유치과정에서 고의 또는 과실로 외국인환자에게 입힌 손해에 대한 배상책임을 보장하는 보증금액 1억 원 이상 및 보증기간 1년 이상의 보증보험에 가입하여야 하며, ② 1억 원 이상의 자본금을 보유해야 하고, ③ 국내에 사무소가 설치되어 있어야 한다.[16]

　　외국인환자 유치업자는 매년 3월 말까지 전년도 사업실적을 보건복지가족부장관에게 보고하여야 한다. 보고내용은 외국인환자의 국적, 성별 및 출생연도, 방문의료기관, 진료과목, 입원기간 및 외래방문일수, 외국인환자의 입국일 및 출국일이다.[17] 또 유치업자는 유치의료기관과 마찬가지로 의료법 제27조 제4항에 따라 일정한 경우 등록이 취소될 수 있다.

　　그런데 외국인환자 유치업자가 받을 수 있는 수수료의 범위에 대해서는 관련 법률 조항이 명시적으로 제시되어 있지 않다. 따라서 유치업자와 유치의료기관 사이에 자율적으로 알선수수료를 정하고 있어 유치의료기관이나 유치업자마다 차이가 있다. 그러나 의료관광산업의 활성화 및 시장질서 유지를 위해서는 정부가 의료관광 알선수수료 가이드라인을 제시하거나 의료법 시행규칙 등에 알선수수료 조항을 신설해서 제도화하는 것이 바람직하다고 본다.

---

14) 의료법 제27조의2 제2항, 제6항.
15) 의료법 제27조 제4항, 보험업법 제2조.
16) 의료법 제27조의2 제2항, 의료법 시행규칙 제19조의4.
17) 의료법 제27조의2 제3항, 의료법 시행규칙 제19조의9.

의료법 제56조 제1항은 의료법인·의료기관 또는 의료인이 아닌 자는 의료광고를 할 수 없다고 하고, 의료법인·의료기관 또는 의료인이라고 하더라도 제2항(의료광고 금지 범위) 및 제3항(허위 또는 과장광고)에 해당하는 의료광고는 할 수 없다.[18] 그리고 의료법 시행령 및 시행규칙에 따르면, 모든 의료광고는 보건복지가족부장관의 사전심의를 받아야 하며 의료광고 심의업무는 의사협회·치과의사협회·한의사협회에 위탁하고 있다. 또 심의에 통과한 의료광고는 그 광고지면에 심의필표시를 하도록 되어 있다.[19]

이를 종합적으로 해석해보면, 의료관광에이전시·여행사 등 외국인환자 유치업자는 의료광고 자체가 금지되고 병·의원 등 유치의료기관은 외국인환자 유치를 위한 국내광고가 금지된다.[20] 따라서 유치업자와 유치의료기관은 외국인환자를 유치하기 위한 광고는 국외광고만 할 수 있다는 결론이다. 이는 유치대상 환자가 해외에 있기 때문에 국외에서 유치광고를 하는 것이 당연하다는 점은 인정된다.

그러나 오늘날 정보통신과 인터넷의 발달로 말미암아 언제 어디서든지 미디어에 접속할 수 있는 소위 '국경 없는 미디어환경'이 보편화됐다는 점을 감안한다면, 굳이 국내광고를 금지하는 것보다 외국에서 국내광고를 볼 수 있는 기회를 많이 만들어주는 것이 해외환자 유치에 도움이 될 것으로 본다.

결국 해외환자 유치를 위한 국외광고에 관한 사항은 유치하려는 각 국가의 의료광고 관련 법률에 근거해서 광고를 하면 될 것이다.

일본은 의료법 제68조에서 의료 등에 대한 광고규제에 대해서 규정하고 있는데, 관광정책상 한국 주체에 의한 의료광고가 용인되지 않는 상황이므로 현지 에이전시와 제휴를 하거나 광고가 아닌 홍보성격의 접근방식이 필요하다. 미국은 1970년대 중반 이후 의료광고를 자유화하고 미국의학협회(AMA)의 가이드라인 및 모니터링을 통해 규제하고 있다. 의료광고가 각 주(州)별로 다르게 적용되고 의료소송의 원인이 될 수 있다는 점도 감안해야 한다. 중국은 의료광고법 제8조에 따라 8개 금지내용 이외에는 최대한 허용하고 있다. 위생행정부가 발행한 의료광고증명서 이외에 공상등록증이나 광고허가증을 따로 받아야 하며, 지방정부에 따라 관리·감독의 수위가 상이하다.

한편 해외환자 유치와 관련하여 의료기관 명칭표기를 규제하고 있는 점도 제고해

---

18) 의료법 시행령 제23조.
19) 의료법 시행령 제24~28조, 의료법 시행규칙 제47조.
20) 의료법 제56조 제2항 제10호.

볼 필요가 있다.[21] 즉 의료기관 명칭에 외국어 병행표기나 신체기관·질병명 표기가 가능하도록 하면 외국인환자의 선택권도 넓혀주고 해외환자 유치·광고·홍보에도 도움이 될 수 있을 것이다.

---

21) 의료법 제42조, 의료법 시행규칙 제40~41조.

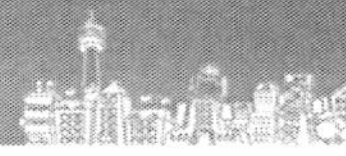

　의료법에는 외국인환자 유치의료기관의 등록기준으로 '의료기관 국제인증필' 요건을 제시하고 있지는 않다. 다만 미국의학협회의 의료관광가이드라인(New AMA Guideliness on Medical Tourism) c항에서 "환자들은 국제적으로 공인된 기관(예컨대 JCI, ISQHC)에 의해 인정된 병원으로만 전원돼야 한다"는 조건을 제시하고 있는 것으로 보면 적어도 미국병원에서 환자를 외국으로 내보낼 때는 국제인증을 받은 병원인지 따져본다는 것을 알 수 있다.

　또 최근 외국인환자 유치가 법제화된 이후에는 진료비지불보증을 해주는 외국보험회사나 환자알선을 하는 의료관광전문에이전시와 우리나라 의료기관 간에 업무제휴를 하는 경우, 의료기술 및 의료서비스 수준에 대한 신뢰성을 확보하기 위해 국제인증을 받았는지 확인하는 경우가 있다.

　세계적으로 의료기관 국제인증제는 ISO9001, ISO14000, JCI, Trent 등이 있고, 우리나라의 경우 해외환자 유치, 의료시장개방 대비, 글로벌 스탠더드 이미지 제고 측면에서 중요시되고 있는 듯하다. 이 가운데 외국인환자 유치와 관련하여 최근에 가장 주목을 받고 있는 국제인증으로 미국 국제의료기관평가위원회에서 주관하는 JCI(Joint Commission International)를 꼽을 수 있다.

　JCI는 세계 최대의 의료기관서비스인증기관으로 국제적 수준의 환자안전을 목표로 3년 주기로 평가하는데, 환자진료부문 및 병원관리부문에서 1,033개 평가항목으로 구성되어 있다.

　환자진료부문(Patients-Centered Standards)에서는 진료의 접근성과 연속성, 환자와 가족의 권리, 환자평가, 환자진료, 마취와 수술진료, 투약관리와 약물사용, 환자와 가족의 교육 등의 평가항목이 있다. 그리고 병원관리부문(Healthcare Organization Management Standard)에서는 질 향상과 환자안전, 감염예방과 관리, 조직운영과 리더십 및 관리, 시설관리와 안전, 직원의 능력향상과 교육, 의사소통과 정보관리 등의 평가항목이 있다.

　전 세계적으로 200여 개 병원이 JCI인증을 받은 것으로 파악되는데, 그 가운데 국가정책 차원에서 의료관광분야를 육성하고 있는 국가를 보면 싱가포르 14개, 브라질 12개, 인도 10개, 중국 6개, 태국 4개, 대만 3개, 필리핀·한국 2개, 말레이시아·방글라데시 1개 등이다. 우리나라에서는 세브란스병원·고려대학교안암병원이 JCI인증을 받았고 그 밖에 8~9개 병원이 인증작업을 추진하고 있는 것으로 알려져 있다.

　그런데 JCI인증에 필요한 시설·인력 확충과 기본인증비용 등이 대략 12~30억 원 소요되는 것으로 알려져 있어 외국인환자 유치도 좋지만 비용측면에서는 각 병원들의 부담이 가중된다는 지적이 있었다.

　이와 관련하여 태국에서는 보건부산하 병원품질관리촉진위원회에서 병원인증기준(HA)을 마련하고 국제병원인증원(국제의료기관평가기구)으로부터 미국 품질관리기준과 동일한 등급을 인정받음으로써 국제인증을 대체하는 제도로 활용하고 있는 것은 시사점이 많다.

　우리나라도 그러한 대안으로 현행 의료기관평가제[22]를 2010년부터 국제인증제로 전환하는 의료법 개정작업을 추진해왔다. 그 결과 의료법 제58조(의료기관인증) 및 제58조의2 내지 제58조의9에 따라 종전에 시행해오던 의료기관평가제를 2011년 1월 14일부터 의료기관인증제로 전환하여 2011년 10월 현재 70개 국내의료기관이 인증을 받았다. 이 의료기관인증에 소요되는 비용은 대략적으로 조사비용과 간접비용을 포함하여 1,500~5,000만 원인 것으로 나타나 앞서 말한 JCI인증 비용보다 훨씬 낮았다는 평가를 받고 있다. 여기서 말하는 의료기관인증제란 보건복지부가 국제수준(ISQua)의 인증기준에 따라 병원서비스 및 시설(4개 영역, 13개 장, 404개 조사항목)을 평가해서 의료의 질(healthcare quality)과 환자안전(patient safety) 수준이 적정하다고 평가하는 경우 4년간 유효한 인증서를 교부해주는 제도이다.

---

22) 의료법 제58조(의료기관평가), 의료법 시행령 제30조(의료기관평가의 기준), 의료법 시행령 제31조(의료기관평가업무의 위탁).

대한민국에 입국하고자 하는 외국인은 원칙적으로 비자를 소지해야 하는데 국가 간에 비자면제협정을 체결한 국가의 국민은 비자 없이 입국이 가능하다.[23] 여기서 비자(사증)란 외국인의 입국허가신청에 대한 영사의 입국추천행위를 말한다. 우리나라 출입국관리법에 따르면, 외국인의 체류자격은 32개이며 체류종류는 단기체류(90일 이하), 장기체류(91일 이상), 영주(체류기간 제한 없음)로 구분된다.[24]

의료관광을 목적으로 입국하려는 외국인의 비자신청에 앞서 한국인초청자(외국인환자 유치의료기관 또는 유치업자)가 비자발급인정서(Certificate for confirmation of Visa Issuance) 발급을 신청할 수 있다.[25] 또 출입국관리사무소는 입국심사 시 입국목적이 체류자격과 부합하지 않다고 의심되는 경우에는 조건부 입국허가를 할 수 있고 1천만 원 이하의 보증금을 예치하게 할 수 있다.[26]

싱가포르의 경우, 의료관광 또는 외국인환자 유치를 활성화하기 위해 입국절차 간소화, 무비자제도, 사전예약자 비자발급시간 단축제도, 응급환자 급행비자제도 등 다양한 비자제도를 시행하고 있다.

우리나라도 예컨대 관광비자에 C-1-M, 기타비자에 G-a-M 등의 방식으로 기존 비자에 medical code를 부여하는 방안, 특정활동비자(E-7) 발급기준에 외국인 의사·간호사를 의료관광코디네이터 전문자격으로 인정하는 방안을 추진하고 있는 것으로 알려지고 있다.

법무부는 지난 2008년 4월 기타비자(G-1) 발급요건에 치료·요양을 포함시켜, 질병의 치료 또는 요양을 목적으로 한국 내 전문의료기관 또는 요양시설에 입원하고자 하는 환자 및 간병을 위해 동반 입국하는 그 배우자·자녀·직계가족은 복수비자를 신청할 수 있도록 제도를 개선했다. 입국 후에도 체류자격 변경필요성 입증서류를 제출하면 G-1 비자로 변경이 가능하다. 이때 치료기관이 90일 이하인 경우에는 최장 체류기간 90일, 치료기간이 91일 이상인 경우에는 최장 체류기간 1년, 치료·요양기간이 1년을 초과할 경우에는 치료·요양 완료 시까지 최고 4년 범위 내에서 체류기간 연장이 가능하다.

유의할 점은 대개 비자신청 시 치료·요양 및 체류경비 지불능력에 대한 입증자료

---

23) 출입국관리법 제7조 제2항.
24) 출입국관리법 시행령 제12조 별표1.
25) 출입국관리법 제9조.
26) 출입국관리법 제13조 및 시행령 제17조.

를 검토하게 되지만, 유치의료기관 입장에서는 입국 전 진료상담 단계에서 민간보험 가입 또는 지불보증 가능 여부를 확인하여 지불보증계약서를 받아두는 것이 진료비 담보를 위해 바람직할 것이다. 지불보증계약처로는 외국정부당국·외국병원·외국민간보험회사·의료관광전문에이전시·여행사 등이 될 수 있으며, 특히 외국민간보험 가입자의 경우에는 해당 보험회사의 세부적인 지불보증범위(검사종류·수술종류·입원기간 등)를 반드시 확인해야 한다.

한편 중환자 또는 수술예약환자가 공항으로 들어오는 경우에는 입국 전 진료상담 단계에서 에어앰뷸런스 또는 응급헬리콥터를 활용해야 하는지 파악하여 환자안전 및 분쟁예방에 대비해야 한다.27)

---

27) 미국의학협회 의료관광가이드라인 i항(환자는 medical care를 위해 미국 밖으로 여행할 때에는 장시간 비행과 외부활동이 시술결과와 맞물려서 발생할 수 있는 잠재적인 위험에 관하여 충분한 정보를 알고 medical tour를 결정해야 한다).

　의료관광에서 상대적으로 큰 비중을 차지하는 것은 의료업무라고 할 수 있는데, 병원진료와 관련하여 특히 유의할 사항을 몇 가지 들어보면 다음과 같다.

　첫째, 우리나라 병원에서는 명문화된 진료계약서를 사용하지 않고 있다. 다만 외래진료 시 외래진료신청서를 작성해서 접수수납창구에 제출하고 외래접수증 / 진료비계산서를 수령하면 진료계약이 성립된 것으로 간주되고, 입원 시에는 입원약정서 또는 입원서약서가 진료계약서에 해당된다. 의료행위가 문제가 되었을 경우 이 진료계약서를 시발점으로 해서 판단하는데 특히 의료관광에서는 병원의 업무범위 및 책임소재와 관련하여 중요하다.

　학설상 진료계약은 최선을 다해 질병을 치료하겠다는 수단채무를 부담한다고 보는데 간혹 질병완치를 특약한 경우(의치·미용성형·불임수술 등)에는 일의 완성을 목적으로 하는 결과채무를 부담하는 것으로 본다.[28] 의료관광은 의료공급자인 유치의료기관의 적극적인 유인행위를 전제로 한다는 점에서 후자로도 볼 수 있다는 점에 유의해야 한다.

　그리고 의료관광에서는 명문화된 외국어 진료계약서를 작성하는 것이 안전한 방법이다. 그 내용에는 환자의무 및 보호자약관(보호자주의사항), 재판준거법 및 관할법원, 의료분쟁 해결절차안내 등이 포함되는 것이 좋다. 또 진료계약서에는 질환별 표준진료매뉴얼(CP)을 첨부하여 외국인환자 및 보호자에게 상세하게 설명해주는 것을 제도화할 필요가 있다.[29]

　둘째, 우리나라 의료법에는 의료종사자가 환자의 의무기록을 작성·저장·보관하도록 의무화되어 있고[30] 의료법 및 정보통신관련법에는 환자의 비밀과 개인정보를 보호하도록 의무화되어 있다.[31] 미국의 경우 1996년에 'OECD 개인정보보호 가이드라인 8원칙'에 근거하여 HIPAA법(건강보험의 이전 및 책임에 관한 법률)에 따르고 있고, 우리나라도 2006년부터 (가칭)'건강정보보호 및 관리·운영에 관한 법률'의 입법

---

28) 민법 제680조(위임계약), 민법 제664조(도급계약).
29) 미국의학협회 의료관광가이드라인 f항(환자들은 medical care를 위해 미국 밖으로 여행하는 것에 동의하기에 앞서 그들의 권리가 무엇이고 손해가 발생한다면 그 배상청구는 어떻게 해야 하는지에 대하여 알아야만 한다).
30) 의료법 제22~23조, 의료법 시행규칙 제14~15조.
31) 의료법 제19조·제23조 제3항, 보건의료기본법 제3조, 정보통신망 이용촉진 및 정보보호 등에 관한 법률 제2조.

을 추진하고 있다.[32]

의료관광에서는 특히 환자의 개인정보는 의사·간호사·의료기사·의무기록사·행정직원 등 병원종사자뿐 아니라 의료관광코디네이터·통역사·에이전트·여행사직원·보험사직원·비자담당공무원 등에 이르기까지 모든 관여자가 보호의무를 준수해야 한다.

셋째, 사회관습이나 의료관행이 우리나라와는 다른 외국인환자를 진료하는 경우에는 특히 설명의무 및 환자의 동의를 받는 것을 철저히 하는 것이 좋다. 설명의무는 영국(1767), 독일(1894), 미국(1905) 등 서구에서 판례로 발전해온 이론으로 중요시하고 있으며, 이 설명은 치료행위 전에 적절한 시기에 행해져야 하고 환자와의 대화를 통해 이루어져야 한다는 것이 요점이다.[33] 또 의사의 설명의무를 전제로 하는 환자의 동의만이 유효한 동의로 인정되며 서면동의서는 의료소송에서 중요한 증거자료가 된다.[34]

의료관광의 경우에는 특히 설명의무가 강화되는데 언어가 다른 외국인환자를 진료하는 것이므로 해당 언어로 충분히 이해되도록 자세한 설명이 필요하다. 또 동의서는 검사·촬영동의서, 수술·처치동의서, 수혈동의서, 주사동의서, 복약설명서 등으로 세분해서 작성하는 것이 바람직하다. 필요한 경우에는 설명 및 동의과정을 녹음해두는 방안도 고려할 수 있다.

그리고 국가별 의료수준이 상이하므로 신뢰의 원칙이 제한되고 의사의 주의의무가 달라질 수 있다. 즉 해당 국가의 검진결과·진단서·의무기록을 전적으로 신뢰하는 것보다는 처음부터 검사를 해볼 필요가 있으며, 언어수준의 차이로 인해 문진 시 외국인환자의 대답을 정확하게 통역할 필요가 있다. 또한 의료선진국 환자의 경우에는 그 국가의 의학수준만큼의 높은 주의의무가 요구된다고 할 것이다.

---

32) 미국의학협회 의료관광가이드라인 h항(facilities를 통해 환자의 개인건강정보를 미국 밖으로 보내기 위해서는 HIPAA법 가이드라인을 충족시켜야 한다).
33) 헌법 제10조(자기결정권), 민법 제680조(의료계약), 제2조(신의성실의 원칙), 의료법 제24조(요양방법지도의무), 민법 제750조(불법행위책임).
34) 헌법 제10조(자기결정권).

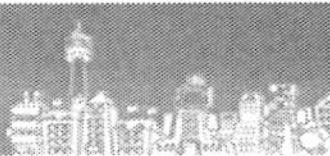

　우리나라 건강보험제도는 전 국민 건강보험의무가입제, 전 의료기관 건강보험당연지정제, 비영리병원제, 민간의료보험 규제라는 4대 특징을 가지고 있다. 또 다른 나라의 진료비 책정체계가 총액예산제 또는 질병별 정액제인데 비해 우리나라는 치료행위를 많이 시행할수록 수입이 많은 구조인 행위별수가제(fee for service)를 채택하고 있다.

　국민건강보험 관련법에 따르면, 건강보험수가는 세부적으로 보험(요양급여), 비급여(환자본인 전액부담), 임의비급여(신의료기술 신청항목), 100 / 100 급여항목, 비보험으로 구분된다.

　그리고 환자의 보험유형에 따른 수가의 종류는 건강보험수가(국민건강보험법), 의료급여수가(의료급여법), 산재보험수가(산업재해보상보험법), 자보수가(자동차손해배상보장법), 일반수가(건강보험카드가 없는 환자, 미용목적 등 기타 비급여대상환자), 국제수가(외국인환자 적용수가) 등으로 나누어진다.

　의료법에 따라 병원급 진료비수가(의료보수)는 관할 시·도지사, 의원급 진료비수가는 시장·군수·구청장에게 신고해야 하는데 일반수가와 국제수가가 여기에 해당한다. 그리도 건강보험수가와 의료급여수가 등 다른 법률에 따라 징수하는 진료비수가는 해당 법률에 따라 책정된다.[35]

　연구자료에 따르면, 국가별 의료서비스 가격수준은 한국(100)을 기준으로 했을 때 인도 53, 태국 66, 싱가포르 105, 일본 149, 중국 167, 미국 338로 일본·중국·미국에 비해 의료관광 가격경쟁력이 있는 것으로 보고 있다.[36]

　또 우리나라보다 가격경쟁력이 높은 국가와 비교할 때, 인도에 대해서는 쌍꺼풀수술·비만수술(위장접합술) 항목, 태국에 대해서는 자궁적출술·미만수술(위장접합술)·고관절치환술 항목, 싱가포르에 대해서는 58% 항목에서 우리나라가 가격경쟁력이 있는 것으로 보고하고 있다.

　외국인환자는 건강보험환자가 아니기 때문에 보건복지가족부(건강보험심사평가원)에서 고시한 국제수가(외국인진료수가)는 없으며, 유치의료기관에서 각자 국제수가를 책정하여 받고 있는 현실이다. 병원마다 일반수가의 100~300%까지 다양하게 국제수가를 책정하고 있는 것으로 보이는데, 이는 국내 유치의료기관간 가격 차이에 대한 불신이나 한국의료의 이용기피현상으로 이어지지 않을까 자칫 우려되는 부분이기도

---

35) 의료법 제45조, 국민건강보험법 제39조 이하, 국민건강보험 요양급여의 기준에 관한 규칙 등.
36) 한국보건산업진흥원 2006-108 정책보고서.

하다. 이러한 점을 고려하여 보건복지부가 올해 연말까지 외국인환자 진료가격가이드라인과 주요 외국병원의 질환별 진료비조사표를 작성하여 유치의료기관에 배포할 계획을 가지고 있는 것으로 파악되고 있다.

따라서 의료관광 경쟁국가 병원들의 국제수가 비교, 행위별 수가제에 따른 적정원가 조사, 에이전시에 지급하는 알선수수료 등을 종합적으로 고려하여 국제수가를 표준화시켜 나가거나 특히 과다징수 또는 진료비덤핑이 일어나지 않도록 적절한 관리를 할 필요가 있다고 하겠다.

의료분쟁해결제도는 대체적 분쟁해결제도(ADR)와 소송적 분쟁해결제도로 나눌 수 있다. 먼저 대체적 분쟁해결제도로는 화해·조정·중재가 있다.

첫째, 화해제도는 재판상화해(법원이 관여해서 합의시키는 것으로 확정판결과 동일한 효력을 가짐)[37]와 재판외화해(당사자 간 사적 합의)[38]로 나누어진다.

둘째, 조정제도는 제3자의 조정으로 재판상화해와 동일한 효력을 가지는데 당사자의 불복이 가능하다는 단점이 있다.[39] 민사조정법상 법원의 의료전담조정위원회(전문과목별 의사·변호사 각 1명으로 구성), 소비자보호법상 소비자분쟁조정위원회,[40] 의료법상 의료심사조정위원회 및 대한의사협회공제회조정위원회[41]가 운영되고 있다.

셋째, 중재제도는 당사자의 합의에 의해 선출된 중재인의 중재에 의한 것으로 당사자가 중재판정에 승복해야 하는 구속력이 있다. 신속한 해결을 위해 단심제로 운영되고 비공개심리로 업무상 비밀유지가 가능하며, 법원의 일반적 입증책임이론 외의 다른 입증방법의 채택이 가능하다.

1958년 채택된 외국중재판정의 승인 및 집행에 관한 UN협약(뉴욕협약)에 따라 142개국 체약국가 간 국제적 효력이 인정되고 집행이 보장된다. 우리나라는 1973년 이 협약에 가입했으며, 중재법상 중재기관은 대한상사중재원이 맡고 있고 대법원이 승인한 중재규칙에 따른다.[42]

다음으로 소송적 분쟁해결제도에는 민사소송에 의한 손해배상청구[43]와 형사소송에 의한 업무상과실치사상죄[44]를 묻는 경우로 나누어진다. 우리나라에서는 대개 연간 6,700여 건의 의료분쟁이 발생되고 그 가운데 약 6%(400건)가 법원의 소송으로 이어지고 있는 것으로 집계되고 있다.

이상에서 살펴본 결과, 의료관광의 경우 당사자의 승복이 강제되고 심리과정에 비밀유지가 가능한 중재방법이 효율적이고 이러한 분쟁해결방법을 외국인환자와 진료계약서를 작성할 때 포함시키는 것이 좋다. 또 의료관광 분쟁해결제도에 관한 내용을

---

37) 민사소송법 제220조.
38) 민법 제731조.
39) 민사조정법 제28조, 제29조.
40) 소비자기본법 제55조.
41) 의료법 제70조, 제31조.
42) 중재법 제3조, 제35조.
43) 민법 제390조, 제750조, 제751조.
44) 형법 제268조.

현재 입법작업 중인 의료분쟁조정법안(의료사고 예방 및 피해구제에 관한 법률)에 구체화시키는 것도 한 방법이 될 것이다.

한편 국가 간 거래 또는 외국인이 피해자가 되는 섭외사건의 경우에는 국제사법적 법리에 따라 불법행위지의 법과 법원이 기준이 되기 때문에 대한민국의 법이 재판준거법이 되고 대한민국의 법원이 관할지법원이 된다.45) 그러나 이와는 별도로 외국인 환자와의 진료계약서에 재판준거법 및 관할지법원을 사전에 합의해서 정할 수도 있다. 그런데 예컨대 환자에게 뇌 손상을 입힌 병원에 미국 뉴욕시법원은 약 204억 원, 우리나라 전주지방법원은 4억 원 배상판결이 나서 약 50배의 차이가 있다. 이는 우리나라는 전보적 손해배상주의인 데 비해 미국은 징벌적 손해배상주의(형벌적 성격의 배상책임)를 채택하고 있기 때문이다.

따라서 국가별로 의료소송제도가 상이하다는 것을 감안해서 유·불리한 점을 살펴 진료계약서에 포함시키는 것이 안전하고 합리적인 방법이라고 할 것이다.

의료관광 분쟁예방과 관련한 국제기준으로는 미국의학협회 의료관광가이드라인(New AMA Guidelines on Medical Tourism)과 국제의료관광협회 환자권리장전(The IMTA International Patients' Bill of Rights)이 있고, 우리나라도 보건복지가족부에서 '해외환자 의료사고 예방 및 분쟁해결 가이드라인'을 보급할 예정이라는 발표가 있었다.

지금까지 살펴본 여러 가지 여건을 고려할 때, 외국인환자의 의료분쟁 예방대책으로는 다음과 같은 것을 제시할 수 있다.

① 진료계약서(보호자약관 포함)를 반드시 작성하고 서명을 받는다. ② 질환별 표준진료매뉴얼(CP)에 따라 설명하고 진료를 시행한다. ③ 의료인이 주의의무 및 설명의무에 충실한다. ④ 진료프로세스별로 충실하게 설명한 후 각종 환자동의서를 작성하고 서명을 받는다. ⑤ 진료프로세스별로 의무기록(진료기록부)을 상세하고 철저하게 기록하고 보존한다. ⑥ 진료계약서(입원서약서 포함)에 의료분쟁 발생 시 해결절차와 방법을 명시한다. ⑦ 환자안전관리 및 리스크예방체계를 수립하고 활동한다.

---

45) 국제사법 제32조 제1항.

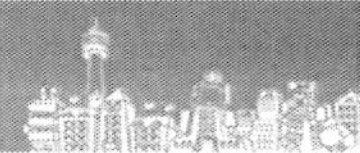

외국인환자의 퇴원 시 환자가 요청하는 경우 병원은 진단서·소견서·입원사실증명서·진료비영수증·의무기록사본·사망진단서 등 각종 증명서와 퇴원 후 주의사항을 해당 외국어로 정확하게 번역하여 발급하여야 한다.[46] 특히 퇴원 후 예후관리를 위해서 본국의 현지병원이나 의사를 소개하거나 그 병원과 리퍼협약(refer agreement)을 체결하여 통원치료를 하게 하거나 원격진료(telemedicine)[47] 방법으로 환자상태를 관리하는 것도 중요하다.

현행 의료법상 원격의료는 의사(의료기관) 대 의사(의료기관) 사이에만 허용되고 우리나라 의사(의료기관) 대 외국의사(의료기관) 사이에는 허용되지 않고 있다. 다만 제주특별자치도에 유치된 병원에서는 외국의사와의 원격의료가 허용되어 있고,[48] 경제자유구역 내에 설립된 병원에서도 이를 허용하기 위해 입법작업이 추진되고 있다.[49]

의료관광의 활성화를 위해서는 현재 추진 중인 의료법 개정 시 의사(의료인) 대 환자 간 원격진료(재택진료)를 허용하는 법 개정이 이루어지고, 나아가 의료관광의 경우에 한해서 만이라도 외국의사(의료기관)와의 원격진료도 허용하는 것이 바람직하다고 본다.

한편 외국인환자가 입원하는 경우 우리나라는 가족간병제를 채택하고 있다는 사실을 주지시킬 필요가 있다. 나머지 동반가족이나 퇴원 후 환자·가족의 숙박 및 관광문제는 진료계약서 이외에 별도로 의료관광에이전시나 여행사와의 여행계약에 포함시키는 것이 현실적이다.

현재 의료법상 병의원의 부대사업의 범위는 9가지에 한정되어 있기 때문에 의료관광산업화를 위해서는 외국인보호자용 국제레지던스 또는 호텔업·숙박업·병원경영지주회사(MSO)의 설립을 허용하는 방안도 강구될 필요가 있다.[50]

제주특별자치도에서는 의료기관의 부대사업 범위를 도조례로 정할 수 있도록 하고 있고,[51] 경제자유구역 내에 있는 의료기관은 보양온천업·관광숙박업 등을 할 수 있도록 허용되어 있는데 호텔업으로 확대하기 위해 시행령개정작업이 추진되고 있다.[52]

---

46) 의료법 제17조.
47) 의료법 제34조.
48) 제주특별자치도 설치 및 국제자유도시 조성을 위한 특별법 제197조.
49) 경제자유구역 내외국의료기관 등 설립운영에 관한 특별법 제정안.
50) 의료법 제49조 1항.
51) 제주특별자치도 설치 및 국제자유도시 조성을 위한 특별법 제200조의2.

　　더 나아가 의료관광 또는 외국인환자 유치를 확대하고 활성화하기 위해서는 의료관광 유치의료기관에게 호텔업·숙박업이나 관광상품 제조 및 판매업의 겸업 또는 지분소유가 가능하도록 해서 외국인환자 또는 동반가족에게 호텔 및 관광서비스를 직접 제공할 수 있도록 허용하는 관광진흥법 시행령을 개정하는 조치도 필요하다고 본다.[53]

---

52) 경제자유구역의 지정 및 운영에 관한 법률 제23조의2 및 시행령 제20조의3.
53) 관광진흥법 제12조의2 2항.

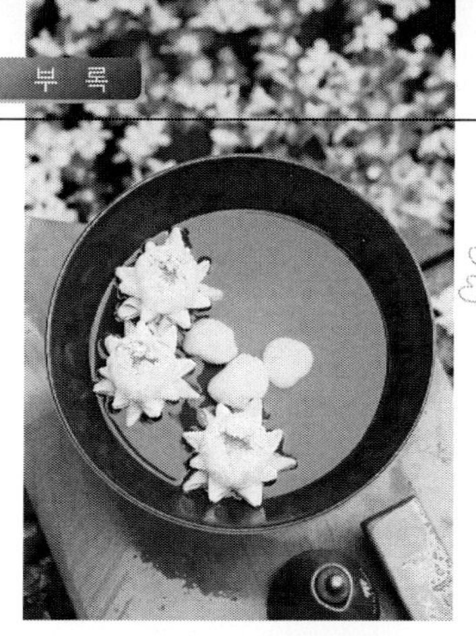

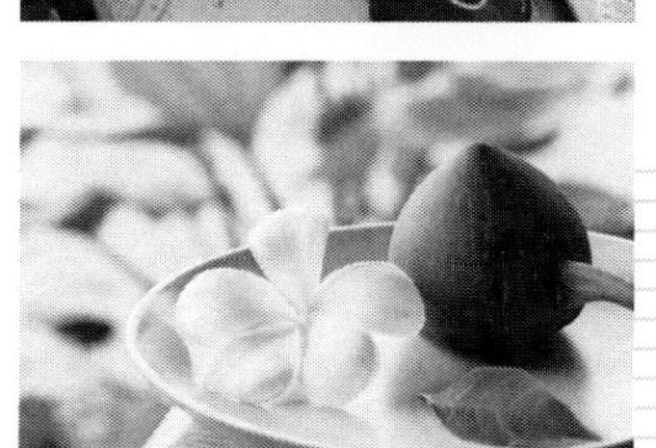

부 록

보건의료 관련 주요 법령 및 국제조약

가정폭력방지 및 피해자보호 등에 관한 법률
가정폭력방지 및 피해자보호 등에 관한 법률 시행령
가정폭력방지 및 피해자보호 등에 관한 법률 시행규칙 [여성가족부령]
간호조무사 및 의료유사업자에 관한 규칙 [보건복지부령]
감염병의 예방 및 관리에 관한 법률
감염병의 예방 및 관리에 관한 법률 시행령
감염병의 예방 및 관리에 관한 법률 시행규칙 [보건복지부령]
건강가정기본법
건강가정기본법 시행령
건강가정기본법 시행규칙 [여성가족부령]
건강검진기본법
건강검진기본법 시행령
건강검진기본법 시행규칙 [보건복지부령]
건강기능식품에 관한 법률
건강기능식품에 관한 법률 시행령
건강기능식품에 관한 법률 시행규칙 [보건복지부령]
검역법
검역법 시행령
검역법 시행규칙 [보건복지부령]
결핵예방법
결핵예방법 시행령
결핵예방법 시행규칙 [보건복지부령]
경제자유구역 내 외국의료기관의 개설허가절차 등에 관한 규칙 [보건복지부령]
경찰공무원 보건안전 및 복지 기본법
경찰공무원 보건안전 및 복지 기본법 시행령
경찰병원 수가규칙 [행정안전부령]
경찰병원 임상연구비 지급규칙 [행정안전부령]
고령친화산업 진흥법
고령친화산업 진흥법 시행령

공공보건의료에 관한 법률

공공보건의료에 관한 법률 시행령

공공보건의료에 관한 법률 시행규칙 [보건복지부령]

공중보건장학을 위한 특례법

공중보건장학을 위한 특례법 시행령

공중보건장학을 위한 특례법 시행규칙 [보건복지부령]

공중위생관리법

공중위생관리법 시행령

공중위생관리법 시행규칙 [보건복지부령]

구강보건법

구강보건법 시행령

구강보건법 시행규칙 [보건복지부령]

구급차의기준및응급환자이송업의시설등기준에관한규칙 [보건복지부령]

국가보훈대상자 의료지원에 관한 규칙 [총리령]

국군간호사관학교 설치법

국군간호사관학교 설치법 시행령

국립검역소 지소의 명칭·위치 및 관할 검역항에 관한 규칙 [보건복지부령]

국립대학병원 설치법

국립대학병원 설치법 시행령

국립대학치과병원 설치법

국립대학치과병원 설치법 시행령

국립소록도병원 운영규칙 [보건복지부령]

국립중앙의료원의 설립 및 운영에 관한 법률

국립중앙의료원의 설립 및 운영에 관한 법률 시행령

국립중앙의료원의 설립 및 운영에 관한 법률 시행규칙 [보건복지부령]

국민건강보험 요양급여의 기준에 관한 규칙 [보건복지부령]

국민건강보험법

국민건강보험법 시행령

국민건강보험법 시행규칙 [보건복지부령]

국민건강증진법

국민건강증진법 시행령

국민건강증진법 시행규칙 [보건복지부령]

국민기초생활 보장법

국민기초생활 보장법 시행령

국민기초생활 보장법 시행규칙 [보건복지부령]

국민영양관리법

국민영양관리법 시행령

국민영양관리법 시행규칙 [보건복지부령]

군보건의료에 관한 법률

군보건의료에 관한 법률 시행령

군수용마약류의 취급에 관한 규칙 [국방부령]

군혈액관리규칙 [국방부령]

기초연구진흥 및 기술개발지원에 관한 법률

기초연구진흥 및 기술개발지원에 관한 법률 시행령

기초연구진흥 및 기술개발지원에 관한 법률 시행규칙 [교육과학기술부령]

긴급복지지원법

긴급복지지원법 시행령

긴급복지지원법 시행규칙 [보건복지부령]

노숙인 등의 복지 및 자립지원에 관한 법률

노숙인 등의 복지 및 자립지원에 관한 법률 시행령

노숙인 등의 복지 및 자립지원에 관한 법률 시행규칙 [보건복지부령]

노인복지법

노인복지법 시행령

노인복지법 시행규칙 [보건복지부령]

노인장기요양보험법

노인장기요양보험법 시행령

노인장기요양보험법 시행규칙 [보건복지부령]

농어촌 등 보건의료를 위한 특별조치법

농어촌 등 보건의료를 위한 특별조치법 시행령

농어촌 등 보건의료를 위한 특별조치법 시행규칙 [보건복지부령]

농어촌주민의 보건복지증진을 위한 특별법

농어촌주민의 보건복지증진을 위한 특별법 시행령

농어촌주민의 보건복지증진을 위한 특별법 시행규칙 [보건복지부령]

뇌연구 촉진법

뇌연구 촉진법 시행령

다문화가족지원법

다문화가족지원법 시행령

다문화가족지원법 시행규칙 [여성가족부령]

대한적십자사 조직법

대한적십자사 조직법 시행령

마약류 관리에 관한 법률

마약류 관리에 관한 법률 시행령

마약류 관리에 관한 법률 시행규칙 [보건복지부령]

마약류중독자 치료보호규정 [대통령령]

모자보건법

모자보건법 시행령

모자보건법 시행규칙 [보건복지부령]

방사선 안전관리 등의 기술기준에 관한 규칙 [교육과학기술부령]

병상 수급계획의 수립 및 조정에 관한 규칙 [보건복지부령]

보건범죄 단속에 관한 특별조치법

보건범죄 단속에 관한 특별조치법 시행령

보건범죄 단속에 관한 특별조치법 시행규칙 [보건복지부령]

보건복지부 및 그 소속청 소관 비영리법인의 설립 및 감독에 관한 규칙 [보건복지부령]

보건복지부 소관 비상대비자원 관리법 시행규칙 [보건복지부령]

보건복지부 소속 국립병원 및 국립재활원 임상연구비 지급규칙 [보건복지부령]

보건복지부와 그 소속기관 직제 [대통령령]

보건복지부와 그 소속기관 직제 시행규칙 [보건복지부령]

보건복지부장관의 소속청장에 대한 지휘에 관한 규칙 [보건복지부령]

보건의료기본법

보건의료기본법 시행령

보건의료기술 진흥법

보건의료기술 진흥법 시행령

보건의료기술 진흥법 시행규칙 [보건복지부령]

보건의료요원 장학금규정 [대통령령]

보건환경연구원법

보건환경연구원법 시행령

보호시설에 있는 미성년자의 후견 직무에 관한 법률

보호시설에 있는 미성년자의 후견 직무에 관한 법률 시행령

사회보장기본법

사회보장기본법 시행령

사회복지공동모금회법

사회복지법인 및 사회복지시설 재무·회계 규칙 [보건복지부령]

사회복지사업법

사회복지사업법 시행령

사회복지사업법 시행규칙 [보건복지부령]

사회서비스 이용 및 이용권 관리에 관한 법률

사회서비스 이용 및 이용권 관리에 관한 법률 시행령

사회서비스 이용 및 이용권 관리에 관한 법률 시행규칙 [보건복지부령]

산업안전보건기준에 관한 규칙 [고용노동부령]

산업안전보건법

산업안전보건법 시행령

산업안전보건법 시행규칙 [고용노동부령]

상급종합병원의 지정 및 평가에 관한 규칙 [보건복지부령]

생명공학육성법

생명공학육성법 시행령

생명연구자원의 확보·관리 및 활용에 관한 법률

생명연구자원의 확보·관리 및 활용에 관한 법률 시행령

생명윤리 및 안전에 관한 법률

생명윤리 및 안전에 관한 법률 시행령

생명윤리 및 안전에 관한 법률 시행규칙 [보건복지부령]

생물학적제제등의제조·판매관리규칙 [보건복지부령]

서울대학교병원 설치법

서울대학교병원 설치법 시행령

서울대학교치과병원 설치법

서울대학교치과병원 설치법 시행령

선택진료에 관한 규칙 [보건복지부령]

성매매방지 및 피해자보호 등에 관한 법률

성매매방지 및 피해자보호 등에 관한 법률 시행령

성매매방지 및 피해자보호 등에 관한 법률 시행규칙 [여성가족부령]

성폭력방지 및 피해자보호 등에 관한 법률

성폭력방지 및 피해자보호 등에 관한 법률

성폭력방지 및 피해자보호 등에 관한 법률 [여성가족부령]

성폭력범죄자의 성충동 약물치료에 관한 법률

성폭력범죄자의 성충동 약물치료에 관한 법률 시행령

성폭력범죄자의 성충동 약물치료에 관한 법률 시행규칙 [법무부령]

소방공무원 보건안전 및 복지 기본법

소방공무원 보건안전 및 복지 기본법 시행령

시체해부 및 보존에 관한 법률

시체해부 및 보존에 관한 법률 시행령

시체해부 및 보존에 관한 법률 시행규칙 [보건복지부령]

식품안전기본법

식품안전기본법 시행령

식품위생법

식품위생법 시행령

식품위생법 시행규칙 [보건복지부령]

식품의약품안전청 및 질병관리본부 시험의뢰규칙 [보건복지부령]

식품의약품안전청과 그 소속기관 직제 [대통령령]

식품의약품안전청과 그 소속기관 직제 시행규칙 [보건복지부령]

신의료기술평가에 관한 규칙 [보건복지부령]

실종아동등의 발견 및 유전자검사 등에 관한 규칙 [행정안전부령]

실종아동등의 보호 및 지원에 관한 법률

실종아동등의 보호 및 지원에 관한 법률 시행령

실종아동등의 보호 및 지원에 관한 법률 시행규칙 [보건복지부령]

실험동물에 관한 법률

실험동물에 관한 법률 시행령

실험동물에 관한 법률 시행규칙 [보건복지부령]

아동복지법

아동복지법 시행령

아동복지법 시행규칙 [보건복지부령]

아동·청소년의 성보호에 관한 법률

아동·청소년의 성보호에 관한 법률 시행령

아동·청소년의 성보호에 관한 법률 시행규칙 [여성가족부령]

장애아동복지지원법

장애아동복지지원법 시행령

장애아동복지지원법 시행규칙 [보건복지부령]

안마사에 관한 규칙 [보건복지부령]

암관리법

암관리법 시행령

암관리법 시행규칙 [보건복지부령]

약국 및 의약품 등의 제조업·수입자 및 판매업의 시설기준령

약국 및 의약품 등의 제조업·수입자 및 판매업의 시설기준령 시행규칙 [보건복지부령]

약사법

약사법 시행령

약사법 시행규칙 [보건복지부령]

어린이·노인 및 장애인 보호구역의 지정 및 관리에 관한 규칙 [행정안전부령]

영유아보육법

영유아보육법 시행령

영유아보육법 시행규칙 [보건복지부령]

외국 민간원조단체에 관한 법률

외국 민간원조단체에 관한 법률 시행령

요양급여비용중약제비지급규칙 [보건복지부령]

위생분야 종사자 등의 건강진단규칙 [보건복지부령]

위생사에 관한 법률

위생사에 관한 법률 시행령

위생사에 관한 법률 시행규칙 [보건복지부령]

응급의료에 관한 법률

응급의료에 관한 법률 시행령

응급의료에 관한 법률 시행규칙 [보건복지부령]

의료관계 행정처분 규칙 [보건복지부령]

의료급여법

의료급여법 시행령

의료급여법 시행규칙 [보건복지부령]

의료기관 회계기준 규칙 [보건복지부령]

의료기관세탁물 관리규칙 [보건복지부령]

의료기기법

의료기기법 시행령

의료기기법 시행규칙 [보건복지부령]

의료기사 등에 관한 법률

의료기사 등에 관한 법률 시행령

의료기사 등에 관한 법률 시행규칙 [보건복지부령]

의료법

의료법 시행령

의료법 시행규칙 [보건복지부령]

의료사고 피해구제 및 의료분쟁 조정 등에 관한 법률

의료사고 피해구제 및 의료분쟁 조정 등에 관한 법률 시행령

의료사고 피해구제 및 의료분쟁 조정 등에 관한 법률 시행규칙 [보건복지부령]

의사상자 등 예우 및 지원에 관한 법률

의사상자 등 예우 및 지원에 관한 법률 시행령

의사상자 등 예우 및 지원에 관한 법률 시행규칙 [보건복지부령]

의사의 조건부 면허에 관한 규칙 [보건복지부령]

의약품물류협동조합의구성및운영등에관한규정 [대통령령]

인체조직안전 및 관리 등에 관한 법률

인체조직안전 및 관리 등에 관한 법률 시행령

인체조직안전 및 관리 등에 관한 법률 시행규칙 [보건복지부령]

자살예방 및 생명존중문화 조성을 위한 법률

자살예방 및 생명존중문화 조성을 위한 법률 시행령

자살예방 및 생명존중문화 조성을 위한 법률 시행규칙 [보건복지부령]

장기 등 이식에 관한 법률

장기 등 이식에 관한 법률 시행령

장기 등 이식에 관한 법률 시행규칙 [보건복지부령]

장사 등에 관한 법률

장사 등에 관한 법률 시행령

장사 등에 관한 법률 시행규칙 [보건복지부령]

장애아동복지지원법

장애아동복지지원법 시행령

장애아동복지지원법 시행규칙 [보건복지부령]

장애인·노인·임산부등의편의증진보장에관한법률

장애인·노인·임산부등의편의증진보장에관한법률 시행령

장애인·노인·임산부등의편의증진보장에관한법률 시행규칙 [보건복지부령]

장애인복지법

장애인복지법 시행령

장애인복지법 시행규칙 [보건복지부령]

장애인차별금지 및 권리구제 등에 관한 법률

장애인차별금지 및 권리구제 등에 관한 법률 시행령

저출산·고령사회기본법

저출산·고령사회기본법 시행령

전문간호사 자격인정 등에 관한 규칙 [보건복지부령]

전문병원의 지정 및 평가 등에 관한 규칙 [보건복지부령]

전문의의 수련 및 자격 인정 등에 관한 규정 [대통령령]

전문의의 수련 및 자격 인정 등에 관한 규정 시행규칙 [보건복지부령]

접골사·침사·구사·안마사자격시험규정 [보건복지부령]

정신보건법

정신보건법 시행규칙

정신보건법 시행규칙 [보건복지부령]

정신요양시설의 설치기준 및 운영 등에 관한 규칙 [보건복지부령]

제대혈 관리 및 연구에 관한 법률

제대혈 관리 및 연구에 관한 법률 시행령

제대혈 관리 및 연구에 관한 법률 시행규칙 [보건복지부령]

제약산업 육성 및 지원에 관한 특별법

제약산업 육성 및 지원에 관한 특별법 시행령

제약산업 육성 및 지원에 관한 특별법 시행규칙 [보건복지부령]

지방의료원의 설립 및 운영에 관한 법률

지방의료원의 설립 및 운영에 관한 법률 시행령

지방의료원의 설립 및 운영에 관한 법률 시행규칙 [보건복지부령]

지역보건법

지역보건법 시행령

지역보건법 시행규칙 [보건복지부령]

진단용 방사선 발생장치의 안전관리에 관한 규칙 [보건복지부령]

진폐의 예방과 진폐근로자의 보호 등에 관한 법률

진폐의 예방과 진폐근로자의 보호 등에 관한 법률 시행령

진폐의 예방과 진폐근로자의 보호 등에 관한 법률 시행규칙 [고용노동부령]

천연물신약연구개발촉진법

천연물신약연구개발촉진법 시행령

첨단의료복합단지 지정 및 지원에 관한 특별법

첨단의료복합단지 지정 및 지원에 관한 특별법 시행령

첨단의료복합단지 지정 및 지원에 관한 특별법 시행규칙 [보건복지부령]

치과의사전문의의 수련 및 자격 인정 등에 관한 규정 [대통령령]

치과의사전문의의 수련 및 자격 인정 등에 관한 규정 시행규칙 [보건복지부령]

치료감호법

치료감호법 시행령

치료감호법 시행규칙 [법무부령]

치매관리법

치매관리법 시행령

치매관리법 시행규칙 [보건복지부령]

특수의료장비의 설치 및 운영에 관한 규칙 [보건복지부령]

학교건강검사규칙 [교육과학기술부령]

학교보건법

학교보건법 시행령

학교보건법 시행규칙 [교육과학기술부령]

한국국제보건의료재단법

- 1961년 마약에 관한 단일협약 <제139호, 1964.12.13>
- 1961년 마약에 관한 단일협약 개정의정서 <제601호, 1975.8.8>
- 마약 및 향정신성물질의 불법거래방지에 관한 국제연합협약 <제1476호, 1990.11.11>
- 국제의약품구매기구 후원에 관한 양해각서 <제1881호, 2006.9.16>
- 대한민국 국립중앙의료원의 설립과 운영에 관한 대한민국과 스칸디나비아제국 간의 협정 <제1155호, 1956.3.13>
- 1956년 3월 13일 체결된 한·스칸디나비아제국 간의 대한민국 국립의료원의 설립과 운영에 관한 협정과 동 부록의 추가협정 <제126호, 1964.6.19>
- 대한민국 정부와 사우디아라비아왕국 정부 간의 사우디아라비아왕국 영역 안에서의 한국 의료단의 활동에 관한 협정 <제1043호, 1991.2.23>
- 대한민국 정부와 세계보건기구 간의 기본협정 <제501호,1974.4.11>
- 대한민국 정부와 세계보건기구 간의 기술자문원조 규정을 위한 기본협정 <제81호, 1961.6.24>
- 대한민국 정부와 월남 정부 간의 한·월 의료원의 설립과 운영에 관한 각서교환 <제491호, 1974.1.30>
- 대한민국 정부와 월남 정부 간의 한·월 의료원의 설립과 운영에 관한 약정 개정 <제521호, 1974.11.9>
- 대한민국 정부와 일본국 정부 간의 교육시설 확충, 국립의료 및 보건연구기관 장비 현대화 및 도시하수처리시설 사업을 위한 차관에 관한 각서교환 <제698호, 1980.1.18>
- 대한민국 정부와 일본국 정부 간의 농업개발 및 의료시설 확장을 위한 차관에 관한 각서교환 <제664호, 1978.12.20>
- 대한민국 정부와 일본국 정부 간의 민간지역 병원 의료장비 보강 및 교육시설 확충사업을 위한 차관에 관한 각서교환 <제735호, 1981.1.31>
- 대한민국 정부와 일본국 정부 간의 지역사회종합의학센터의 의료기재 지원에 관한 약정 <제605호, 1977.9.29>
- 대한민국 정부와 일본국 정부 간의 지역사회종합의학센터의 의료기재 추가지원에 관한 각서교환 <제652호, 1978.8.18>
- 대한민국과 국제연합, 국제노동기구, 국제연합식량농업기구, 국제연합교육과학문화기구, 국제민간항공기구, 세계보건기구, 국제전기통신연합 및 세계기상기구 간의 협정 <제44호, 1958.6.19>
- 발암성물질 및 인자로 인한 직업성 위험요인의 예방 및 관리에 관한 협약 <제2112호,

2012.11.7>
· 산업안전보건 증진체계에 관한 협약 <제1935호, 2009.2.20>
· 산업안전보건과 작업환경에 관한 협약 <제1934호, 1983.8.11>
· 선원의 건강진단에 관한 협약(ILO협약 제73호) <제1177호, 1993.6.9>
· 세계보건기구헌장(WHO) <제6호, 1949.8.17>
· 전시 병원선에 대한 국가이익을 위하여 부과되는 각종의 부과금 및 조세의 지불면제에
  관한 협약 <제885호, 1986.8.8>
· 한국 보건사업에 관한 대한민국과 세계보건기구와의 협정 <제10호, 1951.9.21>

정용엽 ——

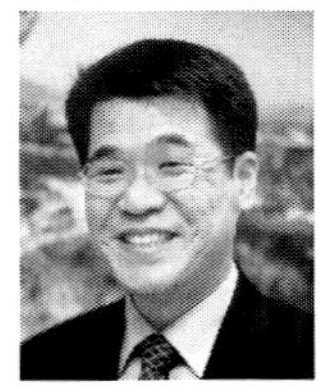

dongha62@naver.com
법학박사(보건의료법·사이버법·민법 전공)

현) 경희의료원(경희대병원·경희대한방병원·경희대치과병원) QI&CS
    팀장
    경희대학교 법학연구소 객원연구원
    경희대학교 의료산업연구원 객원연구원
    서울사이버대학교 보건행정학과 강사
    한국유헬스협회 PHR법제도연구반 위원
    보건복지부 의료-IT융합기반구축위원회 실무위원

* 강의과목:
국민건강보험론, 의료관광론, 의료질관리론, 유헬스케어론, 유비쿼터스병원론,
보건의료 경영과 법률, 의료분쟁대응실무, 전자계약법, 사이버불법행위론

* 경력:
경희의료원 원무팀장·홍보팀장
경희대학교 국제법무대학원 인터넷법무학과 강사
경희대학교 의료경영대학원 특강강사
경희사이버대학교 관광레저경영학과 특강강사
가천대학교 글로벌헬스케어경영학과 특강강사
경희대학교 사회교육원 메디컬경영컨설팅전문가과정 특강강사
한국병원홍보협회 부회장·감사·이사
경희대학교 총동문회 이사
경희의료원사보 『병원과 희망』·『월간의료생활』 편집장
인터넷신문 데일리메디(dailymedi.com) 고정칼럼니스트
인터넷신문 오헬스뉴스(ohealthnews.com) 편집인

* 학력:
경희대학교 법과대학 졸업(1988, 법학사)
경희대학교 국제법무대학원 졸업(2003, 법학석사)
경희대학교 대학원 졸업(2005, 법학박사)
한국경영연구소 기획관리전문가 연수과정 수료(1990.)
한국생산성본부 직무분석전문가 연수과정 수료(1990.)
한국의료관리연구원 물자관리전문가 연수과정 수료(1993.)
경희대학교 경영대학원 병원MBA최고위과정 수료(2006.)
한국노동연구원 사내강사양성과정 수료(2007.)
한국PR협회 PR전문가 인증교육과정 수료(2010.)
한국의료QA학회 의료경영자QI과정 수료(2012.)

* 저서/연구:
『경희의료원 20년사』(공저, 1992.)
『병의원 CEO의 성공키포인트 80』(공역, 2005.)
『원격의료의 민사책임 및 법제개선에 관한 연구』(박사논문, 2005.)
『의료사고피해구제법안상 무과실책임주의 도입문제』(2006.)
『규제개혁 종합연구: 의료서비스 및 의약품부문』(공동연구보고서, 2007.)
『u-Health 시대의 원격의료법』(2008.)
『제약산업의 윤리경영 확산정책에 관한 연구』(공동연구보고서, 2009.)
『의료관광의 법적 쟁점 및 제도개선방안』(2012.)
『보건의료정보의 법적 보호와 열람·교부』(2012.)

실무해설 119

보건의료행정론

초판인쇄 | 2013년 3월 15일
초판발행 | 2013년 3월 15일

지 은 이 | 정용엽
펴 낸 이 | 채종준
펴 낸 곳 | 한국학술정보㈜
주   소 | 경기도 파주시 문발동 파주출판문화정보산업단지 513-5
전   화 | 031) 908-3181(대표)
팩   스 | 031) 908-3189
홈페이지 | http://ebook.kstudy.com
E-mail | 출판사업부 publish@kstudy.com
등   록 | 제일산-115호(2000. 6. 19)

ISBN   978-89-268-4165-5 13350 (Paper Book)
         978-89-268-4166-2 15350 (e-Book)